FLU

流行性感冒

1918流感全球大流行及致命病毒之發現

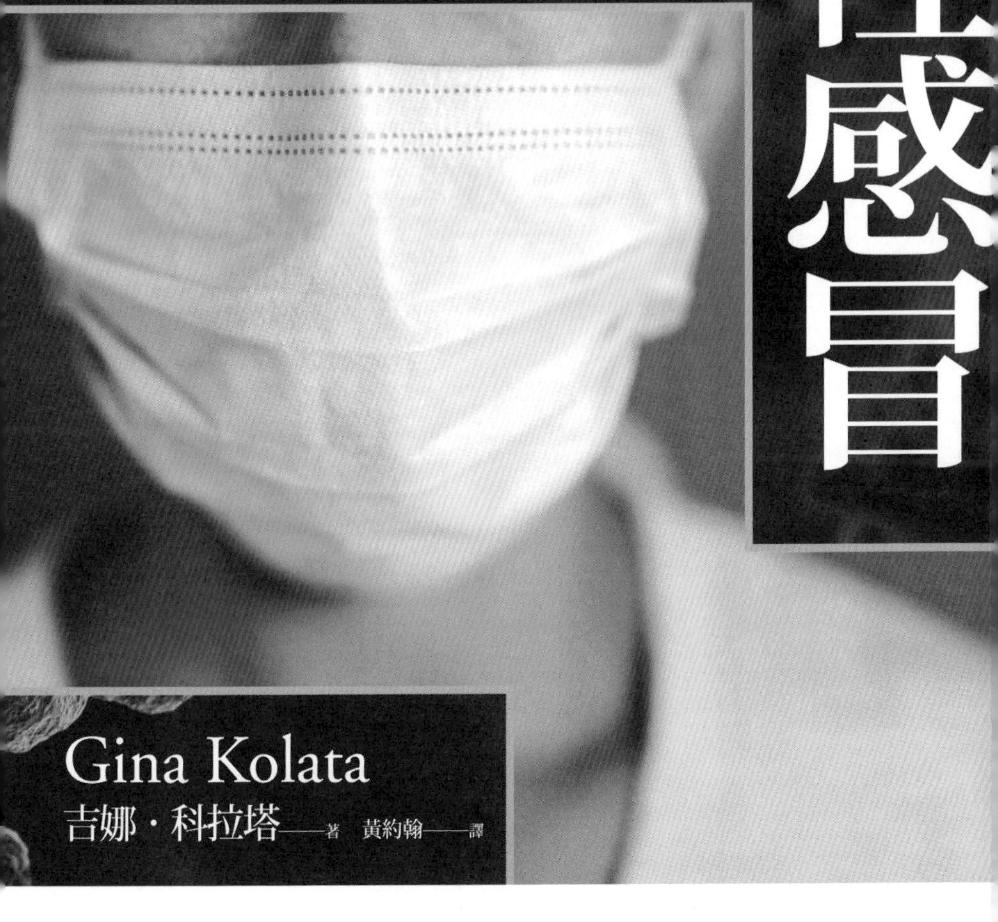

Gina Kolata
吉娜・科拉塔——著 黃約翰——譯

〈出版緣起〉

開創科學新視野

何飛鵬

有人說，是學測與指考制度，把台灣讀者的讀書胃口搞壞了。

這話只對了一半；弄壞讀者胃口的，是教科書，不是學測與指考制度。

如果學測與指考內容不限在教科書內，還包含課堂之外所有的知識環境，那麼，還有學生不看報紙、家長不准小孩看課外讀物的情況出現嗎？如果學測與指考內容是教科書佔百分之五十，基礎常識佔百分之五十，台灣的教育能不活起來、補習制度的怪現象能不消除嗎？況且，教育是百年大計，是終身學習，又豈是封閉式的學測與指考、十幾年的數百本教科書，可囊括而盡？

「科學新視野系列」正是企圖破除閱讀教育的迷思，為台灣的學子提供一些體制外的知識性課外讀物；「科學新視野系列」自詡成為一個前導，提供科學與人文之間的對話，開闊讀者的新視野，也讓離開學校之後的讀者，能真正體驗閱讀樂趣，讓這股追求新知欣喜的感動，流盪心頭。

其實，自然科學閱讀並不是理工科系學生的專利，因為科學是文明的一環，是人類理解人生、接觸自然、探究生命的一個途徑；科學不僅僅是知識，更是一種生活方式與生活態度，能養成面對周遭環境一種嚴謹、清明、宏觀的態度。

千百年來的文明智慧結晶，在無垠的星空下閃閃發亮、向讀者招手；但是這有如銀河系，只是宇宙的一角，「科學新視野系列」不但要和讀者一起共享，大師們在科學與科技所有領域中的智慧之光；「科學新視野系列」更強調未來性，將有如宇宙般深邃的人類創造力與想像力，跨過時空，一一呈現出來，這些豐富的資產，將是人類未來之所倚。

我們有個夢想：

在波光粼粼的岸邊，亞里斯多德、伽利略、祖沖之、張衡、牛頓、佛洛伊德、愛因斯坦、普朗克、霍金、沙根、祖賓、平克……，他們或交談，或端詳撿拾的貝殼。我們也置身其中，仔細聆聽人類文明最動人的篇章……

（本文作者為城邦文化商周出版事業部發行人）

目錄

〈譯者序〉

尚未落幕的故事

在顫冷的秋日，當瘟疫來臨……。

隨著醫學和公共衛生的進步，傳染病似乎已經不再對人們構成威脅。瘟疫，只存在於遙遠的中古世紀。瘟疫，只是作家用來探索人生意義的場景。瘟疫，只是好萊塢用來嚇唬自己的驚悚情節。隨著疫苗的發展和抗生素的出現，傳染病的大流行已經離人們日常生活遠去。天花已經被世界衛生組織宣布從世界上消失；愛滋病只有從事危險性行為的高危險群才會罹患；而伊波拉病毒更是遠在非洲叢林。所以，我們的日常生活中，不再有瘟疫的威脅。

真是如此嗎？不過是在前一個世紀，西元一九一八年，才發生過一場瘟疫。這場發生於第一次世界大戰中的瘟疫，屠滅了地球上至少兩千萬的人口。兩千萬也許只是個數字，可是當我們知道，這個數字遠超過第一次世界大戰中死於戰鬥的人數時，這就令我們不寒而慄了。這場瘟疫不是別的，就是每年秋冬都會來到我們日常生活中的流行性感冒。

一九一八年還是有點遙遠，不是嗎？然而，就在不久前的一九九七年，香港出現了一隻前所未見的流行性感冒病毒。前所未見的意思，就是大部分人們的免疫系統，都沒有辦法認得這隻病毒，也就無從產生抵抗力。也就是說，一場致命的瘟疫，差點就從香港爆發，全世界差點又陷入一九一八年的絕望和恐慌中。於是，這個每年都會造訪我們的流行性感冒，不再是一個可以小覷的疾病，流行性感冒對於人類歷史的影響，遠大於冷戰結束、金融風暴，甚至核子戰爭。

這樣說來，流行性感冒變成是我們應該加以重視的疾病。首先我們要知道的是，流行性感冒和一般我們所熟知的傷風感冒並不相同。一般的傷風感冒是由許多種病毒所引起的，像是鼻病毒、腺病毒等。傷風感冒的症狀通常比較輕微，持續的時間比較短，引起的併發症也比較少。而流行性感冒是由流行性感冒病毒所引起的。其引發原因和一般的傷風感冒不同，傳染力比較強，造成的症狀比較嚴重，引起的併發症也比較多。同時，值得我們了解的是，並不是感冒大流行就叫做流行性感冒；而是流行性感冒病毒感染造成的，才能稱為流行性感冒。

流行性感冒病毒奇妙的地方，在於這隻病毒很容易產生突變，每年的病毒都會有新的變化。當病毒改頭換面之後，我們體內的免疫系統往往就不認得新的病毒，這也是為什麼流行性感冒每年造訪，我們卻不能產生足夠的抵抗力來應付大流行的原因。

這種容易突變的特性，也讓我們在追蹤１９１８流行性感冒病毒這個殺人兇手時，產生了困難。對於引發這場瘟疫的流行性感冒病毒，不單單是科學家，事實上，每個人都會想問，究竟是什麼原因，才導致這隻病毒如此殘暴兇猛，在這麼短的時間內，屠滅了這麼多人，遠較歷史上我們所知道的任何瘟疫都還嚴重。有些說法猶如天方夜譚，像是這隻病毒是彗星所帶來的、是由太空塵飄落在地球所致、是受到太陽黑子運作週期的影響。可惜，這些異想天開的想法，往往已經死無對證。因為，要驗證這些想法，就必須找到一九一八年的那隻流行性感冒病毒。可是由於病毒容易產生突變的特性，在一九一八年的流行季節過去之後，1918流行性感冒病毒就換了模樣，從此在地球上消失了。

真的就此消失了嗎？再也沒有人可以知道這隻病毒的原貌了嗎？如果真是如此，那麼這本書也就失去了趣味，沒什麼好看了。在美國的陸軍病理研究院，具有抗核爆能力的古老建築物裡，有個沒沒無聞的科學家，嘗試從一九一八年所保留下來的組織包埋切片當中，發掘病毒的蹤跡。而在阿拉斯加，在挪威的冰天雪地裡，也有科學家嘗試在長年冰封的凍原底下，挖掘出一九一八年死於流行性感冒患者的屍體，想從這些屍體中找到病毒。這些故事，可能遠比好萊塢電影裡到叢林裡抓猴子的情節精采，曲折動人。可是不要忘了，這些故事背後，還包含了繁瑣的實驗步驟以及不斷的失敗挫折；這是每個從事科學研究的人都會碰到的困境。當然，在好萊塢的電影裡頭，永遠不會出現這些情節，因為太枯燥乏味，會扼殺票房。可是，這樣的故事卻天天在科學的世界裡上演。

所以最後，科學家找到這隻一九一八年的流行性感冒病毒了嗎？請繼續看這本書。

除了想知道為什麼一九一八年的這隻病毒如此厲害之外，更多人關心的是，醫學在經過將近一百年的進步之後，人類對於這隻病毒仍然束手無策嗎？

免疫學在經過這麼多年的努力發展之後，人類已經可以利用疫苗來對抗流行性感冒。有了這樣的武器，人類還不會躍躍欲試嗎？所以在一九七六年面對豬流行性感冒時，美國福特總統宣布要對美國進行全面性的預防注射，特別是針對高危險性的人口——包括老年人、慢性心肺疾病患者，以及慢性醫療機構的病患。事實上，在這群高危險性人口進行任何醫療措施，本來就是充滿風險的。就算沒有進行任何處置，單單因為這些高危險群虛弱的身體狀況，每天就會有許多人發生疾病，甚至死亡。試想，如果這些疾病或死亡正好是發生在接種疫苗之後……。就算疫苗本身沒有任何危險性，跟疾病或死亡也沒有任何相關，以一般大眾辨識因果關係的能力，能不把這兩件事情聯想在一起嗎？試想，如果有一個人原本就是要發生心肌梗塞或中風，這對高危險群的老年人而言並不少見，而這樣的事件就正好發生在預防注射之後，就算疫苗不會引發任何不良反應，但是可以想見，在嗜血媒體的推波助瀾之下，如果是在台灣，一定會發生抬棺抗議的事件，負責的醫師可能會擔上無過失的損害賠償責任。而在一九七六年的美國，這樣的預防接種計畫就掀起了一場訴訟風暴。即使經過了這幾年來的累積研究，證明流行性感冒疫苗可以有效地預防大流行的發生，但是仍然沒有任何報告可以明確證明，流行性感冒疫苗會產生什麼樣的顯著副作用。

除了疫苗之外，還有其他預防及治療的辦法嗎？有的，面對如此廣大的市場，藥廠哪有可能不全力以赴來研發新藥呢？到目前為止，有兩種不同類型的藥物，分別可以作用在流行性感冒病毒不同的位置上，無論是預防或是治療流行性感冒，都有初步的肯定效果。

所以，面對流行性感冒的威脅，我們就可以高枕無憂了嗎？不知道。我們只知道，1918流行性感冒出現的時代背景，是一個人們以為已經可以克服疾病的年代，當人們這樣以為的時候，流行性感冒就出現了。所以，當我們以為可以征服流行性感冒的時候，還會有什麼不知名的疾病，從意想不到的角落裡跳出來嗎？

〈作者序〉

被遺忘的大流行

如果有人該認識1918流行性感冒，那就是我了。在大學的時候，我主修微生物學，甚至還上過病毒學的課。但是，從來沒有人提到過1918流行性感冒。那時我也修過歷史的相關課程，其中我最有興趣的一門課就是探討二十世紀的重大事件。但是，即使第一次世界大戰是課程中最主要的一部分，卻還是沒有討論到1918流行性感冒。在我的工作生涯中，我曾經寫過許多關於疾病和醫療的文章，先是在《科學》（*Science*）期刊，然後是在《紐約時報》，我甚至還寫過關於流行性感冒的文章。但是，我從來沒有真正注意到1918流行性感冒。

回首前塵，我實在很難了解為什麼我會如此視若無睹。1918流行性感冒的出現，讓這個世紀裡其他的流行疾病都顯得微不足道。這是一個致命的瘟疫，如果類似的病毒在今日爆發的話，這隻病毒一年內所造成的死亡，將會遠超過心臟病、癌症、中風、慢性肺疾、愛滋病和阿茲海默症的總合。出現在第一次世界大戰末期的這次大流行，改變了歷史的走向，它在美國所造成的死亡人數，遠超過第一次世界大戰、第二次世界大戰、韓戰、越戰中，因為戰鬥而死亡的人數。

１９１８流行性感冒不但影響了我的家庭，也影響到我先生的家庭。我的父親十分聽從一位老醫師所提出的忠告，這位老醫師經歷過流行性感冒大流行，因此他堅持在每一次呼吸道感染時，都要使用紅黴素。小時候，每次只要發燒，我就得服用抗生素，雖然這樣的做法在對抗一般的呼吸道疾病時是沒有用的。

這次的流行性感冒更改變了我先生的家庭。當我先生的外祖父死於病毒感染時，我婆婆還是個年輕的女孩，所以外祖母只好獨力撫養四個孩子。我先生和我都沒有辦法真正了解到底發生了什麼事。我婆婆總是會說，她父親是在鑄造工廠工作時，感染肺炎而死的。

在一九一八年，曾經有一個可怕的大流行橫掃全球，在行經之處，它冰冷的手幾乎觸摸過每個家庭，留下了死亡和荒蕪。我逐漸知道，不只是我對１９１８流行性感冒一無所知，連歷史學家也將它從記憶中抹去。這場流行性感冒大流行成為歷史上最大的謎團之一。

我對１９１８流行性感冒的頓悟來自於一九九七年，當時我正為《紐約時報》撰寫一篇文章，是關於發表在《科學》期刊上的一篇傑出論文。這篇論文首次重建１９１８病毒的基因密碼，這個醫學之謎背後的故事和１９１８流行性感冒一樣聳人聽聞，它涉及了科學和政治，有最令人困惑的一面，也有最細緻的一面。這個故事的主角是史上最凶殘的殺手病毒，並描述科學家如何執著於找出這個兇手。就像所有精采的懸疑故事一樣，這個故事也充滿了意外和驚喜。

這是一個令人急切想要訴說的故事，不僅是因為其中緊繃的戲劇張力，也因為其中蘊含的深意。這團醫學之謎的解答，在病毒捲土重來或另一隻恐怖病毒悄然潛入時，將會讓科學家有機會拯救全人類。

這是一個偵探故事。大約在八十多年前，有一群兇手奪走許多人命。但是，他們卻從沒有接受審判。現在，我們所要做的，就是找出這群兇手。

——分子病理學家，傑佛瑞·陶賓柏格（Jeffery Taubenberger）

第一章

1918瘟疫

在這顫冷的秋日，瘟疫來臨……。

有人說，瘟疫是戰爭中最恐怖的武器。據說，這場瘟疫是源自於德國拜耳（Bayer）藥廠所製造的阿斯匹靈；當我們因為頭痛而服用阿斯匹靈時，病毒也隨著蔓延全身。然後，就決定了你的命運。

不！瘟疫是由一艘偽裝的德國船隻，趁著夜幕低垂的時候，悄悄地潛入波士頓港，將病毒偷偷地散布到整個城市。於是，瘟疫從波士頓蔓延開來。這可是有人目睹的。有位老太太說她親眼看見一團油污，漂浮在港口，漫過船塢。

不！瘟疫是因德國人乘著U型潛艇，載著裝有病毒的藥瓶，偷偷摸摸地從波士頓港登岸。他們把病毒散布在戲院，散布在群眾中。緊急艦隊衛生部（Health Sanitation Section of the Emergency Fleet Corporation）的菲立普・道安（Philip S. Doane）中校，在《費城詢問報》（*Philadelphia Inquirer*）的頭版這樣寫道。

很快地，瘟疫就散布到每一個角落，人人自危。

它吞噬年幼的孩童與健康的人。或許，你原本是強壯、精神飽滿、無懈可擊的；或許，你正在辦公室中忙碌地工作；或許，你正為前方的戰士編織圍巾；或許，你是初次離家接受基本戰鬥訓練的士兵。

某天，你可能突然覺得頭悶悶重重、眼睛乾澀灼熱。你可能開始覺得畏寒發抖，所以只好躺到床上蜷曲成一團。但是，不論再多、再厚重的毯子都沒有辦法使你覺得溫暖。你陷入無止境的昏睡，隨著體溫上升，夢中充斥著瞻妄扭曲的囈語。好不容易從昏睡中短暫醒來，在半昏迷的意識中，你卻可以感受到肌肉的痠痛，以及一陣陣隨脈搏而來的頭部抽痛。儘管你的身體虛弱地哭喊著說：「不！」你還是一步步走向死亡。

這一切可能歷時幾天，也可能只是幾個小時。但無論如何，沒有任何方法可以阻擋疾病的進行。醫生和護士已經學會辨識這些瀕死的跡象。當你的臉轉成帶紫的暗褐色；當你開始咳血；當你的腳變黑；最後，當一切將要結束的時候，你掙扎地想吸入最後一口氣，帶有血絲的口沫從你的嘴角流出。於是，你死了——實際上，跟死於溺水沒兩樣，你的肺部充滿紅色的液體。

當醫生解剖屍體的時候，他會發現你的肺臟又濕又重地躺在胸腔裡，漲滿紅色的血水。它變的跟肝臟一樣厚重，不再有換氣呼吸的功能。

世紀瘟疫

這場瘟疫被稱作１９１８流行性感冒，但是它跟以往所見的流行性感冒完全不同，反倒像是聖經中的預言實現了。如同《啟示錄》中的預言，這個世界先被戰爭蹂躪，接著是饑荒。當書卷的第四個封印打開時，一匹灰馬出現了，騎在馬上的，名字叫做「瘟疫」，陰府也隨著它而來。

那年九月爆發的瘟疫，總計造成超過五十萬的美國人死亡。這場瘟疫甚至散布到世界上最偏遠的角落。有些愛斯基摩的村落慘遭屠滅，幾乎從地球上消失；百分之二十的西薩摩亞人（Western Samoan）也難逃死亡的命運。而且不論瘟疫襲擊何處，病毒總是找上年輕人；這個年齡層通常最不易受傳染病的威脅。死亡人數的曲線成W型分布，第一個高峰是五歲以下的嬰幼兒，另一個端點是七十到七十四歲的老年人，中間的高點則是二十到四十歲的青壯年人。

這場瘟疫讓無數個家庭破碎、孩童失怙，有些倖存者甚至不願再談起這場可怕的瘟疫。有些人把這場瘟疫當成戰爭中的另一場夢魘，另一種可怕的壕溝戰，另一種芥子毒氣。當世界已經為了戰爭而疲憊不堪時，瘟疫來到，在幾個月內橫掃全球。當戰爭結束時，瘟疫隨之平息。它的結束如同它的出現一樣神祕。而這場在最短的時間內屠滅最多人的瘟疫，讓人類受到前所未有的重創。

提到瘟疫，我們腦中浮現的都是一些陌生、恐怖的疾病，像是愛滋病、伊波拉病毒、炭疽病，以及黑死病。那些症狀令人毛骨悚然，像是膿泡、七孔流血，或是一個骨瘦如柴的年輕軀體，枯乾的雙手拄著枴杖，顫抖地走在寒風中的街道上。我們擔心生化戰爭的發生，擔心是否有人會將天花、炭疽或伊波拉病毒，組合成另一種新的病毒。我們也擔心，在原始的熱帶雨林深處，是否有某種新的瘟疫正在醞釀、蓄勢待發，準備毀滅地球上所有的人。

流行性感冒從來不曾被列在致命的瘟疫名單當中，它看起來似乎微不足道。每年冬天，大家或多或少都會得到流行性感冒。而且得到流行性感冒時，似乎也沒有什麼比較好的治療方法，但它並無大礙。幾乎每個人都得過流行性感冒，只有少數的人比較嚴重。這樣的病，頂多只是讓患者在一、兩個星期內，覺得比較難受罷了。至少對於年輕人而言，流行性感冒是不會致命的。

甚至，流行性感冒這個名字，就暗示了此疾病在冬天的普遍。流行性感冒的英文（influenza）是從義大利文而來，據說這個字是十八世紀中期，感染流行性感冒的義大利人所創造的。Influenza di freddo 在義大利文中的意思就是「寒冷所造成的影響」。

隱形殺手

然而，流行性感冒似乎也是無法避免的。它經由空氣傳播，幾乎沒有什麼方法可以有效避免感染。「我知道怎樣避免得到愛滋病，但我不知道怎麼樣可以不得到流行性感冒。」阿佛雷德・寇斯比（Alfred W. Crosby）這樣說道，他是研究1918流行性感冒的歷史學家。

也許正因為流行性感冒如此普遍，一九一八年的那場災難就顯得更恐怖。就像驚悚的科幻小說，整個世界宛如人間煉獄。

當疫情剛開始出現時，醫生們還不願稱它為流行性感冒。他們說，這看起來像是一種新的疾病。有些醫生說，這是支氣管肺炎。有些醫生則說，這是流行性呼吸道感染。甚至有些醫生認為，這是可能是霍亂、傷寒、登革熱或肉毒桿菌感染。還有些醫生認為，這是某種未知的傳染病。而使用「流行性感冒」這個病名的醫生，堅持必須加上括弧或是問號。

我們可以經由數據和事實，來了解１９１８流行性感冒有多嚴重。這些資料令人瞠目結舌，其嚴重程度遠遠超乎想像。當時有多少人受到感染？估計有超過百分之二十五的美國人罹病。軍人呢？這群年輕又健康的人，竟是最容易受到病毒感染的對象。根據美國海軍的報告，有百分之四十的海軍受到感染，而美國陸軍則有百分之三十六的人患病。

全球有多少人死於此疾呢？估計的數字從兩千萬到一億人不等，但真實的數目無從得知。許多地方因為流行性感冒的侵襲，連死亡統計都無法進行。甚至在美國都有困難，因為我們並沒有明確的檢驗方法，可以確定病人是死於流行性感冒。儘管如此，這些死亡人數的最低估計值還是令人咋舌。對照之下，愛滋病在一九九七年造成了一千一百七十萬人死亡。而第一次世界大戰中，有九百二十萬名士兵陣亡，總計死亡人數約為一千五百萬人；第二次世界大戰則有一千五百九十萬人戰死。歷史學家寇斯比表示，無論１９１８流行性感冒實際上奪走多少生命，無庸置疑的是，「這是全世界有史以來，在同一時間內，殺死最多人的疾病。」

這個病毒有多致命呢？它的致死率是一般流行性感冒的二十五倍。那次流行性感冒的死亡率是百分之二點五，而一般的流行性感冒則不到百分之零點一。那一年，全世界有五分之一的人口受到感染，你可以想像死亡的數字有多驚人。事實上，由於那麼多人死亡，美國人的平均壽命在一九一八年就降低了十二歲。如果類似的瘟疫發生在今天，造成相同比例的美國人死亡，那麼將會有一百五十萬人喪命。這個數目比每年因心臟病、癌症、中風、慢性肺疾、愛滋病、阿茲海默症所造成的死亡加總還要多。

失落的歷史

然而，單單從數字還不足以顯現一九一八年瘟疫的恐怖與悲慘。從繁華的都市到偏遠的村落，那場瘟疫席捲全球，成為每個人生命中的一部分。

寇斯比是一位白髮蒼蒼、留著濃密短鬍、待人親切的歷史學家。有一天，在華盛頓州立大學，他看著書架上的世界年鑑，突然心血來潮，便拿起一九一七年的年鑑，查閱美國人的平均剩餘壽命，他記得是五十一年。然後，他拿起一九一九年的年鑑，數值也差不多。但是，在一九一八年，平均剩餘壽命卻只有三十九年。「究竟發生了什麼事？剩餘壽命怎會降低到五十年前的水準？」然後，他想到其中的原委：一定是流行性感冒大流行。他的父親曾經歷過那場大流行，但卻從來沒有向寇斯比提起過。寇斯比說：「當你和倖存者談到那場大流行時，他們的口吻就好像在談論他們的鄰居一樣熟悉。」這場流行性感冒的規模是如此巨大，它所造成的衝擊也遠遠超乎我們的想像。於是，寇斯比向美國國家衛生院（National Institutes of Health）申請經費，研究1918流行性感冒，然後很快地成為這段失落歷史的專家。

沒有人知道這場1918流行性感冒從哪裡來，又為什麼會帶走這麼多人命？就我們所知，它一開始只是普通的流行性感冒。在一九一八年春天，曾有一些人感染流行性感冒，引起大約三天的畏寒、發燒症狀，但沒有致命的危險。然後，它就消失了。到了秋天，流行性感冒帶著死亡的威力捲土重來。

回顧歷史，醫學專家認為1918流行性感冒可以分為兩波。第一波是平凡的，很容易被遺忘，沒有任何人會聯想到瘟疫或是生物戰。但是，當第二波再度來臨時，它變得恐怖怪異，完全改頭換面，沒有人認得出它是流行性感冒。

西班牙感冒

關於1918流行性感冒的第一波線索，已流失在時間的長河裡。尤其在戰爭的摧殘和恐懼中，流行性感冒似乎是微不足道的小事。然而，對於流行性感冒開始襲擊的城市而言，此疾病卻成為揮之不去的陰影——並不是因為它會致命，而是因為它具有高度的傳染力。

那是在一九一八年的二月，正是聖塞巴斯坦（San Sebastián）的觀光盛季。這個陽光燦爛的小城，位在西班牙的北邊海岸，儘管離法國不遠，這裡卻一點也感受不到一次大戰的陰冷濕暗。在聖塞巴斯坦的冬天，你可以遺忘濕冷、泥濘的壕溝戰；你可以遠離關於芥子毒氣的種種討論，那片慘綠、令人戰慄的煙霧，那是德國在戰爭中最可怕的新武器。你可以在這個中立的鄉間暫時喘口氣，這裡的陽光依舊溫暖，而夜晚的氣息依舊柔馥。你可以暫時遺忘，在歐洲的其他地方已陷入了消耗戰的泥淖。

然後，流行性感冒就這樣悄悄地來到這個小城，毫無預警地，人們只是經歷三天的發燒與痠痛。但它非常容易傳染，幾乎每個接觸到這個疾病的人，在兩天後便會開始覺得不舒服。此疾病似乎特別容易攻擊健康的年輕人，反而放過通常較易受到感染的小孩和老年人。

怎麼辦？如果大家都知道在聖塞巴斯坦發生了流行性感冒，那麼觀光盛季就等於結束了。誰會想去一個容易傳染流行性感冒的地方度假？也許他們可以隱瞞這個消息，小城的市政當局這麼想。然而，謠言卻已開始蔓延：最好不要去聖塞巴斯坦！

幾乎就在同時，有些士兵開始覺得不舒服，儘管沒有人清楚疾病是如何傳播的。當美國的第十五裝甲部隊於三月進駐歐洲時，流行性感冒也同時來臨。

兩個月後，幾乎每個人都生病了。在西班牙，就有八百萬人受到感染，連國王阿豐索十三世（Alfonso XIII）也不例外。三分之一的馬德里人得到流行性感冒，使得一些政府機關被迫停止運作，甚至連電車都停駛。此時，不單單是西班牙，流行性感冒的第一波已經廣泛蔓延。

軍中稱這種疾病為「三日熱」。美國遠征軍第一〇七彈藥車隊第三十二師的約翰・愛克（John C. Acker）中士，那年四月在法國寫道：「大家開始稱它為『三日熱』，然而它卻常常持續超過一個星期。它總是突如其來，患者的體溫高到幾乎要衝破體溫計、臉部潮紅、全身筋骨痠痛、頭痛欲裂。這樣的情形會持續三到四天，然後在流了滿身汗之後，病就痊癒了。不過，還是會有些不舒服持續一到兩個星期。」

而在其他的地方，這個疾病被稱為西班牙感冒（Spanish flu），因為它在西班牙引起恐慌。但是後來，不僅是西班牙，整個歐洲、美國、亞洲都在一九一八年春天受到流行性感冒侵襲。它之所以會被稱為西班牙感冒，也許是因為西班牙不像歐洲的其他國家一樣捲入戰火，所以沒有新聞禁令。因此，流行性感冒在西班牙所造成的疫情，不像在其他地方被視為機密而封鎖。

疫情削弱戰力

然而，這次大流行的範圍仍然難以估量。因為像流行性感冒這樣的病例，並沒有必要呈報——直到後來的第二波大流行，美國政府才開始要求呈報。而且，在那個戰爭的年代，也沒有理由追蹤這個看似輕微的疾病。當時關於流行性感冒的報告都是零星的，通常是由監獄、軍隊、工廠的出缺席紀錄來了解，並沒有系統化的追蹤。

那年三月，福特汽車公司有超過一千名員工因為流行性感冒而請假。四、五月間，在聖昆丁（San Quentin）監獄的一千九百名犯人中，有五百人生病。三月四日，流行性感冒入侵堪薩斯州（Kansas）的方斯登營區（Camp Funston，現在的雷利基地〔Fort Riley〕），這是個可以容納兩萬名士兵的新兵訓練中心。接著，流行性感冒也散布到其他十幾個陸軍營區，但是並沒有引起太大的注意。畢竟像新兵訓練中心這種聚集數千人的地方，傷風感冒的傳染是可以預期的。

一九一八年四月，這場大流行也出現在法國。不僅在當地居民中流行，也使得駐紮在當地的美軍、英軍及法軍，因生病而潰不成軍。一個月後，英國也發生大流行，就連當時的英皇喬治五世也無法倖免。英國的疫情在六月達到頂峰，此時，中國和日本也開始出現流行。在亞洲，這個疾病也被稱為「三日熱」，或有時叫做「摔角選手熱」。

不消說，這次疫情對戰爭有極大的影響。這麼多參與第一次世界大戰的士兵因為流行性感冒而病倒，使得有些指揮官抱怨此疾病削弱了他們的戰力。

英皇喬治的皇家艦隊在那年五月，有三個星期沒有辦法出海，因為有一萬三百一十三名人員生病。英國陸軍第二十九師原本計畫在六月三十日進攻拉貝克（La Becque），但卻因為有太多人得到流行性感冒而延後。

德國特戰隊的指揮官艾力克·魯登道夫（Erich von Ludendorff）將軍，曾經這樣抱怨過流行性感冒（或法蘭德斯熱，德國人這樣稱呼它）：流行性感冒把他的作戰計畫都搞砸了。魯登道夫將軍說，戰士們本來就飢寒交迫，還要試著穿過可以把戰車吞噬的泥濘，處境已經夠艱難了。現在又加上流行性感冒，士兵們變得更虛弱而士氣不振。這場流行性感冒，導致他的七月攻擊計畫失敗，而那場戰役差一點就讓德國贏得這場戰爭。

他也提到他的幕僚們對於流行性感冒的抱怨。「每天早上要聽參謀長報告流行性感冒的人數，然後聽幕僚抱怨他們的戰力減損，實在是一件很痛苦的事。」

儘管全球大部分的地區，在春天都有疫情傳出，但仍有許多地方並未受到疾病的攻擊。大部分的非洲、南美及加拿大地區，都沒有發生流行性感冒大流行。而且，當夏日來臨，即使是疫情最嚴重的國家，情況也都獲得改善。這場流行性感冒，似乎消失得無影無蹤。

第二波登陸

然而，幾個月後，流行性感冒帶著復仇的力量捲土重來。

這次，它來勢洶洶。起初沒有人注意到它的威力。一九一八年的第二波大流行仍然具有高度的傳染力，但它已搖身一變，成為致命的殺手。從不尋常的年輕人高死亡率型態，人口統計學家可以清楚地追溯出這波流行性感冒的傳播路線。北卡羅來納大學（University of North Carolina）的醫學地理學家吉拉得．派爾（Gerald Pyle）注意到，在那年八月，此疾病橫掃過印度次大陸、東南亞、日本、中國、大部分的加勒比海地區，以及部分的中南非洲。

儘管有大約百分之二十的病人感染情況較輕微，並且安然無恙地復原了，但其餘的病人卻經歷了恐怖的痛苦。有些人一下子就病入膏肓，因為他們的肺部積滿了液體，變得無法呼吸。他們因高燒而囈語，奄奄一息，然後陷入昏迷，最後在幾天，甚至幾個小時內死去。而有些人的症狀則跟一般流行性感冒類似，畏寒、發燒、肌肉痠痛。但是在病程的第四天或第五天，細菌會大量入侵病人受損的肺臟，因而導致致命的肺炎，或延長康復的時間。

第二波流行性感冒從波士頓登陸美國。八月，一群停泊在聯邦碼頭（Commonwealth Pier）的海軍士兵首先出現症狀。這些士兵只是過境而已，他們是整個戰爭中部隊調動的一部分。

那時候，全美國都受到戰爭的影響。每個人都不落人後地參與戰爭，逃兵被視為最可恥的事。約有四分之一的美國人自願進入戰場，而剩下的人則感到非常羞愧，因為他們的健康狀況不足以讓他們上前線。婦女同胞則帶著鮮花和糖果前往醫院探視，為受傷的戰士包紮。

接著，在波士頓的海軍士兵當中，有人開始生病了。

在八月二十八日，有八個人得到流行性感冒。第二天，有五十八個人生病。到了第四天，病號人數累積到八十一人。一個星期之後，達到一百一十九人。同時，那天也是第一個波士頓居民因為流行性感冒，而住進波士頓市立醫院。

死亡的病例很快地出現。九月八日那天，波士頓有三個人因流行性感冒去世：一名海軍士兵，一名海運商人，另一位則是當地的居民。

迪芬斯基地的悲劇

同一天，流行性感冒出現在麻州（Massachusetts）的迪芬斯基地（Fort Devens），位於波士頓西邊三十哩處。

過了一個晚上，迪芬斯基地變成了人間煉獄。一位在九月被指派去協助該營區醫療工作的醫生，曾經寫信給他的朋友，絕望地敘述完全無法控制的疫情。這封信的日期是一九一八年九月二十九日，除了署名「羅伊」之外，我們對於這位醫生一無所知。這封信是在六十多年後，在底特律的一只大皮箱中發現的。格拉斯哥大學（University of Glasgow）的蘇格蘭醫師葛理斯特（N. R. Grist）認為這是個值得警惕的故事，並將它發表在一九七九年十二月的《英國醫學期刊》（*British Medical Journal*）上。

羅伊寫道：「迪芬斯基地在波士頓附近，大約有五萬人，更正確地說，那是在疫情爆發之前。」大約一個月前，流行性感冒侵襲這個營區，「疫情迅速蔓延，使得整個營區士氣低落，所有日常的運作幾乎停擺。所有士兵的集會都停止了。」

一開始它看起來就像尋常的流行性感冒，羅伊解釋道。但是當生病的士兵被送到陸軍基地的醫院時，病情迅速發展成難纏的肺炎。「住院後兩個小時內，病人的兩頰開始出現紅褐色的斑點。幾個小時後，你可以看到病人的耳際開始發青，然後一直延伸到整張臉，直到面無血色。從發病到死亡，只經過幾個小時。病人的呼吸越來越困難，直到嚥下最後一口氣。這真是令人毛骨悚然的情景。我們只能看著一個、兩個、二十個病人就這樣死去，死亡的惡魔有如揮之不去的夢魘。平均每天都有一百個人死亡，而這樣的情況還一直持續著。」

如何處理這些遺體，變成嚴重的問題。「我們用特殊的列車來運送這些遺體，有好幾天的時間，我們沒有足夠的棺木，只好把遺體堆積起來。我們常常走到停屍間（就在我們病房後方），看著這些年輕男孩的遺體，躺著排成一長列。那景象遠比在法國的任何一場戰役還慘烈。另外，有一長排的營舍被騰出來作為停屍間。只要行經這些穿戴整齊、排成兩列的士兵遺體旁，任何人都會被嚇一大跳。這裡的工作是沒有休息的。我們在早上五點半起床，然後持續工作到晚上九點半就寢，日復一日。」羅伊寫道。

醫學專家束手無策

甚至連醫學專家也為迪芬斯營區的景象感到震驚。在羅伊寫下這封信的六天前，也就是九月二十三日，美國軍醫署署長派遣美國頂尖的醫師到營區查看。威廉・韋爾契（William Henry Welch）醫師是位著名的病理學家，身兼數個最有聲望的科學及醫學團體的領導者，包括美國醫學會（American Medical Association）、美國國家科學院（National Academy of Science）、美國科學策進會（American Association for the Advancement of Science）。有些人認為他可以跟班傑明・富蘭克林（Benjamin Franklin）相提並論。

然而，對於１９１８流行性感冒的爆發，韋爾契也同樣措手不及。事實上，他認為美國的軍隊應該是很健壯的。在一九一八年九月，韋爾契和曾經也是美國醫學會會長的威克特・弗漢（Victor C. Vaughan）上校、洛克斐勒研究所（Rockefeller Institute）的所長魯弗斯・寇爾（Rufus Cole）醫師，以及哈佛醫學院的西門・沃貝克（Simeon Walbach），才剛完成南方陸軍營區的訪視。他們對於軍中公共衛生的改善感到滿意，也相信軍中疾病的傳播應該可以因此杜絕。韋爾契認為，這些營區的衛生情況非常良好，軍隊也很健康，他應該可以安心退休了。他已經七十一歲，這位風采堂堂、和藹親切的單身紳士，認為自己已經完成對國家該有的貢獻。但就在這個時候，他被邀請來調查這件發生在迪芬斯基地的慘案。

這四位醫生被召集到華盛頓與軍醫署長會談。當時的軍醫署長是威廉・高格斯（William C. Gorgas）醫師，他曾幫助撲滅古巴的黃熱病。當這四位出色的醫師走進他的辦公室時，他正瀏覽著桌上的報告。接著他說：「你們最好立刻前往迪芬斯，西班牙感冒已經毀了那個營區。」

當然，這些醫師受命後，立即前往華盛頓國會大廈附近的聯邦車站，搭乘下一班火車前往迪芬斯基地。他們在第二天早上到達迪芬斯，那是個陰冷的早晨，寒冽的雨正下著。那些瀕死的士兵，因渾身溼透而發抖，他們裹著毯子、發著高燒，還一邊咳出帶血的黏液。

這幅景象震驚了這幾位醫師。這個營區原本是設計給三萬五千人使用的，現在卻擠進了四萬五千人。這波大流行越益猖獗，在韋爾契訪視的前二十四小時內，有六十六人死亡，而韋爾契到達的當天，就有六十三名病人死亡。這家醫院原來是設計收容兩千名病患的，現在卻容納了八千人。

弗漢上校記錄了當時的情形，他曾經歷過好幾次疾病大流行。他親眼目睹過美西戰爭中，傷寒殘酷的肆虐。但是，他從沒見過像這樣的流行性感冒大流行。

弗漢說：「對於這場流行性感冒大流行的來龍去脈，我們根本毫無頭緒。這場大流行無遠弗屆，而且專門針對最強壯的人下手，不論是士兵還是平民，無一倖免。」而在迪芬斯所呈現的景象，是他永難忘懷的。「這些記憶令人毛骨悚然，如果可以，我寧願將它撕裂、搗毀，」弗漢寫道，「只是，我沒有辦法做到。這些記憶已經成為我生命中的一部分。除非我死了，或是失去所有的記憶，否則這些記憶將永遠那麼鮮明。」

當弗漢回想起迪芬斯的情景時，他描述道：「數以百計原本強健的年輕人，穿著他們國家的制服，成群地送進病房。他們只能暫時被放置在行軍床上，因為病床早已塞滿了病患。他們的臉色迅速泛青，痛苦不堪的劇烈咳嗽，帶出含著血絲的痰液。每個早晨，死者的遺體被送到停屍間，像木材一樣堆積起來。這樣的情景，深深地刻畫在我的記憶細胞內。一九一八年的秋天，流行性感冒病毒藉由毀滅生命來顯現人類的不堪一擊。」

病毒的殺戮導致社會的崩解

這真是令人震撼的景象，當時正值第一次世界大戰，一個使用現代化武器進行殺戮，使用機關槍、毒氣戰毀滅年輕人的戰爭。然而相較於瘟疫所造成的影響，一切都顯得微不足道。

其他的醫師也同樣在心靈上遭受極大的震撼。寇爾被醫院的景象嚇呆了。「當病人踉蹌地走進病房時，卻發現根本沒有足夠的護士，這些可憐的孩子只能在走廊上的行軍床，找一個位置棲身。」寇爾說道。

接下來是解剖驗屍間。醫師要走進解剖驗屍間也不是一件容易的事，因為僵硬的屍體堆得處都是，連走道都被屍體堵住了。「由於事情發生得如此突然，大量遺體湧入停屍間，這些屍體就這樣混亂地放置在地板上，我們必須在他們中間迂迴而行，才能進入後面的停屍間。」寇爾說道。

當他們進入解剖驗屍間後，即使是韋爾契這位平時最泰然自若、最能給人信心和勇氣的病理學家，也一樣受到極大的震撼。站在解剖台前，韋爾契打開一個年輕屍體的胸腔，那真是駭人的一幕。「當胸腔被打開，青鬱、腫脹的肺臟被取出，韋爾契醫師發現這個溼透、滿是泡沫的器官，幾乎已經沒有實質的組織。」寇爾記述道：「韋爾契轉過身來說，這必定是某種新型的傳染病或是瘟疫。」

「韋爾契看起來十分激動而焦慮，」寇爾說，「我們其他人感到害怕，並不令人驚訝。但真正讓我感到戰慄的是，竟然連韋爾契這樣資深的醫師，在當場也覺得難以承受。這是我唯一一次看到韋爾契醫師如此焦慮不安。」

在此同時，流行性感冒早已蔓延出迪芬斯基地，跨出軍隊，越過波士頓，整個麻州都因為病毒的肆虐而搖搖欲墜。

就在韋爾契一行人訪視迪芬斯營區的三天後，麻州的衛生官員急忙打電報向聯邦政府求援，希望美國公共衛生部加派醫護人員。當時的代理州長凱文·柯立芝（Calvin Coolidge）曾經發了一封電報給當時的總統伍卓·威爾遜（Woodrow Wilson）、多倫多市長、佛蒙特州（Vermont）、緬因州（Maine）以及羅德島州（Rhode Island）的州長，寫道：「我們的醫護人員已經全面動員，工作的負荷已到了極限。然而仍有許多病人無法接受醫療照護。」麻州有五萬多人感染流行性感冒。在一九一八年九月二十六日，有一百二十三個波士頓人死於流行性感冒，三十三人因為併發的肺炎而過世。

但是，在那個時候要派遣醫護人員到麻州是不可能的，因為到處都有流行性感冒肆虐，到處都有需要協助的病人。這個疾病迅速地遍布多個軍事基地、鄉鎮、都市，蔓延到整個國家。這樣摧殘的結果是難以想像的。每一件慘劇、每個被摧毀的軍事據點、每個鄉鎮、城市，甚至最偏遠的村落，都有屬於自己的恐怖傳說，描述當時的死亡、絕望，以及社會的崩解。

就在麻州向外求援的同一天，美國陸軍的憲兵司令一級上將發表了一份令人震撼的聲明。儘管在歐陸戰場上對兵源的補充是如此急切，他們還是撤銷了十四萬兩千人的徵兵令。因為他們別無選擇。流行性感冒的蔓延是如此廣泛，在那年九月，有一萬兩千名美國人死於流行性感冒，而事實上，這些新兵所要前往報到的每個營區都是隔離的疫區。

費城淪陷

就在羅伊下令韋爾契一行人訪視迪芬斯基地的同時，流行性感冒也席捲了費城。

費城之所以這麼早被這次大流行所蹂躪，也許是從海軍基地傳播出來的。九月十一日，流行性感冒首次威脅到這些海軍水手。也許是因為費城相當靠近兩個大型的陸軍營區，一個是位於紐澤西州（New Jersey）的迪克斯基地（Fort Dix），另一個是位於馬里蘭州（Maryland）的密德基地（Fort Meade）。而這兩個營區在數天之後，也都受到流行性感冒的侵襲。也許是因為九月二十日，費城舉行了盛大的自由公債募款（Liberty Loan Drive）遊行，聚集了二十萬群眾。也許這些因素加起來，使得病毒在這個都市有了立足之地。不論如何，費城可說是所有美國都市中，疫情最嚴重的。面對這樣的疾病，費城毫無準備。

幾乎沒有任何官員預料到會發生這樣的災難。事實上，在疫情爆發之前，醫療當局還憑著毫無根據的信心，發表了安撫人心的言論。《美國醫學會期刊》（*Journal of American Medical*

Association）指出：「醫療當局不需要因為『西班牙感冒』而驚慌，這個俗名並不代表此疾病比普通流行性感冒嚴重，也不該引起更多的恐慌。而且這次流行性感冒已經從聯軍中消失了。」

然而隨著疾病的蔓延，這個城市多少還是提高了一些些警覺。九月十八日，衛生官員舉辦了一場活動，宣導關於咳嗽、吐痰、打噴涕的公共衛生。三天後，市政當局宣布將流行性感冒列為「報告傳染病」，也就是所有罹病的人數必須記錄下來。然而，在同一天，也就是九月二十一日，科學家宣布了一項好消息，他們似乎戰勝了流行性感冒。根據《費城詢問報》的報導，研究人員已發現流行性感冒的致病因子，是一種叫做菲佛氏桿菌（Pfeiffer's bacillus）的細菌。這篇報導的結論是，「此發現可以使醫藥界獲得決定性的知識，來對付這個疾病。」

但在十月一日，這個城市完全淪陷在疾病的淫威之下。在某天，公共衛生官員收到的病例呈報是六百三十五人。然而，這只是低估的數字。醫生要照顧那麼多病人已是疲於奔命，所以大部分的病例根本沒有呈報，而真實的罹病人數也就無從得知。在十月三日那天，費城關閉了所有的學校、教堂、戲院、會堂，以及其他娛樂場所。這樣慌亂的舉動只為了試圖減緩疾病的擴散。

在十月五日的那一個星期當中，有多達兩千六百個病例呈報死於流行性感冒或是其併發症。再下一個星期，流行性感冒的死亡人數報告更超過四千五百人。成千上萬的人都生了病。

這些病患被汽車、馬車、推車，送進人滿為患的醫院。

在流行性感冒侵襲費城的一個月內，有將近一萬一千人死於這個疾病。在不幸的那天，一九一八年十月十日，有七百五十九位費城居民死於流行性感冒。

「家庭訪問護士外出探訪病人的時候，彷彿走在十四世紀瘟疫年代的場景，」歷史學家寇斯比寫道：「她們被求助者圍繞——有些人則避之唯恐不及，因為害怕她們所帶的白色口罩。她們在早晨出發時，原本名單中預計訪視的人數可能是十五人，可是一整天下來，她們卻往往探訪了五十位病人。有位護士曾發現，一位婦人跟她死去的丈夫及出生不久的雙胞胎，就這樣躺臥在同一個房間裡。在她先生死去及孩子出生後的二十四小時裡，這個婦人幾乎沒有東西可以入腹，在她伸手所及之處，只有一個蘋果。」

連殯葬業也同樣吃不消，根據寇斯比的觀察，「有一次，慈善機構一直聯絡了二十五家葬儀社，才找到一家有意願而且有能力幫助一個貧困家庭處理後事。有時候，死者得在家裡面存放好幾天。私人的葬儀社一時之間無法應付如此龐大的需求，有些業者甚至藉機哄抬價格到平時的六倍。公墓的管理人員在收取十五美元的埋葬規費後，便讓喪家自己為死去的親人挖掘墳墓，一時之間，怨聲載道。」

「在費城的停屍間，每條走道、每個房間，遺體都堆疊了三、四層，」寇斯比說道：「在這些屍體上，往往只覆蓋著一件骯髒、沾有血跡的被單。」多數屍體並沒有防腐，也沒有冷凍。有些已經開始腐敗，而且散發出噁心的惡臭。也許是為了使空氣流通，整棟建築的門是敞開的。只要你探頭向裡望，恐怖劇場中混幻驚悚的場景就出現在眼前。

席捲全球的致命大流行

費城的夢魘不過是這場大流行的前奏曲，一場橫掃全球的大流行咆哮而來，伴隨著更多關於這場瘟疫的恐怖傳說。沒有一個地方是安全的，沒有一個家庭得以倖免。在十月的第一個星期，流行性感冒遍及世界的每一個角落，除了一些偏遠的小島，以及澳洲大陸。

在加拿大的渥太華，一份地方性的報紙曾報導：「電車疾駛而過，窗戶是敞開的，而裡面則空盪盪的。學校、歌劇院、電影院都是一片漆黑，撞球間、保齡球館則一片荒涼。」

在南非的開普敦（Cape Town），棺木嚴重短缺，許多屍體只是用毯子包裹一番，就埋葬在集體公墓。

凱薩琳・波特（Katherine Anne Porter）是美國丹佛（Denver）一家報社的記者，她在這場大流行中險些喪命，而她的未婚夫則死於流行性感冒。她把自己的經歷，寫成一個短篇故事《蒼白的馬，蒼白的騎士》（*Pale Horse, Pale Rider*）。她用一種近似囈語的筆法，來描繪那一場夢魘：「所有的戲院、商店、餐廳都關閉。街道上，白天滿是殯葬隊伍，而晚上是救護車。」

在英國的瑞丁（Reading），有位護士寫道：「事情的發生實在太突然了。早上，我們才收到通知要為流行性感冒開設一個新病房；晚上，我們就移入一間改裝過的修道院。講道台還來不及搬出去，擔架便已湧入。我們只能在這些臨時病床之間勉強通行，而且，喔！他們病得很嚴重。他們來自附近的一個空軍基地，有些人已經好幾天沒有人理睬了。他們都感染了肺炎，而且我們知道，那些腳底泛黑的病人，大概已經沒有活命的機會了。」

在法國，一位被派遣到軍醫處的加拿大醫師約翰・麥克雷（John McCrae），寫下了關於第一次世界大戰最有名的詩〈在法蘭德斯的原野上〉（In Flanders Fields）。這是為戰爭中死亡的士兵所寫的頌歌：「在法蘭德斯的原野上，罌粟花開放在成列的十字架間。」麥克雷在這次大戰中死亡，卻不是死於戰爭。他在一九一八年間感染了肺炎，這使得病毒學家幾乎可以肯定他是死於流行性感冒。

密蘇里大學（University of Missouri）的史丁（D. G. Stine）醫師曾在一九一八年九月二十日到十二月六日間，記錄了一千零二十位學生感染流行性感冒的情形。「有一位學生在發病後十八個小時，也就是他被抬到床上十二小時後斷氣。很多人在染病後的四十八小時內，生命都受到極大的威脅。那些認為這次流行性感冒很單純的說法，在我看來，犯了相當大的錯誤。」

在俄亥俄州（Ohio）的雪曼營區（Camp Sherman），一九一八年九月二十七日到十月十三日之間，有一萬三千一百六十一人感染到流行性感冒，約占整個營區人數的百分之四十。其中，有一千一百零一人死亡。

無可遏抑的蔓延

軍醫們嘗試了各種方法來阻止這場大流行的蔓延。他們將病人的分泌物或可疑細菌製造成疫苗，在部隊中進行接種。他們在每個人的喉嚨裡噴藥，讓每個人用消毒水或酒精漱口；他們在床與床之間掛起了被單，甚至還在食堂的餐桌上掛起隔離的布單。在華特里德醫院（Walter Reed Hospital），士兵們每天嚼食菸草，他們相信這樣可以治好流行性感冒。

美國公共衛生部發送紗布口罩，讓人們進出公共場所時穿戴。一位紐約的醫師史丹利．伯恩（Stanley B. Burn），同時也是歷史相片的收藏家。在他的收藏中，有一幅照片是當時棒球聯賽的情形，那真是一幅超現實主義的影像：投手、打擊手、每位球員、每個觀眾，大家都戴著紗布口罩。

在亞利桑那州（Arizona）的塔克森（Tucson），衛生局發布了一項規定：「如果沒有戴著用四層油布或七層紗布所製成的口罩，任何人都不能出現在街道上、公園裡、洽商辦公處，或是任何公共場合。」

在新墨西哥州（New Mexico）的阿布奎基（Albuquerque），所有的學校都關閉了，而戲院是一片空盪盪地漆黑。當地的報紙寫道：「恐懼的幽靈四處遊走，每個家庭因此而團聚，因為除了家裡，他們沒有別的地方可去。」

醫師們開藥、為民眾接種疫苗，卻徒勞無功。寇斯比對這些疫苗感到相當質疑。沒有人知道流行性感冒的真正病原，那麼到底這些疫苗的成分是什麼？寇斯比訪問了一位當年曾經協助製造疫苗的醫師，這位醫師告訴他說，這些疫苗是將流行性感冒病人的血液和黏液過濾，除去大細胞及殘渣後製成的。當這些疫苗注射到人體手臂上時，他們會感到難以忍受的痠痛。「所以，他們認為這樣的疫苗是有效的。」

病毒肆虐下的受害者

一些密聞軼事開始傳播出來。有個故事是這樣說的：某個晚上，有四個女人一起玩橋牌，隔天，有三個女人就因為流行性感冒死了。也有些傳聞說，有人才剛出門工作，幾個小時後，就死於流行性感冒。

被疾病摧毀的家庭遍及整個國家。堪薩斯市的詹姆斯．里佛（James D. H. Reefer）寫道，當時他只有四歲，他的哥哥只有六歲，三十歲的父親以及二十七歲的母親感染了流行性感冒，兩人在幾天內就過世了。由於流行性感冒把他們肺臟內的肺泡都摧毀了，他們變得無法呼吸。「家中的長輩只是告訴我：『他們是死於窒息。』」

蜜妮．麥慕蘭（Minnie Lee Tratham McMullan）在一九一八年的時候還只有兩歲，她住在伊利諾州（Illinois）的斯提特（Streator），她的母親、她十一歲的哥哥和剛出生的妹妹，都在那年夏天因為流行性感冒而過世。蜜妮和較年長的哥哥也都感染了流行性感冒，不過他們復原了。雖然曾經有一度，蜜妮病得非常嚴重，以至於他的家人認為她已經死了。「他們用被單把我包裹起來，放在中庭，」她說道：「然後他們說，後來才發現其實我還活著。」

妻子去世後，蜜妮的父親不知如何照顧蜜妮、她的姊姊和兩位哥哥。這四個孩子分別是兩歲、四歲、七歲及十歲，他們只好一家接著一家，寄住在不同的親戚家中。

多年後，蜜妮回到斯提特的墓園，墓園的管理員告訴她，在那段恐怖的日子，屍體是一具具沿著路邊排列。「當時有太多人死亡，以至於根本沒有足夠人力來挖掘墳墓，埋葬死者。」她說。

但蜜妮對於那場瘟疫卻沒有任何記憶，她是家族中年紀最小的倖存者。關於那場傳染病，她所知道的一切都是親戚們告訴她的，而且他們不太願意談及當時的情景。「我很高興我不記得這一切。」她說。

同時，有一群志工，大部分是婦女，勇敢地前來照顧這群病患。在德州的埃爾巴索（El Paso），可憐的墨西哥裔居民正以驚人的速度死亡。有二十八間教室的艾歐伊學校（Aoy School）被改成臨時醫院，收容罹患流行性感冒的病人，大部分是墨西哥裔的居民。當地的報紙曾描繪十月十九日那天的情景：「昨夜，艾歐伊學校裡有五十一位墨西哥裔的男人、婦女及嬰兒，躺在臨時改建的病房裡，費力地喘息著。他們是從城中墨西哥人聚居處，骯髒破舊的家中被帶出來的。其中有許多人已經感染重度的肺炎，在轉來醫院之前，沒有人受到適當的醫療照顧。這些病人從貧窮的深淵中被帶出來，到醫院接受照顧及安慰。此處和城市裡的其他醫院，在各方面都可以等量齊觀。」

來自全市各地的義工聚集在艾歐伊學校，提供糧食和衣物，並用他們自己的車子載送病人到醫院。婦女們幫忙烹飪、記錄、駕駛及協助護理工作。有人寫道：「真高興我能幫得上忙。我沒有上過任何護理課程，也沒有受過任何訓練。我可能不夠資格從事護理工作，但我有滿腔的熱忱，希望能減輕病患的痛苦。」

小說家筆下的回憶

除了才華出眾的小說家，大概沒有人可以描述1918流行性感冒所造成的死亡；在生命最終末的時刻，當疾病猙獰的面目完全顯露，這些病人如何飽受摧殘？美國小說家湯瑪斯．渥爾夫（Thomas Wolfe）是少數嘗試呈現當時慘狀的作家之一。在一九一八年，他還是北卡羅來納大學的學生，那時他收到一封從家裡發來的電報，催促他即刻動身回家，因為他的哥哥班傑明得到那場流行性感冒。他在自己的小說《天使望鄉》（*Look Homeward, Angel*）的第三十五章，將這段悲慘的回憶改編為故事。

渥爾夫趕回家裡，希望能見哥哥最後一面。他的哥哥正躺在樓上的病房，他的家人在樓下等候，他們最害怕的事，將無可避免地到來。渥爾夫上了樓，走進「灰暗、陰森」的房間，班傑明就躺在那兒。「那一刻，我幾乎認不出他來。」他看到他摯愛的二十六歲的哥哥，奄奄一息地躺在床上。

「班傑明瘦長的身軀有四分之三蓋著被褥，憔悴的身影在床褥下，以一種掙扎、受盡折磨的姿態，痛苦地扭曲著。那軀體似乎不屬於他；那軀體已經扭曲變形，彷彿該屬於身首異處的死囚。他蒼黃的臉頰，慢慢地轉成鐵灰色，有如花崗岩般的死亡色彩，臉頰上因為發燒而泛紅。三天未理的鬍鬚，如同黑色的荊豆般生長著。這些鬍鬚令人毛骨悚然，它令人想起毛髮在腐敗的屍體上繼續生長的生命力。班傑明薄薄的嘴唇微微開啟，露出慘白的牙齒，飽受折磨的痛苦表情，喘息著將一絲絲的空氣吸入肺中。」

「喘息的聲音響亮、粗糙、急促，令人無法置信地充滿了整個空間，在每個時刻裡共鳴著，為整個恐怖的景況作了最後的註腳。」

隔天，班傑明的神智變得更加混亂。「大約在四點的時候，很明顯地，死神已經不遠了。」渥爾夫這樣寫道：「班傑明有短暫時間的清醒，但大部分的時間，他還是神智不清。在他呼吸比較順暢的時候，他會輕輕地哼著一些流行歌曲，有些早就被遺忘的老歌，此時從他失落的、隱藏的兒時記憶殿堂中被召喚出來。在輕輕的吟唱裡，他反覆哼著戰時一首感傷的流行歌曲〈黃昏中，孩子的祈禱〉（Just a Baby's Prayer at Twilight），在這個時候聽來，異常悲傷動人。」

接著，班傑明陷入無止境的昏迷，「他的眼睛幾乎閉上了；他眼中灰色的神采，蒙上一層遲鈍、死亡的陰影。他直挺挺地靜靜躺著，沒有一絲一毫痛苦，他削瘦的臉龐彷彿有一股奇異的向上驅力。他的雙唇緊緊閉著。」

那個夜裡，渥爾夫一邊陪著班傑明，一邊迫切地祈禱，即使他從前不曾信仰上帝，但他還是這樣懇求著：「無論你是誰，懇求你今晚對班傑明施予憐憫，指引他方向……無論你是誰，懇求你今晚對班傑明施予憐憫，指引他方向……」他完全忘記時光的流逝，不知過了幾個小時，他只聽到瀕死前微弱的呼吸聲，以及他自己熱切渴望的祈禱。

渥爾夫沉沉睡去，然後又突然驚醒。他急忙喚醒他的家人，因為他感覺到終末的時刻接近了。班傑明靜靜地躺著，「他的身體在他們眼前變得越來越僵硬。在深深地吸入一口氣之後，他那灰色的眼睛睜開了；生命中的每一刻在那瞬間驚人地浮現在眼前。他似乎就要從床鋪上起身，在耀眼的光芒中，班傑明離開這個世界，毫無畏懼地，帶著對死亡的輕蔑，如他生前一般。」

RNA病毒

沒有人知道該如何治療流行性感冒，沒有任何藥物可以控制發燒的肆虐，沒有任何方法可以讓氧氣進入腫脹的肺臟。沒有任何辦法可以延長患者的生命，或減輕瀕死的痛苦。所謂的治療，醫生們稱之為緩和醫療，也只是給予病人清潔的食物、乾淨的空氣，如果可能的話，再加上細心的看護。當流行性感冒襲擊費城時，有些樂觀的傳言說，引發流行性感冒的病菌已經被分離出來了，然而這些傳言最後證明是不可信的。的確，科學家找到了一種細菌，但這種細菌卻不能提供有效的治療方法或疫苗。這個疾病的病因仍然是個謎。在一九一八年名噪一時的菲佛氏桿菌，已證實是錯誤的發現。那個時候還沒有任何人能夠掌握流行性感冒的病毒。

這場戰時的瘟疫，不僅在整個國家全力投入戰爭時，乘虛而入，也在科學家還沒有能力分離流行性感冒病毒之時，攻其不備。那時，疾病的細菌病源論才剛被提出，科學家才剛開始發現有種東西叫做病毒。沒有人真正見過病毒，因為電子顯微鏡還沒有發明，而病毒是如此微小，一般的光學顯微鏡根本無法看到。沒有人知道病毒究竟是什麼，因為DNA和RNA尚未被發現，而這些病毒的遺傳物質，正是決定病毒致病的關鍵。

即使到了今天，分子生物學及製藥產業已有長足的進步，大部分的病毒性疾病，特別是流行性感冒，仍然是無法治療的。這並不是因為分子生物學家對於流行性感冒病毒的運作方式一無所知。事實上，經過了幾十年，我們已經知道這個簡單的流行性感冒病毒只有八段基因，每段基因都是由ＲＮＡ所構成。如果病毒在幾個鐘頭內沒有感染到任何細胞，病毒就會死亡。在電子顯微鏡下，流行性感冒病毒看起來就像一個個的小球，或是蛋狀的顆粒，有時候這些病毒會排列成長長的纖維狀。科學家也知道流行性感冒病毒是如何組成的，它的外圍是光滑的脂肪膜，裡面則是蛋白質構成的支架。他們知道病毒如何鑽入細胞，如何利用鑲嵌在病毒膜上的堅硬蛋白質，從細胞中釋放出來。他們甚至知道為何人類流行性感冒病毒只感染肺部細胞，那是因為肺部細胞擁有一種特殊的酵素，在病毒複製的過程中，可以幫助病毒的蛋白質進行切割。

但這些科學家卻無法製造出如同盤尼西林一樣有效的藥物，來對抗流行性感冒病毒。疫苗是對抗流行性感冒最好的方法，如果藥廠能夠及早注意到新品系的病毒，便能製造出足夠的疫苗事先預防。如果科學家了解究竟是什麼原因讓１９１８流行性感冒如此致命，藥廠就能大量儲備的疫苗，當流行性感冒病毒再度來臨時，便可以發揮預防的功效。然而，我們必須知道１９１８流行性感冒是怎麼一回事。不過，最後一個流行性感冒的罹難者已經於一九一八年死去，帶著那些病毒一同消失。

奇蹟般的線索

在一般的情況下，故事或許已經進入尾聲。因為流行性感冒病毒僅存活於肺部組織，而當人死亡後，肺部幾乎是立刻腐敗的。事實上，病毒在屍體的肺臟腐敗之前，應該已經消失無蹤。

但是，1918流行性感冒沒有一件事是尋常的。其中，最不尋常的故事在一個世紀後發生。在數百萬死於流行性感冒的受害者當中，有三個人的肺部組織居然奇蹟似的保存了下來。有如羅塞塔石碑（Rosetta stone）幫助我們解讀古埃及象形文字一般，這些存留下來的組織，讓我們找到流行性感冒病毒這個殺人犯。這三個人死亡的時候雖然沒沒無聞，但他們卻在二十一世紀提供了預防流行性感冒的最佳線索。

在這三個人當中，第一個因為流行性感冒而病倒的，是美國陸軍士兵羅斯科・沃恩（Roscoe Vaughan）。一九一八年九月，他才二十一歲。如同其他士兵一樣，他那時一定嚇壞了，只能假裝自己很勇敢。他原本期望能參與戰爭，表現出勇敢、忠貞。當他抵達南卡羅來納州的傑克森營區（Camp Jackson）時，他和其他四萬三千名年輕人一同被編入分遣隊接受砲兵訓練，準備日後派往海外戰場。他們在沙丘上操練、行軍，在漂移鬆軟的沙地上艱苦前進，在南卡羅來納炫目的陽光下瞇起雙眼。在新兵當中，沃恩非常健壯而且適應良好。他確信，生命中的挑戰即將在前方展開。就某個層面而言，的確如此。

不幸地，士兵沃恩的營區遭受到流行性感冒的襲擊，營區裡的士兵輕易就淪為流行性感冒的戰利品。高高聳立在沙丘上的醫院，已被染病的年輕士兵們淹沒。八月份，總計有四千八百零七位病患住院，到了九月，病患增加為九千五百九十八人。醫院的年輕醫師詹姆斯・派克（James Howard Park, Jr）說，單單一天，他就為三十具屍體掛上標籤。

士兵沃恩的醫療紀錄顯示，他在九月的第三個星期病倒，開始覺得畏寒、發燒。流行性感冒病毒並沒有花太多時間就完成了它的工作。九月十九日，沃恩才因為得到流行性感冒而報病號，在九月二十六日清晨六點半，他便嚥下了最後一口氣。

到了下午兩點，陸軍軍醫赫基福斯（K. P. Hegeforth）上尉來到這裡進行驗屍解剖工作。他寫道，士兵沃恩是一位「發育良好、營養狀況極佳的男性，五呎十吋高。有點微胖，皮下脂肪有中等厚度。但他很健康，他的肌肉狀態良好。」

在士兵沃恩的胸腔裡，約有三百毫升的澄清液體。在他左邊的肺葉，滿布著滲出的血點，大小從針尖到硬幣般大都有。肺泡裡充滿了液體。赫基福斯上尉切下一小塊腫脹的肺葉以供檢驗，他將這塊組織泡在福馬林中，並包埋在指甲大小的蠟塊裡。然後他將蠟塊送到華盛頓，於是它被存放在政府大倉庫裡，櫃架上的一個棕色盒子內。

唐斯的肺臟

當士兵沃恩死於南卡羅來納州時，在紐約的亞普頓營區（Camp Upton）內，三十歲的士兵詹姆斯・唐斯（James Downs）也同樣感到不舒服。他在這個位於紐約市東方六十五哩遠的營區，準備赴海外的戰場作戰。不過，這個營區的環境和士兵沃恩所處的營區大相逕庭；傑克森營區是一片平坦、一望無際的沙地，而亞普頓營區位於長島海峽與大西洋之間，地面上點綴著松樹與沙地灌木叢。然而，這個一年前所建立的營區卻已擠滿三萬三千名士兵。

在一九一八年九月，醫院突然人滿為患，在這個營區裡，每十人就有一人住進醫院。士兵唐斯也是其中之一。病歷顯示，他在九月二十三日住進基地醫院，他的臉部漲紅、譫妄囈語，體溫是華氏一百零四度。過了一天，他仍然神智不清，體溫高居不下，但他的皮膚卻因缺氧而開始泛青。在九月二十六日清晨四時三十分，也就是住院三天後，士兵唐斯死於流行性感冒，就在士兵沃恩死亡前兩個小時。

同一天，麥克柏尼（McBurney）上尉對士兵唐斯的遺體進行解剖。他寫道，唐斯身高六呎，體重一百四十磅，「外觀沒有疾病或受傷的跡象。」當然，疾病所造成的傷害是在身體內部，特別是肺臟。那裡面積滿了液體，而「血泡」從肺臟中滲出，麥克柏尼寫道。他從唐斯的肺臟切下一小塊組織，泡在福馬林中，再用石蠟包埋，然後送到華盛頓，跟士兵沃恩的肺臟組織放在同一座倉庫。

在將近八十年的歲月裡，士兵沃恩及唐斯的肺臟標本一直保存著，隱匿在美國陸軍病理研究院的各種常見及罕見疾病的病理組織切片當中。這些病理檔案是根據林肯總統在南北戰爭時的一項行政命令所建立，從那個時候開始，軍醫每年必須提供數千個病理組織標本，作為保存收藏之用，近年來，每年提供的標本數更高達五萬多件。在倉庫裡存放的組織標本已經高達三、四百萬件。

隨著這些組織標本的數目與日俱增，需要越來越大的儲存空間，倉庫已經搬移了好幾次。但是，從沃恩及唐斯的屍體解剖後所取下的肺臟標本，依然包埋在石蠟中，存放在他們的盒子裡，因為沒有人對這些標本有興趣。直到二十世紀後期，這些標本才重新被分子生物學家發現，他們認為，封存在這些古老肺臟標本內的流行性感冒病毒，也許可以重新甦醒過來。

〈我聽見救主的召喚〉

在士兵沃恩死亡後兩個月，流行性感冒到達阿拉斯加的泰勒路德傳教區（Teller Lutheran mission，現在稱為 Brevig），這片位於蘇華德半島（Seward Peninsula）的阿拉斯加凍原。這是一個只有八十位居民的獨立小村落，距離最近的諾姆鎮（Nome）也要乘著狗拉的雪橇行進九十哩；諾姆鎮坐落在灰色冰冷的海岸邊。在這些居民當中，有位肥胖的老婦人，和其他人一樣，居住在滿是煤灰的冰砌圓頂小屋，窗戶還是用海豹的腸子做成的。

在十一月的最後一個星期六，有兩位從諾姆鎮來的訪客參加了傳教士在小教堂所舉行的禮拜。這些訪客說，在城裡有許多人生病，但是沒有人特別提高警覺。這些愛斯基摩人以傳統好客的熱情，殷勤地接待客人。他們用馴鹿肉、薄煎餅、藍莓沾海豹脂及紅茶的盛宴款待客人。

過了兩天，也就是星期一，開始有第一位村民因流行性感冒而感到不舒服。星期二，這位尼雷克太太（Mrs. Neelak）就過世了。於是牧師動身前往十四哩外的村落泰勒（Teller）尋求援助，回到傳教區後，他卻只能告訴大家，那個村落也受到同樣的疾病肆虐。

這些愛斯基摩人一個接著一個死去，總計有七十二人。有間圓頂小屋放置了二十五具屍體，在極地的嚴寒中冰凍著。飢餓的狗兒衝進另一棟圓頂小屋，撕扯著屍體，最後只留下一堆慘不忍睹的白骨。另外有間小屋，乍看之下有如荒蕪的廢屋。海豹腸子製成的窗戶破損，任憑雪花飄入，爐火已燒盡，徹骨的寒冷滲透整個狹小的空間。當救援人員抵達時，只見成堆的屍體。突然間，有三個飽受驚嚇的孩子，披著鹿皮出現，然後發出尖叫。也許他們是靠著燕麥片，在他們親人的屍體周圍，撐過了這一段時光。

最後，這場為期三週的流行性感冒大流行，只在這個村落留下五位成年人，有四十六個孩子成為孤兒。一位傳教士的妻子克拉兒．弗梭（Clara Fosso）也是在瘟疫中少數存活下來的成年人，幾年後，她曾寫信給愛斯基摩人，信中的她仍然沉浸在慘劇的悲傷中。「一九一八年十一月的最後一個星期六，在流行性感冒臨到之前，我們舉辦了一場佈道大會。整個聚落的愛斯基摩人都聚集在新學校做禮拜。當領聖餐的人站在台前一同禱告時，我們感覺到上帝的聖靈就在我們當中；許多人決志信主。我們都深深地被感動。這是我們最後一次聚集在一起。接下來的星期天，許多人都離開了，到一個更美的地方，與救主一同禮拜。你們這些上帝的兒女也許記得，他們見證了對上帝的信仰，以及在最後一個星期天所唱的聖歌〈我聽見救主的召喚〉。」

儘管仍處於悲劇的震撼中，附近的村落中少數還能工作的成年人開始動身埋葬死者。在阿拉斯加嚴酷的寒冬裡，這真的是項殘忍的考驗。這些位在北極的村落，地表幾乎是永遠冰封的。為了在堅硬的地上挖掘壕溝，這些居民用熱蒸氣來融化冰封的凍土。他們將這些流行性感冒的受難者埋葬於同一個墳墓，在壕溝的兩端，他們豎立了兩個大大的十字架。

在這些死者當中，有位肥胖的婦女冰凍的遺體，躺臥在地下六呎的集體墓穴中。就這樣，保持不變地過了七十年。

第二章

瘟疫的歷史

有位生長在雅典的年輕人，從小就生活在奢華與特權中。他的父親有一座金礦，所以金錢從來不是問題。這位才智過人的學生可以隨心所欲，終日與當代的大師進行哲學討論。這是心靈上，一段不被俗世所干擾的悠閒時光。

直到某天，瘟疫降臨到這個城市。

這場瘟疫在西元前四三一年來臨。這個城市的居民早已習慣疾病和死亡，但這並不足以幫助他們面對這場悲劇。在超過一年的時間裡，這場大流行肆虐猖獗，讓精心建立的社會結構為之崩解。這場瘟疫如同洪水般造成激變，摧毀了醫生和科學家的信心，改變了歷史。這似乎是憤怒之神的作為。而年輕的修斯提底斯（Thucydides）是這場劇變的記錄者。

這場疾病的症狀非常嚇人。原本強壯健康的年輕人，突然間「猛烈的發燒，眼睛泛紅發炎，喉嚨與舌頭充血，呼吸瀰漫著惡臭」，修斯提底斯寫道。不幸的病人擤著鼻涕，聲音變得沙啞。當他們費力地咳嗽時，他們的胸部承受劇痛。有些人遭受腹部絞痛的苦楚，「各種被醫生命名過的膽汁不斷地被吐出來。」當腸子痙攣的時候，人們會覺得噁心、脹氣。

受到瘟疫感染的病人，發燒到彷彿自己就要著火了，而且唇乾舌燥。他們渴望跳入冷水中，有些人也真的這麼做。他們把自己丟進儲水槽，試圖降低那「無可遏抑的飢渴」所帶來的痛苦。

病重及瀕危的病人只能求助於醫生，渴望得到一些舒緩。可是，沒有任何內服藥或外用藥，可以停止這樣的折磨。更糟的是，醫生們因為長時間接觸大量的病人，連自己也病倒了。

恐慌的居民只能從醫藥轉向宗教尋求慰藉。神廟裡擠滿了人群，向天神祈求醫治。然而，一切都是枉然。修斯提底斯說：「神廟裡的祈求、卜卦最後都沒有應驗，直到不可抗拒的災難最終畫下休止符。」

修斯提底斯描繪出夢魘中的景象：「垂死的病人一個疊著一個，由於對水的渴望，半死不活的軀體搖搖晃晃地走在街道上，聚集在水泉周圍。死者多到葬禮只能在路邊舉行，他們只能盡力埋葬死者。」

沒有人知道該怎麼辦，也沒有人知道該向何處尋求援助。一個小小的噴涕或輕微的頭痛，可能就是所有厄運的開始。一旦疾病開始發展之後，就再也沒有任何方法可以阻擋它的腳步。一開始覺得不舒服時，人們很容易陷入絕望，而絕望會削弱病人對疾病的抵抗力，使人更容易屈服於疾病的魔掌。

可以預期的是健康的人會照顧病患。然而，這些照顧病患的健康人往往也在不久後罹病。雅典人必須面對抉擇：他們該冒著被傳染的危險，去照顧他們的親友？或是他們該冷酷地轉身離去，以保全自己的性命？答案對飽受驚嚇的雅典人而言，是顯而易見的。人們開始躲藏在自己的家中，避免去探訪親友、鄰舍。病患在眾人的忽視下變得乾枯。

文明社會的秩序迅速崩解。修斯提底斯敘述道，這場疾病大流行帶來了蠻橫的粗魯，一種

「沒有法治的放蕩，人們現在厚顏地恣行原本只敢在暗處做的事。」富有的人在瞬間面臨死亡，而原先一無所有的人，就這樣佔據富人的一切產業。儲蓄、簡樸的生活，到底有何意義？許多人這樣問著，死亡隨時可能到來，而窮人可能就像禿鷹一樣掠食這一切。「所以，他們解決的方法是恣意揮霍，縱情他們的生命，把財富和生命當成只存在一天。」

傳統的道德廉恥被摒棄，取而代之的是「及時行樂才是上策」，修斯提底斯寫道：「對上帝的懼怕，對法律的懼怕，已經沒有辦法再約束人們的行為。」為什麼要敬拜神？許多人這樣問著，「既然一切都轉眼即逝，他們覺得，不論敬拜神與否，都是一樣的。」既然沒有人可以預期自己是否能活著等到罪行判決，那為什麼要守法？

自從那場瘟疫之後，整個雅典不再一樣。事實上，修斯提底斯暗示著，這場瘟疫正是雅典對抗斯巴達和伯羅奔尼撒（Peloponnesian）聯軍失敗的原因。

改變歷史的瘟疫

修斯提底斯的故事為瘟疫年代的歷史標示了一個開端。直到今天，仍然沒有人知道那場毀滅雅典的瘟疫究竟是從何而出。是流行性感冒嗎？是中毒性休克症嗎？其餘未知的部分，令人不寒而慄。

的確，在二十世紀以前，人類和疾病對抗的歷史可說是一連串敗戰的歷史。從太古之初，在人類間遊蕩的這群微生物，每隔一段時間就會興起傳染病的流行，往往在一夜之間，就滅絕了整個人類的族群。這些疾病總是無法預期、無法解釋。是天神發怒嗎？還是瘴氣導致疾病蔓延？沒有人知道答案。即使是最有智慧的人，在疾病的猛烈攻擊下，亦顯得徬徨無助。

直到二十世紀，傳染性疾病仍然是如此猖獗，無法治療。當一個族群面對傳染病大流行的時候，連維持族群的數量都是一件很困難的事。每隔一段時間會有喘息的空檔，但在風平浪靜之後，緊接而來的往往是另一個更加狂暴、更令人恐懼的傳染病。

有些傳染病，像結核病，只在擁擠的都市區域流行，且死亡率一直居高不下。像倫敦，從五千多年前建立以來，這個城市的人口數直到一九〇〇年代，才能不靠持續的外來居民移入，而保持一定的數目。

最嚴重的是，瘟疫會改變歷史的走向，對整個社會施下厄運的毒咒。瘟疫甚至能改變人類的演化歷程。瘟疫下的倖存者往往是遺傳上的幸運者，他們的基因能夠對致病的病原產生抵抗力。即使是最極端、最猛烈的瘟疫，也總有人可以抵抗疾病，不管暴露在疾病下多少次，他們可以不受感染，或是只產生輕微的症狀，然後痊癒。當其他人因為疾病而面臨死亡的時候，這些能抵抗疾病的人可以活下來，繼續繁衍下一代。他們的基因遂成為優勢基因，而那些容易受到毀滅性疾病感染的人，就在這場達爾文的生存競爭中遭到淘汰。

十四世紀的黑死病

在這些瘟疫的浩瀚史詩當中，有個傳染病的大流行顯得卓然不群。這個傳染病在修斯提底斯描寫的那場雅典瘟疫千年後來臨，它橫掃全球，在瘟疫所行經的路徑之內，除了死亡，就是荒蕪。

醫學歷史學家相信，這個疾病在西元一三三一年起源自中國。連同當時的戰爭，這疾病使得中國的人口數減少了一半。從那時起，這場瘟疫沿著亞洲的貿易路線，在十五年後，也就是一三四六年，來到克里米亞半島（Crimea）。接著，這場瘟疫進入歐洲、北非及中東。它毀滅人類社會的方式，詭異地令人不由得想起許久之前，毀滅雅典的那場瘟疫，公共場所及大街小巷為之淨空。它的名字成為所有可怕瘟疫大流行的象徵。這就是黑死病。

在那個時候，這場疾病仍然是一團迷霧，如同雅典的那場瘟疫。而今我們已經知道，這個疾病是由鼠疫桿菌（Yersinia pestis）所造成，是經由大黑鼠身上的跳蚤所傳染的。這種大黑鼠乘著船隻，在一個個港口間傳播著牠們身上的病原。這些跳蚤會叮咬人類，將體內的細菌傳染給人類。

如果這場瘟疫只是經由跳蚤叮咬來傳播的話，黑死病就不會如此勢不可擋。真正的原因是，一旦細菌感染到人類，它們就會改變傳染方式。這些細菌會感染肺部，造成肺炎，接著病人可以經由簡單的咳嗽或噴涕，將疾病傳染到另一個健康人的身上。經由這樣的傳染模式，這場瘟疫的大流行將永無停止。

當黑死病來襲時，歐洲已經有三個多世紀不曾受到疾病的襲擾。幾百年來，歐洲的人口數已成長三倍，歐洲人的樂觀和繁榮與日俱增。然而，這一切都被這個悲慘的災難所摧毀。從一三四七年到一三五一年，短短的幾年內，這個疾病屠殺了至少三分之一的歐洲人口。

史學家們平實地記錄下瘟疫所造成的浩劫。在義大利的西恩那（Siena），六萬人口有半數死亡，阿格諾羅．迪杜拉（Agnolo di Tura）寫道：「人類的語言永遠無法詳實地描繪當時驚人的真相。對於沒有親眼目睹當時慘劇的人而言，可說是種福氣。染病者幾乎是立刻死亡，黑死病在他們的腋窩和鼠蹊部引發腫塊，在他們交談時，籠罩在他們之間。父親離棄孩子，妻子離棄丈夫，兄弟離棄兄弟。在西恩那，許多地方都挖了大洞來埋葬死者，當一個壕溝堆滿了屍體，他們就再挖更多的壕溝。死亡者不計其數，人們以為世界末日就要到了。」

佛羅倫斯的景象與波特描繪的１９１８流行性感冒中的丹佛十分相像。約有百分之四十五到七十五的義大利城市居民死於黑死病，街道上的人群不再擁擠，路上只剩運送屍體的推車、馬車嘎啦嘎啦地走過。

死於瘟疫者的遺體四處可見。喬凡尼．薄伽丘（Giovanni Boccaccio）在他所寫的《十日談》（*Decameron*）中敘述道，人們因為害怕腐敗的屍體所帶來的污染，所以把死者移到屋外，擺在門前等著車子來收走，彷彿是垃圾般。

喪禮行列中的遺體數量，遠遠超過牧師所預期的：「這樣的事情不知道發生過多少次，兩位牧師領著出殯的行列，在十字架的前導之下，準備埋葬某人，卻發現隊伍後面多了三、四具棺木。牧師原本以為自己只要主持一場喪禮，實際上卻主持了六、七場，甚至更多。」

但是，薄伽丘補充道，人們很快的就對這些死者麻木，「送葬者不再有眼淚懷念死者。事實上，當時對那些死者的敬意，跟今天對死去的山羊差不了多少。」

人性的扭曲

人們因為這場瘟疫的大流行而改變，薄伽丘提到兩種極端的例子。有一群嚇壞的市民脫離社會隱居起來，將自己封鎖在家裡，「他們享用最少量的精緻食物和珍貴的葡萄酒，避免一絲一毫的浪費。他們嚴格地律己，不和外界的人接觸，不接收任何和死者、病人有關的訊息。他們以音樂和各種可能的方式做為娛樂。」

另一個極端則是過著極度放縱的生活。他們認為，「將那些不幸拋諸腦後的唯一方法，就是盡情地飲酒、揮霍生命，縱情地歌唱、尋歡作樂，把握每個機會，讓所有欲望獲得滿足。對於發生的這一切悲劇，他們只是聳聳肩，將之視為巨大的玩笑。」

有些酒客是酒館一間接著一間，日以繼夜地不停喝下去。有些人則躲在自己家中，藉著飲酒作樂來增強自己的心理建設。沒有人執行社會上的法律或是宗教上的律法，薄伽丘寫道：「不論是屬上帝的律法或是屬世的法律，都已經徹底崩壞，蕩然無存於這個城市。」

「許多人逃避、離棄他們的城市、家庭、親戚朋友、產業，以及曾經屬於他們的一切。」但是，瘟疫同樣地蹂躪鄉間。農夫們只能停止耕種，棄養他們的牲畜，任由牲畜漫步於田野。如同城市的居民，在小鎮及鄉間的居民「每天過著彷彿沒有明天的生活，用盡所有的方法來揮霍他們的每一分產業。」

終於，黑死病結束了，也許是病菌已經感染過每個可以感染的病人。儘管黑死病已經遠颺，但是其他致命的瘟疫仍然繼續橫掃全地。甚至有些古老的疾病，像是霍亂，有時候依然會帶著驚人致命的威力，造成恐怖的大流行，如同其他折磨人類的瘟疫一樣。

惡性傳染病：霍亂

威廉．史波特（William Sproat）對於發生在一八三一年十月二十三日星期六的那次腹瀉並沒有太多聯想。他很快地就恢復正常，而且根本沒有把這件事放在心上。晚餐時，他吃了塊羊排後，就從英國達拉謨郡（Durham County）桑德蘭（Sunderland）的家中走到附近河邊的一艘船上。他在那裡當駁船船員。

他到了船上，那惱人的胃部開始絞痛。他的腹痛急速加劇，緊接著，帶有白色斑點的水瀉從腸子裡傾瀉而出，有好幾加侖之多。在每次水瀉之前，總會有陣劇烈的腸絞痛。他開始嘔吐。史波特差點就回不了家。回家後，他蜷曲在床上，一邊因為發燒而顫抖，一邊因為肚子痛而翻滾著。

那個夜裡，史波特因為無法緩解的症狀而不能入眠。第二天，醫生來看史波特，在他的病歷上，醫生寫著：「病人明顯地衰弱無力，脈搏幾乎摸不到，四肢冰冷，皮膚乾燥，眼窩深沉，嘴唇泛青，臉色乾癟，只能細聲說話，猛烈的嘔吐和腹瀉，他的小腿和大腿都在抽筋，整個人的氣力完全虛脫。」

到了星期三清晨，史波特的醫生記下的病歷更加悲慘了：「脈搏在指尖下無力地跳動，臉部更加枯槁，唇色黑紫。」中午，史波特就過世了。他是接下來的霍亂大流行中，第一個被知道的受害者。

他的兒子是下一個，幾天過後，他的兒子同樣地死於這個可怕的疾病。他的孫女也發病了，症狀相同，但是她復原了。在史波特的鎮上，也有人罹患相同的疾病。在幾個星期之內，這疾病散布了整個地區，留下了成群的死者。

這疾病以急速發作、驚人且無法預期的蔓延、駭人的高死亡率著稱。如果不加以治療的話，患者有百分之四十到六十會死亡。今天，霍亂的治療主要是以補充體液為主，例如用靜脈注射的方式補充體液。但是在十九世紀初期，沒有人知道怎樣控制這個疾病，甚至對於病原或是其傳播方式，仍是一無所知。當史波特發病的時候，這個疾病還是神祕難解。

霍亂是一個古老的疾病，而且在當時是高度致命的。一八一八年，這個疾病出現在印度時，首度為英國報紙所注意。記者描述這是一個新的疾病，並將之命名為「吐瀉病」（cholera morbus）。這個疾病從孟加拉的首府加爾各答開始燃燒，屠殺了在當地作戰的英國部隊。在一八一八年到一八一九年交界的冬天，在印度由哈斯汀侯爵（Marquis of Hastings）所率領的英國陸軍一萬人當中，有三千人被霍亂帶走。一位跟隨部隊來到印度的倫敦醫師，寫下了他的憂心：「對一個二十五歲的年輕人來說，令人焦慮的，就是要擔負起管理歐洲部隊的責任，還有兩千名當地的下屬，以及霍亂在其中的大流行。在我的生命中，從來沒有看過什麼比這樣的混亂更可怕。」

霍亂並沒有傳染到英國，直到一八三一年，也就是史波特患病的那一年。在那次大流行之後，連續六波霍亂大流行中的第一波傳遍全球。英國的歷史學家莫理斯（R. J. Morris）寫道：「大流行的蔓延讓整個英國籠罩在危機當中，特別是一八三二年。這樣的氣氛，跟任何外患入侵所造成的威脅，是迥然不同的。」在英國，至少有一萬四千人死亡。莫理斯補充說，《每季評論》（*Quarterly Review*）這本一向態度冷靜的期刊這樣描述：「霍亂是所有曾經蹂躪過地球的惡性傳染病當中，最為惡行惡狀的一種。」

霍亂弧菌

史波特就是典型的霍亂患者。這個疾病是由霍亂弧菌（Vibrio cholera）所引起的，通常是藉由受到污染的飲水所傳播，也可能經由食物和蒼蠅停過的毛毯、衣物傳播。在肉類、牛奶、乳酪這些食物裡面，霍亂弧菌可以存活二到五天，而在蘋果中，細菌甚至可以存活到十六天。

霍亂弧菌可以釋放強而有力的細菌毒素到腸子裡，這些毒素會強迫細胞把水分及鹽分從血液和組織中排除。這樣的結果就是嚴重的水瀉。這些水瀉物中還混雜著黏液及黏膜細胞，也就是我們所說的米湯樣糞便。

當細菌不斷讓水分從病患身體排出時，患者的生命跡象開始變得不穩定。在症狀開始的幾個小時內，一個原本健康的成年人，血壓會急速下降。脫水加上鹽分的流失，造成折騰人的肌肉痙攣。死亡可以在二到三個小時之後到來，不過大部分的情形是發生在第一次腹瀉後的十八個小時到幾天內。

有位愛丁堡的醫師喬治．貝爾（George Bell）見證過發生在印度的那場霍亂流行，他曾經寫信給他的同僚：「那些被黑眼圈圍繞的眼睛，深深地陷在眼窩當中。臉色一片枯槁，皮膚泛著鐵灰，表面浮著一層冷汗，指甲發青，手腳的皮膚乾癟起皺，就像長時間泡在水裡的皮膚一樣。發出的聲音空泛而不自然。如果病人還伴隨著肌肉痙攣，那折磨就更加劇烈了。那簡直是一種酷刑。」

霍亂肆虐英國時，報紙不斷地報告罹病和死亡的人數。「每個傷亡的報導都彷彿是喪鐘一般，令人沮喪。」莫理斯寫道。

有些小村落幾乎整個毀滅。斯塔福郡（Staffordshire）的畢爾斯頓（Bilston）是一個靠著鐵礦、煤礦維生的城鎮，有位觀察者寫道：「當地居民所受到的驚駭是言語無法形容的。許多工廠和作坊都關閉了；所有的商業活動完全停頓；婦人們失魂落魄地在街道上四處奔走，希望找到救治她們瀕死丈夫的人；丈夫們為了妻子，孩子們為了父母，找尋可以醫治他們的人。靈車不分晝夜、毫無間斷地將屍體運往墓地埋葬。有些居民選擇遠離家園，尋找另一個純淨的環境。對於留下來的人而言，除了疾病和死亡，他們看不到未來。」

在其他的國家也是一樣，當瘟疫流行的時候，大量的居民從城市逃離出來。在莫斯科，有五萬人選擇離開，而巴黎在霍亂猖獗的這段時間，每天有七百人棄守這個城市。

英國的宗教領袖們認為這次的瘟疫彰顯了上帝的憤怒，在呼召百姓回歸信仰，向上帝尋求拯救。有些人認為上帝降下瘟疫是為了懲罰人類的誇耀，懲罰人類對於現代科學無知的自吹自擂。在英格蘭的教堂裡，一位觀察者寫道：「聚會在週間的每個晚上舉行，教堂裡擠滿了人。許多人為他們所犯下的罪行哭喊、懺悔，祈求上帝的憐憫，這些人直到深夜才依依不捨地離開教堂。」

選擇性遺忘

直到一八三二年，英國的霍亂流行才漸漸平息，疲憊的百姓試著遺忘這一切。人們已經厭倦閱讀、討論關於逐漸消散的那一場惡夢。

在首屈一指的醫學期刊《愛丁堡醫學及外科期刊》（*Edinburgh Medical and Surgical Journal*）中，編輯宣布停止評論關於霍亂的議題，「因為最近有太多關於霍亂的書籍出現，我們決定不再測試讀者的耐心極限。」霍亂不再是報章雜誌討論的焦點。

從史波特這個病例開始，到眾人選擇性的失憶，這一切看起來是如此不真實。這個曾經是如此可怕、屠滅了一半的患者、使人們心力交瘁的傳染病，怎麼可能這麼快就被丟進歷史的垃圾桶？

莫理斯大膽地提出了幾個猜測。首先，他說，人們原先預期這個恐怖的瘟疫會造成社會結構的嚴重崩解。但事實上，並沒有發生這樣的情況。其次，這次瘟疫並沒有留下清楚的教訓。這次瘟疫大流行對英國社會造成的主要衝擊，在於驅使公共衛生學者在後續的數十年裡，厲行一些具有重大效果的決策，例如飲用水的淨化措施。

這次的霍亂大流行在歷史上形成了一轉捩點，自此之後，再也沒有一個用簡單公衛措施就可以預防的瘟疫在地面上肆虐。英國醫師約翰·史諾（John Snow）曾經無助地目睹一八三〇年代霍亂的大肆蹂躪，他開始質疑當時十分盛行的一種假說。當時人們普遍認為霍亂是瘴氣所致，是由腐敗的蔬果或肉類所散發的惡臭氣體所傳播。但這個疾病主要是感染消化道而不是肺臟，怎麼可能是由氣體傳播？所以，史諾開始懷疑這疾病是經由水所傳染。

細菌病源論

在一八五四年八月，霍亂再次咆哮進入倫敦的蘇活區（Soho），造成九十三人死亡。史諾當時已經是倫敦一流的麻醉科醫師，他決定著手進行調查。他主持了一個相當有名的實驗，使得霍亂從此在倫敦根絕。他依照霍亂的死者居住的區域繪製成圖，他發現大部分的病例都是從同一個公共水井取用水。他認為，這井裡的水就是禍首。為了檢證他的假設，史諾更換了這個可疑水井的幫浦，於是這次的霍亂流行就戛然而止。

在一八八三年，細菌病源論的奠基者羅伯特．柯霍（Robert Koch）前往埃及尋找霍亂大流行的病因，這次的霍亂似乎是由歐洲傳過去的。他在皮爾．魯克斯（Pierre Emil Roux）之後抵達埃及。魯克斯是路易斯．巴斯德（Louis Pasteur）的同事，他使用巴斯德教他的方法，將細菌種在液體培養基中生長，嘗試分離霍亂的致病微生物，但是他失敗了，因為這種方法很容易被其他微生物所污染。柯霍有更好的實驗方法，他讓細菌在瓊脂培養基表面生長，這樣他就可以發現哪些培養基被污染而加以丟棄。柯霍不但發現了致病的微生物——霍亂弧菌，在第二年，他還從埃及病人身上發現細菌生長在人類的腸道，是經由水所傳播的。他在加爾各答再次驗證同樣的結果，並且向德國政府報告他所獲得的勝利，這項成就為柯霍贏得英雄般的喝采。

然而，並不是每個人都可以被這樣的說法給說服，有位慕尼黑的衛生學家馬克斯・培頓科斐（Max von Pettenkofer）堅持瘴氣理論才是正確的，而且還親自證明。他向柯霍要了一瓶滿是霍亂細菌的培養液，然後在學生面前將這瓶細菌喝下，並且得意地寫了封信給柯霍說：「培頓科斐醫生已經將整瓶的細菌都喝完了，而且還能快樂地向柯霍醫生說，他現在還一如往常地健康活著。」羅伊・波特（Roy Porter）是倫敦的威爾康科學史研究所（Wellcome Institute of the History of Science）的醫學史學家，他曾經諷刺地評論道：「培頓科斐真夠幸運，他的胃酸可能剛好中和了這些弧菌。」儘管培頓科斐在歷史上是個難以理解的註腳，但柯霍還是大獲全勝了。波特寫道：「然而柯霍卻為盛名所累，導致他的研究每況越下，他因而轉向神學。」

對抗傳染疾病的大勝利

對抗霍亂的勝利只是個開端。隨著知識的增長與累積，我們開始知道許多疾病是由微生物所引發的，而且疾病的傳播是可以預防的。西方世界開始發生重大的轉變：各種公共衛生運動開始推行，一些簡單有效的方法，像是供水的清潔、個人衛生的基本觀念教育、避免蒼蠅沾染到食物、在料理食物之前要洗手、隔離病患……等等，結果驚人地戲劇化。在世界上的大部分地區，許多以往會屠滅人類的疾病已經被馴伏，甚至消失。而那些致命的傳染病，現在看來不過是歷史的遺跡罷了。

舉例來說，以往在英格蘭及威爾斯，結核病是主要的死亡原因，但在這世紀交接的時候，死於結核病的病例降低了百分之五十七。而痲疹的死亡率也急速下降了百分之八十二。即使是最神祕的黃熱病也被擊潰，消失無蹤。黃熱病的病因——人類首次發現的病毒——也被詳細分析。

從五千多年前開始有都市建立以來，直到二十世紀的破曉之初，因為傳染性疾病獲得控制，人類第一次不需要外來人口的移入，而維持都市的穩定，甚至是成長。這是歷史上的重大改變。

醫學上的奇蹟也改變了第一次世界大戰的作戰方式。科學家們發現了一種最不堪的殺人武器——斑疹傷寒，這是一種由蝨子所傳染的疾病。於是，醫師堅持第一次世界大戰中的部隊，必須執行最嚴格的除蝨手續，並針對常見疾病進行預防注射。這些措施成功地將疾病阻絕於港灣之外，使得部隊能夠在狹小的戰壕中作戰。的確，在第一次世界大戰早期，部隊中唯一流行的傳染病就只有梅毒。

在二十世紀的前二十年，人們對於傳染病曾經恣意橫行的記憶已經漸漸淡去，瘟疫所留下的創傷已經漸漸癒合。人類對於死亡和疾病變得充滿自信，甚至開始沾沾自喜。那是一個死亡幾乎已經失掉利刺的年代，那是一個醫學奇蹟被描繪成一種新興宗教的年代，那是一個死亡已經從日常生活中絕跡的年代。《婦女家庭雜誌》（*The Ladies' Home Journal*）甚至驕傲地宣稱，以往客廳是家中有人過世時，停放死者遺體以供客人瞻仰的地方，現在應該改名為起居室。因為那兒將不再出現死者，這個空間應該是供活人生活起居之用。

接著，流行性感冒的瘟疫到來。不同於雅典的瘟疫、黑死病、霍亂，這次的流行性感冒大流行，史上前所未見。

消失的記憶

弗漢醫師舒服地坐在溫暖的火爐前，手中握著筆，安靜下來寫述他的回憶。這位六十七歲的老人，擁有美國醫學界的最高榮譽，他要訴說一個具有影響力的故事。

當然，1918流行性感冒是他故事中的一部分。在他職業生涯的尾聲，一九一八年的十月，如之前所提到的，弗漢參訪了波士頓附近的迪芬斯基地，他在那裡親眼目睹了那場瘟疫的開端。當這位鬢角泛白的醫師坐下來寫作時，他在那陸軍營區裡的病房巡視，不過才是幾年前的事情而已。他曾經嚴肅地走過這些躺臥在病床上瀕死的年輕士兵，他們的被單沾染著血污，口角泛著白沫，痰液混雜著血絲，皮膚因為缺氧而發青，掙扎地吸入每一口空氣。他曾見過成堆的屍體，他曾為這個全新疾病所展現的毀滅能力徹底折服。

弗漢開始了解到，迪芬斯基地所發生的一切只是個開端。他曾目睹流行性感冒蔓延到世界的每一個角落，癱瘓部隊，屠殺百萬人。直到流行性感冒神祕的消失，如同它神祕的出現。

一九二六年，弗漢出版了一本四百六十四頁的回憶錄。讀者也許會預期，在這本書中可以讀到弗漢記憶猶新的1918流行性感冒。如果是這樣的話，讀者可能要失望了，因為他對那場大流行著墨甚少，他只用了一頁的篇幅記錄迪芬斯基地的景象，他描述道：「那真是一幕陰森的景象，反覆不斷地出現在一個老流行病學家的腦海中，特別是當他坐在壁爐熊熊燃燒的柴火前。」

弗漢說，在這場戰爭中，流行性感冒造成的死亡遠較戰鬥而死的人數為多。他僅僅用了幾句話來記錄這場大流行：「我並不提及那場流行性感冒的歷史。這場大流行席捲全球，侵襲最遙遠的每個角落，帶走最強壯的士兵及居民，在科學面前，它誇耀地高舉勝利的紅旗。」

如果說有人可以詳盡地寫下關於那場流行性感冒的一切，那麼非他莫屬。弗漢是一位流行病學家，在他的專業生涯裡，他致力於了解疾病的成因及病程的發展，他也是見證過那場有史以來最慘烈的瘟疫的醫學專家。但是，弗漢卻不願意在回憶錄中討論這場瘟疫，相反地，他只是輕描淡寫地帶過。如果連弗漢都不願回憶起這場瘟疫，有誰可以呢？

其他的軍醫呢？他們都像弗漢一樣保持沉默。有好幾位著名的醫師曾被派遣到法國，可是在他們的回憶錄中，甚至沒有提到這場大瘟疫。德州大學的歷史學家寇斯比說，他們不可能對這場大瘟疫毫無知覺。當年，美國遣往法國的部隊被流行性感冒嚴重蹂躪。在一九一八年的秋天，每個月有十萬名美國士兵派往法國的同盟國遠征軍中心，流行性感冒就在這裡敲起了喪鐘。這場瘟疫的規模是如此龐大，連衛生官員都措手不及，自從預防接種成功地控制了斑疹傷寒以後，就沒有任何疾病可以危害部隊了。就以第八十八師來說，一九一八年的九月十七日部隊抵達法國的荷利寇特（Héricourt），一直到十月二十六日他們上前線作戰，在這段期間，部隊死於流行性感冒的人數是四百四十四人。而部隊在這段期間因為戰爭死亡、受傷、失蹤、被俘虜的人數不過是九十人。

軍方的領導階層也敏銳地覺察到這波大流行如何損耗部隊的戰力。在一九一八年十月三日，約翰．潘興（John Pershing）將軍發送了一封緊急電報，要求軍隊及補給的支援，他寫道：「流行性感冒在法國許多地區的部隊中造成大流行，並且有嚴重的肺炎併發症產生。」在十月十二日，他再次發電，語調更加急切，他要求一家基地醫院及三十一家後送醫院的支援，並且強調說：「這樣的需求是絕對迫切的，而且不僅僅是醫院，他還需要護理人員及儀器設備。」

到了戰爭的末期，德國的魯登道夫將軍對於戰事感到絕望，他預期他的國家可能會輸掉這場戰爭。所以，他只能期待有奇蹟發生來拯救德國。他認為這場流行性感冒可以摧毀法國的軍隊，然而軍醫署長告訴他，這是不可能的。當然，最後德國的軍醫署長是對的，因為德國的部隊如同法國一樣，也受到流行性感冒的摧殘。

被遺忘的大流行

也許有人會認為，當年目睹美國那場流行性感冒大浩劫的醫生，應該是終生難忘。醫院裡的每個病房擠滿了病患，所有的人迫切地尋找任何可以遏止疾病進展的疫苗、藥丸或是藥水。有誰能忘記，連退休的醫生也重新披掛上陣；有誰能忘記，這些飢渴的病人是多麼希望有人可以照料他們的病痛。

但是，在那些美國醫界前輩們的傳記裡，卻沒有詳述這場大流行。韋爾契醫師五百三十九頁的傳記就是一個例子。韋爾契是美國醫界權威，也是美國衛生部長召集的迪芬斯基地調查團領導人。但是他的傳記只用了三頁來描述那場流行性感冒。他描述那次疫情爆發是「軍事史上最具毀滅性的大流行」。在迪芬斯營區之後，韋爾契繼續參訪其他營區，「以一種嶄新的活力，面對他所被賦予的使命，對抗這前所未有的嚴格考驗」。但是這本傳記裡並沒有更詳細的描述這場瘟疫，就這樣一筆帶過。

軍事史學家也是一樣。唐那．史密斯（Donald Smythe）在潘興將軍詳盡的傳記裡，只用了兩句話來敘述這場流行性感冒。在描述一九一八年九月到十月的法國戰役時，他寫道：「由於流行性感冒突然爆發，我們對未來的展望是一片蕭瑟，在十月的第一個星期，同盟國遠征軍中心就有一萬六千名新的病例。而在美國本土，有超過二十萬人病倒。這使得馬奇（March）將軍幾乎要暫緩所有的徵兵令，隔離所有的營區，考慮減少訓練。」就只有這樣，這場流行性感冒大流行甚至連在書中的索引頁都找不到。

當時報章雜誌對於1918流行性感冒的態度，同樣令人感到訝異。即使是由史波特開始的那場人們急於遺忘的霍亂大流行，在發生的時候也曾經出現在媒體上。但是，流行性感冒卻沒有。

寇斯比對於那場流行性感冒的衝擊感到好奇與迷惑，所以他查詢了從一九一九年到一九二一年的《期刊文獻讀者索引》（*Reader's Guide to Periodical Literature*），將流行性感冒這個主題在媒體上所佔用的篇幅與其他主題比較。他發現，有十三吋的篇幅提到棒球，二十吋提到共產主義，而有四十七吋提到禁酒令。只有八吋的篇幅和流行性感冒有關。

寇斯比查閱了最新版的大英百科全書，1918流行性感冒只有三句話描述。他也查閱了最新版的大美百科全書，只有一句話形容1918流行性感冒，而且說這場大流行造成兩千一百萬人死亡。「這很明顯低估了。」寇斯比說。但即使如此，他強調：「兩千一百萬人死亡只值得用一句話來記錄？有沒有搞錯？」

士兵們因為流行性感冒而死亡的原因有時候會婉轉地被隱藏，寇斯比說：「在馬里蘭州密德基地的紀念儀式上，主席一個個唸著死者的名字，每當唸出一個名字的時候，死者連隊的士官就會鳴砲，並且回應道：『光榮地死於戰場。』」

撰寫歷史教科書時選擇的題材，是學術專家認為十分重要、值得讓學生知道的事件，同樣的，流行性感冒似乎不值得一提。寇斯比檢閱了大學的歷史教科書，尋找1918流行性感冒的紀錄。他發現，這場大流行幾乎不存在教科書中，「美國最暢銷的歷史教科書，像是撒姆耳・摩里森（Samuel Eliot Morison）、亨利・寇馬格（Henry Steele Commager）、理查・霍夫史達特（Richard Hofstadter）、亞瑟・薛林辛格（Arthur Schlesinger, Jr.）、凡・伍沃德（C. Vann Woodward）、卡爾・戴格勒（Carl Degler）這些史學家所寫的書中，只有一本提到這場大流行。而湯瑪斯・貝雷（Thomas A. Bailey）所寫的《美國盛事》（*The American Pageant*）中，只用一句話來形容這場大流行，而且還將死亡人數至少低估了一半。」

醫學家們對於這樣的沉默感到驚訝，因為流行性感冒大流行引發的戲劇化衝擊，不只是驚人的死亡統計數字及軍隊戰力的削弱，即使是對日常生活都造成了重大的影響。他們記得那時在公共場所，人人戴著紗布口罩保護自己，卻是徒然。葬禮只能舉行十五分鐘，棺木短缺，殯葬業者和掘墓工人所能提供的服務趕不上需求的腳步。在費城，屍體在停屍間堆積如山，處理屍體的人甚至無法進入工作。許多城市禁止群眾聚會，甚至在公共場合咳嗽、打噴涕、吐痰，都是犯罪行為。在華盛頓特區，連最高法院都被迫休庭，推動這項措施的奧力佛・霍姆茲（Oliver Wendell Holmes）法官認為，這樣可以使律師避免進入擁擠、容易感染的場所。同時，華盛頓醫院也被病患淹沒，每個病房都派了一位葬儀社的人，以便在病患死亡時儘快移除遺體，讓下一位病患住進來。有位醫師說：「生者從一個門進入的時候，死者才剛從另一個門移開。」沒有人不知道，致命的流行性感冒大流行正在這塊土地蔓延開來。

但是，流行性感冒卻從報紙、雜誌、教科書，以及社會的集體記憶中移除。

寇斯比稱1918流行性感冒為「被美國遺忘的大流行」。他寫道：「關於西班牙感冒最令人匪夷所思的，就是這場大流行在一年內造成了數百萬人死亡。沒有其他事物——包括感染、戰爭、饑荒——可以在這麼短的時間內，屠滅這麼多人口。然而這場大流行並沒有引發任何敬畏之意，無論是一九一八年當時或以後，無論是任何地方的任何人，對於這場流行性感冒都沒有敬畏之心。」

世界性的集體失憶

寇斯比推測，這可能是多重因素的結合，造成世界性的集體失憶。其中的一個原因可能是，因為這場大流行讓戰時的民眾捲入無止境的恐慌中，所以當可怕的一九一八年結束後，再也沒有人願意想起或寫下當時的一切。這場流行性感冒融入了第一次世界大戰的夢魘中，和那些史無前例的壕溝戰、潛水艇、血腥的索姆（Somme）戰役、凡爾登（Verdun）戰役以及化學戰都混雜在一起了。

此外，這場大流行並沒有引發任何顯著的、戲劇化的效果。流行性感冒並沒有帶走任何世界領導人，也沒有讓世界長期處於死亡的威脅之下。它沒有留下肢體缺陷的倖存者，讓人反覆回想起這場疾病。

最後一個原因是寇斯比在一九九八年八月的一次訪談中提出來的。他認為，在一九一八年之前的五十年，整個世界已經歷過一場徹底的革命，改變了歷史的走向，那就是細菌病源論。寇斯比說：「每隔一年半載，就有一種新的病原體被發現，一直持續好幾年。」每發現一種病原體，就等於宣告科學又征服了一個疾病。當發現傳染源的勝利鼓聲持續響起，人們就大大地鬆了一口氣。「最後，傳染性疾病變得不再重要。」寇斯比結論道。

接著，流行性感冒大流行來臨，大肆嘲弄新出現的樂觀想法。而且，直到大流行結束，寇斯比斷定說，最能撫慰人心的反應，也許是儘快將整件事遺忘，「不再看到、聽到任何不幸」。

然而卻有一群人對於這場流行性感冒始終無法忘懷，即便這些議題的曝光空間實在少的可憐。他們是一些科學家和醫學研究者。如果無法了解這場瘟疫的原因及它的傳播途徑，並找出抑制它的方法，這些人是無法安歇的。在接下來的幾十年裡，他們一直記得流行性感冒的驚恐歷史，並採取許多公共衛生措施，因為他們害怕類似1918流行性感冒的病毒會捲土重來。

科學家開始探究造成這場大流行的原因。他們的努力持續了十多年，直到後來偶然找到一個線索，那是一九一八年的一位大學生，這線索主導了這個世紀的研究方向。

第三章

從海軍到豬隻

這六十二個人處於進退兩難的困境。他們是波士頓港迪爾島（Deer Island）美國海軍訓練中心的士兵，年紀從十五歲的小夥子到三十四歲的成年人都有。他們都是因為在服役時犯罪，被判刑入獄。這是一九一八年十一月，正是流行性感冒在波士頓逐漸銷聲匿跡的時候，一群海軍官員給這些囚犯一個提議：他們是否願意成為醫學實驗的對象，幫助科學家了解流行性感冒是如何傳播的？他們是否願意接受醫師讓他們染上這可能致命的疾病？如果他們同意，他們的罪行就可以得到赦免。

這彷彿是浮士德式的交易，不過，卻爾西海軍醫院（Chelsea Naval Hospital）的羅斯諾（M. J. Rosenau）醫師及海軍上尉齊更（J. J. Keegan）認為，這群水手是他們認識流行性感冒的最佳機會，也可能拯救其他數以百萬的生命。

在今天，像這樣的研究是不合法的。科學家不能以赦免之類的誘因，來勸說囚犯參與科學研究。除了給予研究對象少許報酬外，今日的科學家不可以給予任何人過多的金錢或利益，這也是倫理學家所謂的不適當的誘因或無可抗拒的誘惑。現在，人們會成為研究對象可能有幾個原因：為了免費的醫療保險；為了獲得實驗性的藥物，像是可以治療他們癌症或愛滋病的藥物；為了促進科學知識的進步。至少在理論上，臨床研究的參與者必須是自願的。

但在一九一八年，這類倫理學的議題很少被提及。相反地，那時人體實驗能否進行的判斷準則是：少部分人所受到的傷害，能否有益於拯救其他大部分人。囚犯在那時被認為是理想的實驗對象，他們可以貢獻自己的肉體為科學研究之用。另一方面，如果他們在研究後存活下來，一切赦免都變得合理，因為他們對這個社會有所回饋。

這些海軍的犯人因為另一個理由，而成為最佳的研究對象。他們當中有三十九人沒有患過流行性感冒，如果醫生想要故意將流行性感冒感染到人體身上，還有誰是更好的對象？

利用罪犯進行醫學實驗

流行性感冒真的那麼容易傳染嗎？為什麼有些人會感染，有些人不會？為什麼它會讓年輕、健康的人死亡？戰爭的毀滅與部隊的調動可以解釋流行性感冒的散布嗎？如果它真的那麼具傳染性，那它又是如何傳播的？什麼微生物可以造成這樣的疾病？

嘗試解答這些問題的正常方法，是將疾病感染到動物身上，諸如實驗用的老鼠或兔子，然後分離出病原，以研究疾病的傳播及預防。但流行性感冒似乎只針對人類，沒有任何動物會受到流行性感冒感染。醫學研究者當時別無選擇，只能在人類身上進行研究。

也許是海軍軍醫的特殊勸說，或者赦免是個無可抗拒的引誘，不管是什麼原因，這六十二個人同意成為這項醫學研究的實驗對象。於是第一位士兵被送到波士頓港加勒普斯島（Gallops Island）的隔離中心。然後海軍軍醫用盡各種方法，想讓這些人染上流行性感冒。

流行性感冒是一種人與人之間相互傳染的呼吸道疾病。根據推斷，可能是經由病患咳嗽或打噴嚏時，散布在空氣中的微小黏液顆粒而傳染；或是透過病患手上沾染的黏液，接觸到健康人而傳染。不管是經由哪一種方法，流行性感冒應該是由病人身上的黏液所傳染。因此，實驗的方向就很明確了。

海軍軍醫從病情十分嚴重的流行性感冒病患身上，收集他們鼻腔和喉嚨裡的濃稠分泌物，然後將這些黏液噴入受試者的鼻腔和喉嚨，或滴入他們的眼睛。在一個實驗中，他們將流行性感冒病人鼻腔內取得的黏液，直接塗抹在另一個自願者的鼻腔裡。在另一個實驗中，海軍軍醫想知道流行性感冒的致病微生物究竟是病毒或是細菌。所以他們將病人的黏液過濾，如此，細菌就會留在濾膜上，而病毒則會通過。他們取得過濾後的物質，並且嘗試利用這些濾出液來感染健康的自願者。

當然海軍軍醫知道，雖然流行性感冒看起來像是呼吸道疾病，但並不表示它不能經由其他方法傳播。他們猜想，也許致病微生物存在血液裡，所以他們從流行性感冒病患身上抽血，然後直接打入自願者的皮膚裡。

同時，為了模擬自然環境裡，人們與流行性感冒病患接觸的情形，醫生讓十位自願者進入因為流行性感冒而瀕死的病患房中。這些病人蜷曲在狹窄的病床上，發著高燒、昏睡、囈語。這十位自願者被命令在病床四周走動，貼近這些病患的臉頰，呼吸他們散發出來的惡臭氣息，並且還要和病患交談五分鐘。為了確定這些健康的人充分暴露到疾病當中，在病人深深吐氣的時候，自願者還要把病患呼出來的氣體，深深地吸入到自己的肺中。最後，還要讓病人直接在自願者臉上咳嗽五次。

每位健康的自願者都對十位病患重複進行這些動作。這些流行性感冒病患開始嚴重發病都不到三天，病毒或其他致病因子應該都還存在於病人的黏液、鼻腔或是肺部。

但是，沒有一個健康的男子得到流行性感冒。

這真是令人難以致信。怎麼可能這個新的瘟疫，如同野火般地橫掃每個軍事基地，在幾天或幾小時內殺死年輕人，讓停屍間的屍體堆積如山，卻沒有辦法利用預期中的各種傳播方式，感染給其他人？

也許是因為實驗中發生了某些錯誤。也許是這些波士頓海軍士兵已經能抵抗流行性感冒——也許他們曾經感染過，復原了，然後產生了免疫力。也許這些健康的士兵，天生就對流行性感冒有免疫力。任何一種疾病總是有人不受感染。黑死病橫掃歐洲的時候，屠滅了某些地區一半以上的人口，可是還是有人不曾生病。當霍亂使歐洲變得一片荒蕪，有些人還是依然健康，即使他們吃了同樣污染的食物，飲用了同樣充滿霍亂細菌的水。有些醫師和護士奉獻了一生在痲瘋的部落裡，他們卻終其一生都沒有得到痲瘋。也許這些波士頓的士兵是幸運兒，他們沒有得病是因為天生對流行性感冒具有抵抗力。但是即便如此，還是十分不可思議，難道這些士兵每個都對流行性感冒有抵抗力？

另一群自願者

另一群醫生決定再試著將流行性感冒感染給軍中的自願者，同樣地，他們尋找服役時的犯罪者參與實驗。這次實驗在舊金山進行，實驗控制也更加嚴格。這些醫生推論，根據這些健康自願者的醫療紀錄，在這個實驗之前，他們從未接觸過流行性感冒，因此絕不可能對此疾病產生免疫力。

這些健康的自願者是芳草島（Island of Yerba Buena）海軍訓練中心的五十位士兵。他們在島上生活了一個月，未曾患過流行性感冒。當流行性感冒肆虐這城市時，這些水手被完全隔離起來。

這些健康的受試者被帶往舊金山灣的天使島（Angel Island）隔離中心，距離金門大橋有好幾英里之遙。軍醫們再度想盡辦法將流行性感冒傳染給這些健康的人，同樣的實驗步驟——讓自願者接受病人的黏液或血液、與病人密集接觸。讓每個人感到驚訝的是，實驗結果和上次一樣，竟然沒有任何一個自願者患病。

科學家們瞠目結舌。儘管醫生用盡了所有方法讓健康的自願者染病，卻沒有任何一個人感染流行性感冒，那麼，流行性感冒是如何引起的？到底怎樣才能讓人感染流行性感冒？

尋找流行性感冒的病因

尋找流行性感冒的病因很快就成為國際性的大事，數以百計的科學家嘗試著各種方法，有些人甚至拿自己來做實驗。有位德國的研究者要求病患漱口，然後將漱口水過濾後，噴在自己和助理的喉嚨上。他們出現了一些流行性感冒的症狀，卻沒有發展出完整的疾病。但問題是，他們無法證明他們的症狀是從那些喉嚨的噴霧而來，或是從他們居住的流行性感冒肆虐的社區而來。

有些實驗則嘗試將流行性感冒傳播給健康的自願者，他們使用的實驗方法和波士頓及舊金山所進行的類似。在日本，一九一八年十二月到一九一九年三月間，山之內（T. Yamanouchi）、阪上（K. Skakami）、岩島（S. Iwashima）三位醫師似乎成功地進行了一項實驗。他們想要了解的問題是：到底流行性感冒是經由病毒還是細菌傳染的。實驗對象是由一群自願參與的醫師和護士所組成。

為了研究流行性感冒是否由病毒傳染，研究者將病人取出的黏液和血液過濾，以去除細菌。他們將過濾後的痰液滴到六位健康受試者的鼻腔和喉嚨，並注射到四位健康受試者的皮下。也將流行性感冒病人血液過濾，注射到四位健康受試者的皮下。此外，日本科學家也嘗試藉由細菌來傳染流行性感冒，他們將流行性感冒病人痰液中所發現的各種細菌，直接滴入健康的人的鼻腔和喉嚨。

實驗結果與預期中的一致：流行性感冒是經由病毒傳播。那些從未感染過流行性感冒的自願者，在接種了血液或黏液的濾出液之後，罹患了流行性感冒。而接種細菌者則不然。曾得過流行性感冒的自願者則不會罹病。但是科學家說，他們並不能完全信服。那個時候，流行性感冒正在日本蔓延。這些醫生和護士在實驗之前，一定曾暴露在流行性感冒之下。科學家們並不能確定這些實驗對象在這段期間內，只經由他們的實驗和流行性感冒接觸。而且，實驗報告的結果完美到讓人難以置信。可能染病的受試者在接觸濾出液之後，甚至皮下注射血液濾出液之後，百分之百染病，卻沒有一個在接觸病人痰液中的細菌之後發病。這樣不可思議的結果讓人無法信服，所以問題仍然有待探索。

無法解釋的傳播途徑

同時，美國公共衛生部正朝另一個方向，解決流行性感冒的謎團。科學家們收集一九一八年九月到十月間的原始報告，試圖畫出流行性感冒的蔓延路徑。結果令人震撼。在同一時間內，這個疾病似乎突然出現在全國的每一個地方。這實在是太快了，研究人員說，你無法用旅客或軍隊的移動來解釋流行性感冒的散布。

這篇在一九一八年十二月的報告，點出了一個難題：「最顯而易見的，是極端快速的傳播。這次流行性感冒在第一個引發感染的地區達到流行的規模後，在四、五個星期之內就變成全國性的。另一個駭人的事實是，除了東北海岸一帶，這個疾病幾乎同時在中部、北部、南部及西部各地區達到流行的規模。」

流行性感冒蔓延的細節有如一團迷霧。在全國性大流行的第一個星期，流行性感冒出現在九個陸軍營區，這些營區分別位於麻州、紐約州、維吉尼亞州、南卡羅來納州，以及喬治亞州。在第二個星期，它又感染另外十三個營區，包含德州、堪薩斯州、路易西安那州、伊利諾斯州、馬里蘭州，以及華盛頓州。

而且科學家發現，流行性感冒的死亡率在波士頓及印度孟買於同一週達到最高峰。而和波士頓只有幾個小時路程的紐約，死亡率在三週之後才達到頂點。距離波士頓更遠的城市，像是奧馬哈（Omaha）、孟斐斯（Memphis）、巴爾的摩（Baltimore），以及加拿大的蒙特婁，流行高峰期比紐約還早一個星期。

公共衛生部的報告推斷，也許引發這場大流行的微生物，在這致命疾病顯現之前，早已潛藏在這個國家的各個角落，只是未被發覺而已。這些遍布全國的1918流行性感冒的灰燼，因為某種不明原因，同時引爆了狂亂的怒火。

這個問題並非首見。在一次又一次大流行之後，醫生和科學家們都很納悶，疾病怎能如此快速地橫越全國，跳過某些城鎮，卻又讓某些城鎮變得荒蕪。歷史上從來沒有像1918流行性感冒這樣的瘟疫，一般的流行性感冒也從不曾引發這麼多惱人的問題。

在一七八九年的一場流行性感冒之後，一位美國的年輕醫師羅伯特．強生（Robert Johnson）對於它的蔓延如此廣泛而快速，感到困惑不已。那一年是華盛頓就職美國總統，在第一艘蒸氣輪船橫越大西洋的二十年前，在第一輛蒸氣火車運作的三十年前。那次大流行蔓延的腳步是如此快速，似乎不可能是經由人與人之間的接觸傳染。

「流行性感冒在五月十二日到十八日之間出現在倫敦，第三週出現在牛津，二十日出現在愛丁堡。」強生寫道。至於流行性感冒在海上輪船的傳播，更令人疑惑。在一七八二年，有一支大型的英國艦隊從荷蘭出發，船上所有的人都非常健康。「到了五月底，問題首先出現在里彭號（Rippon），兩天後則是亞美利亞公主號（Princess Amelia）。艦隊裡的其他船隻在不同的時間，紛紛受到感染，有些船艦直到六月的第二個星期，艦隊返回樸次茅斯港（Portsmouth）後才發生感染。」

強生寫道：「目前所收集到的意見，都認為這次的鼻黏膜炎〔流行性感冒〕是經由接觸傳染的；然而，我卻認為事情並不那麼簡單。如果是經由接觸傳染，它怎能在這麼短的時間內，傳播到如此寬廣的範圍？它如何同時感染相距幾英哩的人，而這些人之前並沒有直接或間接的接觸？」強生判斷，流行性感冒應該是由於環境中的某種變化所引起的，而一旦這種變化開始，流行性感冒就會在人與人之間傳染。

這樣的想法一直持續到一八四七年的流行性感冒全面大流行。有位醫生寫道：「流行性感冒的蔓延是突然同時出現的，它的迅速散布不是藉由接觸傳染。」

菲佛氏桿菌

在上一個世紀之交，有一段時間，流行性感冒的謎團似乎就要解開了。當時有許多人認為，流行性感冒可能是細菌引起的。

那時被認為是引起流行性感冒的致病微生物，是由著名的醫師費德瑞克・菲佛（Friedrich Johann Pfeiffer）所發現的。他是柏林傳染病研究所的研究部主任，是個可信、謹慎的人。菲佛在一八九二年宣稱他分離到一種細菌，稱為流行性嗜血桿菌（Hemophilus influenzae），而其他人則稱之為菲佛氏桿菌。此細菌是一八九〇年的流行性感冒大流行時，從病人的呼吸道分離出來的。儘管菲佛嘗試將細菌感染到動物身上的實驗失敗了，但他還是成功地說服了世界他已找到流行性感冒的病原。但是，問題在一九一八年的大流行中顯現出來。

在1918流行性感冒的第一波大流行中，醫師們仔細地在病人的呼吸道裡找尋菲佛氏桿菌的蹤跡。然而，讓他們感到驚訝的是，他們幾乎找不到這種細菌。接著，最具殺傷力的第二波流行來臨。這次醫師們發現，大部分的病人都遭到菲佛氏桿菌的感染。但這樣的觀察卻沒有什麼意義，如果是菲佛氏桿菌引起流行性感冒，它應該出現在每個病人身上。

這些發現過於模糊而無法使人信服。即使部分的科學界領導者依然相信菲佛氏桿菌是流行性感冒的病原，但大部分的人對這隻細菌的信心開始動搖。在認定這隻細菌引發流行性感冒的二十年後，現在竟看起來好像不是那麼回事。在一九一八年的大流行中，數以百計的實驗進行著。在那個時候，不管它究竟是什麼，流行性感冒的病原體持續地出現，也持續地感染病人，而這些實驗似乎完全是徒勞。當大流行開始衰退，病原體也開始消失，至少暫時從地表上消失。1918流行性感冒的奧祕，成為科學和醫學力有未逮的謎題。

科學家理察・秀普（Richard Edwin Shope）說：「我們只能說，一九一八年的那些實驗讓致病微生物的角色變得更具有爭議。」這位科學家後來解決了這個問題。

熱愛研究的田園醫師

秀普醫師出身於愛荷華州的農場，追溯他的過去，可以發現他生命中的一切環境都已有完美的預備，讓他可以著手和1918流行性感冒奮戰。

當波士頓的海軍士兵在進行流行性感冒的傳染實驗時，秀普還只有十七歲。他在愛荷華州的首府第蒙（Des Moines）長大，父親是個醫生，從十歲開始，他就在農場擠牛奶、照顧家禽及其他動物。他喜愛戶外活動，童年和青少年時期的每個暑假，他都會到明尼蘇達州的女人湖（Woman Lake）和他的哥哥釣魚、打獵。即使成年後，他住在東岸，還是常常會回到那個湖邊。他的個性跟他生長在中西部以及他的年代十分相稱，有個朋友說：「他擁有敏銳的幽默感。他喜歡說些軼聞趣事，而且說得越多次，那些故事就變得越誇張、越不能相信。」

到了就讀大學的年紀，秀普前往位於亞米斯（Ames）愛荷華大學註冊。原本他想要就讀森林系，可是當他到達時，森林系的註冊辦公室已經關門了，所以他只好改唸醫學預科。他在一九一八年的秋天進入大學。

秀普在一九二四年拿到醫學學位，但他不想一生就在愛荷華的農村裡，當個普通的開業醫生。他想從事醫學研究，所以他前往普林斯頓的洛克斐勒研究所，研究如何治療結核病。在那個時候，洛克斐勒研究所是只是個小小大學城裡的研究單位。他熱愛在鄉間溜達，儘管距離紐約市只有五十英哩，中紐澤西州的田園風光卻與紐約市大異其趣。普林斯頓最吸引秀普的一點，就是在大學附近有個「紳士農場」，他和他的妻子海倫在那兒生活了數十年，他們養牛、養雞，還種青菜。秀普是認真又傑出的科學家，有位朋友說：「他擁有廣博的知識及豐富的常識，又正直穩健。」這些特質使他在探索流行性感冒的研究泥沼時，依然能保持穩健。

剛開始，秀普和他的良師保羅．路易斯（Paul Lewis）在洛克斐勒研究所一同工作。在感染性疾病中，路易斯對豬隻霍亂很感興趣，他知道秀普對於豬隻非常熟悉，所以他派秀普回愛荷華去進行調查。當時豬隻正被霍亂感染襲擊，在廣大的農場裡，豬隻的數目遠遠超過人，這是個絕佳的研究地點。但是在一九二八年秋天，秀普偶然遇到了另一個疾病——豬流行性感冒——激起了他生命中強烈的熱情。

豬流行性感冒

不同於人類的流行性感冒，豬流行性感冒在一九一八年以前從不曾被注意。但是，在一九一八年秋天，就在1918流行性感冒開始蔓延時，數百萬的中西部豬隻突然罹患了嚴重的呼吸道感染，一夜之間，數以千計的豬隻死亡。事實上，動物流行性感冒並非前所未聞。舉例來說，在十六世紀就有馬匹流行性感冒的報告。然而這次襲擊中西部豬隻的流行性感冒卻不一樣，整個養豬場大概只剩下十分之一的豬隻。

不管這是什麼疾病，它看起來很像流行性感冒。那些感染的豬隻會流鼻水、發燒、流眼淚，而且豬隻大流行出現的時間，正是中西部人類大流行爆發時，從時間上看來並不只是巧合。這可以追溯到一九一八年九月三十日到十月五日，在愛荷華州舉行的細達河豬隻博覽會（Cedar Rapids Swine Show）。當時生病的豬隻和健康的豬隻圈養在一起，助長了疾病的傳播。在博覽會結束之後，剛受到感染的豬隻被運回農場，疾病就在中西部各個地方散播開來。

美國畜牧產業署豬隻霍亂控制處的觀察員科恩（J. S. Koen）平靜地說，他確信這個豬隻疾病和人類的流行性感冒是相同的疾病，而且他認為豬隻是從人類身上得到這個疾病。此外也有些報告指出，有農戶從豬隻身上感染了這個疾病。科恩將這個疾病命名為「豬流行性感冒」。

有一段時間，科學家把目光集中在尋找可以感染流行性感冒的動物，希望藉此研究人類的流行性感冒，可是沒有人使用豬隻進行這類研究。事實上，許多人認為科恩是錯的，他們認為豬隻不可能染上流行性感冒。畜牧業界更是極力駁斥科恩的假說。豬肉產品業者擔心，大眾會因為害怕豬隻感染流行性感冒而拒絕食用豬肉。不過科恩還是強烈地捍衛自己的假說，拒絕在豬肉產業界的壓力下屈服。

「我沒有必要為了我的假說而道歉，」科恩解釋道：「我相信我對豬隻的診斷，就如同醫生對病人的診斷一樣證據確鑿。在農場人家爆發流行性感冒後，緊接著就是豬隻的流行性感冒，反之亦然，這類報告非常頻繁。如果說這兩種疾病毫無關聯的話，那真是世界上最大的巧合。豬隻的疾病看起來像流行性感冒，表現出來的症狀也相同，如果沒有其他的證據反駁，我會堅持我的判斷。」

尋找豬流感的病原

自從一九一八年的第一次大流行之後，豬流行性感冒每年都會發生。雖然嚴重程度不一樣，但每年都固定在冬天發生。然而，這個豬隻疾病幾乎不曾讓研究人類流行性感冒的科學家產生興趣。但是對於秀普而言，由於在愛荷華農場的成長背景以及對豬隻疾病的熟悉，他很快就對這個疾病產生興趣。他閱讀科恩的論文報告，同樣不得不把豬隻和人類的流行性感冒聯想在一起。他猜想，消失已久的1918流行性感冒病原體，會不會還存在被人類傳染的豬隻裡？秀普和路易斯推測，如果他們把焦點放在豬隻的流行性感冒，也許可以找出是什麼引發豬隻和人類的疾病。

於是實驗開始進行：從罹病動物的分泌物中尋找微生物，然後將微生物接種在健康的豬隻上，看看是否能傳染流行性感冒。

起初，這看起十分簡單。從病畜呼吸道中找到的細菌很像菲佛氏桿菌，那隻備受爭議的細菌。也許，菲佛是對的。

秀普感到非常驚訝，他說：「除了這種桿菌，在染病動物的肺臟及支氣管分泌物裡，我們找不到其他特別的微生物。在這個階段，豬流行性感冒的病因看起來還算簡單，我們找到了一種和人類流行性感冒桿菌類似的細菌，並命名為豬隻流行性嗜血桿菌（Hemophilus influenzae suis）。這種細菌並不容易培養，但是只要經過適當的方法，它總是可以在染病的實驗動物身上分離出來。」

下一個步驟是將這種細菌接種在健康的豬隻體內，看看健康的豬隻是否會發病。如果菲佛氏桿菌是造成豬流行性感冒的元兇，那麼將純化後的細菌接種在健康的豬隻身上應該能讓豬隻染病。所以，路易斯和秀普便將細菌滴入健康豬隻的鼻腔。結果，這些實驗動物的確生病了，而且也產生豬流行性感冒的症狀。接著，當路易斯和秀普從這些豬隻的呼吸道上尋找細菌時，他們也找到了這種細菌。這些初步實驗的成功轟動一時，這些研究者沐浴在欣喜當中。

秀普說：「很自然的，我們都興高采烈。但是歡欣是短暫的，因為當我們再重複實驗時，我們無法使第二隻豬染上疾病。那隻豬仍然十分健康，經過一段時間的觀察後，我們犧牲了那隻豬，還是找不到任何類似流行性感冒的病變。其他四隻豬同樣在鼻腔接種細菌後仍然健康，我們開始懷疑，豬隻流行性嗜血桿菌是否是引起豬流行性感冒的禍首。」後來重複的數十次實驗再也沒有使任何豬隻罹病。

第二年，中西部農場上的豬隻再度被流行性感冒肆虐。路易斯和秀普再次試著尋找流行性感冒的病因。他們檢驗病豬的黏液，尋找致病的微生物，但是他們所能找到的還是只有豬隻流行性嗜血桿菌。他們再次試著用菲佛氏桿菌傳染流行性感冒給健康的豬隻，然而他們還是失敗了。

在失望的同時，秀普被激發了更高的興趣。豬流行性感冒和1918流行性感冒一樣，傳播途徑成為一個謎題。「在這場遊戲當中，我們和一九一八年那時的科學家處於同樣尷尬的處境。我們發現了在疾病中出現的微生物，那是在病變呼吸道中唯一能發現的可疑微生物，可是一旦經過純化培養後，就再也無法引發疾病。」

但是，秀普比起那些在一九一八年試著將流行性感冒感染人類的醫師，多了一項優勢。在利用軍中犯人進行的實驗中，醫生不能將「初步、未經過處理的感染性分泌物」直接接種在自願者身上。但是秀普可以直接利用病豬的分泌物來進行傳染。事實上，他發現那些無法以純化的細菌引發疾病的豬隻，在直接接種病豬鼻腔內的分泌物後，可以引發流行性感冒。也許分泌物裡真的有什麼物質，路易斯和秀普決定把它找出來。

是細菌？還是病毒？

不久，路易斯在實驗室研究黃熱病病毒時，染上了黃熱病去世。在失去良師益友的悲傷中，秀普仍然決定繼續獨自進行流行性感冒的研究工作。他決定回到問題的起點。他放棄流行性感冒是由菲佛氏桿菌引起的想法，轉而懷疑這疾病是否是由病毒所引發，如果是，他能否分離出這種病毒。

黃熱病病毒是第一個被發現的人類病毒，一八九九年由華特．瑞德（Walter Reed）所發現。路易斯及其他五位洛克斐勒大學的科學家曾密集研究過這隻病毒，在研究過程中，這些科學家自己也染上了病毒，並且死於黃熱病。黃熱病病毒基本上是在刪去法的爭辯中發現的。當時科學家並不知道病毒只是一些基因——也許是DNA，也許是RNA——然後外面包覆著一層蛋白質和脂質。他們不知道這層蛋白質外膜可以幫助病毒附著在細胞外，也不知道病毒表面的脂質可以幫助病毒嵌入細胞內部，他們更不知道這些基因是由DNA或RNA所組成。那個時候，還沒有發明電子顯微鏡，可以讓科學家看到病毒。但是他們有極細的過濾器，可以濾除已知的每一種微生物。然而病毒非常微小，它們可以穿過濾膜。但科學家知道病毒是存在的，因為他們可以用這些濾出液來使動物受到感染。

秀普的想法很直接。他將病豬身上收集的黏液過濾，然後將濾出液滴到健康豬隻的鼻腔。誠如科學界常見的現象，實際操作總是比理論複雜困難許多。這些豬隻並沒有得到流行性感冒，頂多只是發燒和咳嗽，沒有一隻豬發展出完整的症狀——流鼻水、肌肉痠痛、高燒。而且在這些病豬身上還是能發現豬隻流行性嗜血桿菌。這隻細菌一再出現，秀普怎麼能置之不理？既然他無法用病豬的黏液濾出液來傳染疾病，他怎麼能斷定流行性感冒是病毒引起的？因此，豬流行性感冒的病因仍然是難以捉摸。

秀普說：「也許不只是單一病因，而是有兩個病因。這隻細菌不能完全被忽視，儘管它看起來對豬隻是無害的。但是這隻細菌反覆出現在從農場取得的感染物質中，而在實驗動物的感染中也持續出現，這些都強烈暗示著它必定扮演某種角色。雖然那些濾過性病毒會引起的輕微症狀，但它仍不能被視為豬流行性感冒的致病微生物。目前來看，我們似乎擁有太多嫌疑犯了。」

秀普想要尋找單純的解答，也就是單一致病因子，不管是病毒或細菌。但是他也開始懷疑，也許沒有一種微生物可以單獨引發流行性感冒。這在醫學中是相當常見的。舉例來說，心臟病就被認為是多重因子的疾病，也就是說，沒有人可以找到導致心臟病的單一因子。就豬流行性感冒而言，秀普極不願意加入多重因子的陣營。他問道，如果他讓豬隻感染兩種因子，會發生什麼事？於是他同時將濾出液及細菌接種在豬身上，結果出人意料之外，這些豬隻不但罹患了流行性感冒，而且還併發嚴重的肺炎。他斷定最合理的解釋是，豬流行性感冒並沒有單一病因，病毒和細菌需要同時出現來引發疾病。

白鼬感染實驗

同時，在英國有三位科學家，威爾森・史密斯（Wilson Smith）教授、克里斯多福・安德魯（Christopher Andrewes）爵士及雷洛（P. P. Laidlaw）爵士，正致力於研究人類流行性感冒的奧祕，他們嘗試分離這種人類疾病的病毒。那時正好有一場流行性感冒——當然，不像1918流行性感冒那樣致命。

他們使用一般的策略，從病人身上尋找致病的原因。他們將流行性感冒病人喉嚨裡的洗出液過濾，尋找假想中的流行性感冒病毒。這些研究人員避開了一九一八年海軍軍醫所用的方法，這些軍醫藉由病人身上的分泌物來使健康人感染。相反地，他們嘗試著讓實驗動物感染人類流行性感冒。當然，過去曾經有人試過這種方法，但是史密斯、安德魯及雷洛仍不放棄，最後他們發現一種可以感染流行性感冒的動物——白鼬（ferret）。

白鼬是一種嬌小但狡猾的哺乳動物。它和鼬鼠是親戚，但是白鼬並不是常見的實驗動物。

牠們之所以會成為英國科學家的實驗動物，是因為牠們對犬瘟熱（distemper）有獨特的感受性。不同於狗，白鼬染上了犬瘟熱之後就會死亡。英國的科學家推論，至少在表面上，犬瘟熱的症狀和流行性感冒非常類似，所以如果牠們可以用來了解犬瘟熱，也許就可能用來研究流行性感冒。他們發現了犬瘟熱病毒，但是他們的假設是錯的，犬瘟熱病毒與流行性感冒並沒有任何關係。接下來，史密斯、安德魯和雷洛推想，讓白鼬感染流行性感冒也許是值得一試的。

這些英國科學家十分謹慎，他們從流行性感冒病人身上取得濾出液，然後接種在兩隻白鼬身上。兩天之內，這兩隻小動物都生病了，產生發燒、流鼻水、以及所有流行性感冒的外顯症狀。這是個有希望的開端，這些研究員決定繼續發展下去。

所以，史密斯、安德魯和雷洛將實驗移到英格蘭米爾山（Mill Hill）的政府研究機構，在那裡實驗將有更嚴格的科學控制。也就是說，他們可以確定白鼬在進行實驗之前，絕無機會感染流行性感冒。這些動物被隔離在一棟特殊的建築物內，沒有其他科學家或是訪客可以進入，除非他們經過消毒程序。

進入研究大樓時，你必須穿上塑膠雨靴及外套，通過刺鼻的家用清潔劑「來舒消毒液」（Lysol）澆淋，然後踩過三吋深的消毒液。所以當你看到白鼬時，你渾身上下都散發著來舒消毒液的藥水味，不過，你應該是不帶任何病原的。

研究員將焦點放在流行性感冒病毒的一種品系，這樣不但可以節省研究經費，而且可以精確地重複實驗，而不用擔心流行性感冒病毒各種品系之間的差異。他們分離出來的病毒是從史密斯身上取得的，他之所以會染上流行性感冒，是因為有一次一隻白鼬打了一個噴嚏在他臉上。這個品系的病毒就以史密斯的名字命名，稱為WS，到現在還一直存在。

這些白鼬實驗獲得決定性的成功。第一個問題是，這些研究人員能否藉由病人身上取出的無菌濾出液，成功地將流行性感冒傳染到白鼬身上？可以。接著他們問道，是否能藉由病鼬身上取出的濾出液，滴在健康白鼬的鼻腔內，使健康的白鼬罹病？答案也是肯定的。他們甚至可以將病鼬與健康的白鼬關在同一個籠子裡，使健康的白鼬染病。那麼流行性嗜血桿菌這隻有名的菲佛氏桿菌的角色呢？它不再是致病因子之一。無論是菲佛氏桿菌或其他細菌，都無法將流行性感冒傳染到動物身上。即使科學家將菲佛氏桿菌和濾出液一同接種到白鼬身上，也看不出這隻細菌的重要性。基本上，這些白鼬表現出來的疾病，和只有接種濾出液的白鼬一樣。所以，秀普惱人的發現現在看起來不再是個障礙，菲佛氏桿菌似乎不會增強流行性感冒的症狀。

此外英國的科學家發現，將濾出液滴入健康白鼬的鼻腔之前，如果將濾出液和曾經染過流行性感冒的人類或是白鼬的血清混合，便可使健康的白鼬免於患病。在受到流行性感冒感染之後，血液中會建立免疫力，可以抑制流行性感冒病毒。

英國的科學家們還發現了人類流行性感冒和豬流行性感冒之間的連結：白鼬對於這兩種疾病都有易感性。史密斯、安德魯和雷洛可以利用病豬身上取得的濾出液，使白鼬罹患流行性感冒。

利用白鼬研究豬流感

秀普的好奇心被勾起，在跟安德魯第一次會面之後，他的興趣更加高昂。在利用白鼬進行流行性感冒研究之後，安德魯前往普林斯頓拜訪秀普，這兩位科學家也互相參照他們的筆記。安德魯說，這次會面是他們長期而密切的友誼的開端。

秀普決定深入研究豬流行性感冒的奧祕，並使用白鼬追查那些曾經讓他困惑的問題。他首先確認，白鼬在接種豬流行性感冒的濾出液之後，的確會引發流行性感冒。但這並不是個簡單的實驗，這些易怒的動物可不會乖乖讓人把液體滴進牠們的鼻腔。秀普意外地發現，這些流行性感冒病毒不僅會引發流行性感冒，還會引起嚴重的肺炎，讓肺臟腫脹、充滿血水，有時甚至還會致死。這看起來就像是典型的1918流行性感冒。

最後，秀普也想知道，如果將豬隻流行性嗜血桿菌和這些濾出液一同接種在白鼬身上，會不會有什麼不同？並沒有。顯然，牠們不會引發流行性感冒。

但是，這只是另一次僥倖嗎？那年在英國的流行性感冒和豬流行性感冒之所以能傳染到白鼬身上，會不會只是大自然開的一個玩笑？是不是所有的流行性感冒都是由那些能穿過濾膜的物質所感染？湯瑪斯・法蘭西斯（Thomas Francis）醫師找到了答案，他是洛克斐勒研究所的科學家，在一九五〇年代曾專注於小兒麻痺疫苗的研發。

那年是一九三四年，流行性感冒肆虐於波多黎各。法蘭西斯利用秀普的實驗方法，分離出引發流行性感冒的病毒，並用來感染白鼬。他發現在白鼬接種人類流行性感冒病毒後，也會出現和秀普的實驗結果同樣的症狀；也就是除了流行性感冒之外，還會引發嚴重的肺炎。

最後，英國的科學家史密斯、安德魯和雷洛，以及美國的法蘭西斯分別發現，他們從病鼬身上取得的流行性感冒病毒，可以在小白鼠身上引發流行性感冒。顯然，當病毒在白鼬身上繁衍時，改變了某些特性，所以變成可以感染小白鼠。而且這些小白鼠不只是受到病毒感染，牠們還得到了最嚴重型的流行性感冒——伴隨著致命的肺炎。

秀普問了下一個顯而易見的問題：既然白鼬和小白鼠都能從人類和豬隻感染流行性感冒，那麼人類和豬隻的流行性感冒病毒是一樣的嗎？答案的關鍵，正是缺了的一角。

豬隻與人類流行性感冒的關聯

秀普將人類流行性感冒病毒接種到白鼬和小白鼠身上，使牠們感染流行性感冒。等到牠們復原之後，秀普嘗試讓牠們感染豬流行性感冒。結果，這些動物對豬流行性感冒都有免疫力。接著，他做了相反的實驗，讓白鼬和小白鼠感染豬流行性感冒，等到牠們復原之後，牠們也同時對人類流行性感冒有免疫力。

這個實驗是為了測試流行性感冒之後所產生的抗體。抗體是白血球分泌的複合蛋白質，可以作為對抗病毒的武器。當流行性感冒病毒的抗體遇到流行性感冒病毒時，抗體會黏附到病毒上，而阻止的病毒的作用，使病毒不能再感染細胞。秀普發現豬流行性感冒病毒的抗體可以保護白鼬和小白鼠抵抗人類流行性感冒病毒，反之亦然。

同時秀普也發現到，人類和豬流行性感冒病毒並非全然相同。他將復原的豬隻身上所取出的血清，與豬流行性感冒病毒混和在一起。血清中的抗體可以將病毒完全中和，變得不再具有致病性。然而從豬隻身上取出的血清，只能部分抑制人類流行性感冒病毒。

秀普接著使用那些從流行性感冒康復的病人所取得的血清。他發現這些血清可以完全中和人類流行性感冒病毒，但只能部分中和豬流行性感冒病毒。至少這個品系的流行性感冒病毒跟豬流行性感冒病毒是不同的。

抗體的遺跡

然而還有一個迫在眉梢的問題尚待解決。到底一九一八年的那場流行性感冒是怎麼一回事？有史以來的第一次豬流行性感冒，在人類大流行的高峰期出現，只是個巧合嗎？人類會在一九一八年將疾病傳染給豬隻，讓病毒一直潛伏在動物身上嗎？

當然，在那次全球大流行之後，引發1918流行性感冒的病毒已經消失。沒有任何人保存著病毒——在那個時候，沒有人知道如何保存病毒。事實上，在那個年代，科學家們甚至不知道1918流行性感冒是病毒所引發的。不過這場疾病還是留下了痕跡——在血清裡留下了抗體，以防病毒捲土重來。

秀普、史密斯、安德魯和雷洛有個想法。他們想要尋找那些在1918流行性感冒中存留下的人，研究他們血清中的抗體。這些人的抗體是否能對豬流行性感冒病毒發揮作用？1918流行性感冒病毒跟豬流行性感冒病毒是一樣的嗎？

他們說服美國與英國各個年齡層的自願者捲起袖子，捐出他們的鮮血。然後，這些科學家將這些珍貴的、稻草色的血清帶往他們的實驗室，看看血清內的抗體到底是哪一種，特別是比較1918流行性感冒的倖存者跟那些後來才出生的人，他們體內針對流行性感冒病毒的抗體是否有所不同。

實驗的結果十分明確。無論是在倫敦或是在美國，那些1918流行性感冒倖存者的抗體，能夠完全遏止秀普的豬流行性感冒病毒。而在一九一八年後出生的人，則沒有這樣的抗體。

連秀普本人都感到十分訝異。他說：「這樣的結果太出人意料了。這表示幾乎每個成年人都曾經受到一種來自豬的流行性感冒病毒所侵襲。」秀普說，最可能的解釋是，他發現了1918流行性感冒留下的痕跡。遺留在流行性感冒倖存者身上的抗體顯示出，人類流行性感冒病毒事實上跟豬流行性感冒病毒是一樣的。

但是並非每個人都同意這樣的說法。法蘭西斯、安德魯和其他人也提出其他的解釋。他們說，這些血清之所以能中和豬流行性感冒病毒，並不是因為曾受到這隻病毒的感染，而是因為受到多次、不同種類的流行性感冒病毒感染後，對病毒的普遍性反應。這些研究者說，隨著人的年紀越來越大，他們一再感染各種品系的流行性感冒病毒，然後就會發展出一種普遍性的流行性感冒抗體，可以有效地中和各種品系的流行性感冒病毒，當然也包括了豬流行性感冒病毒。

秀普堅持自己的說法，並且質疑其他人的解釋。「他們的說法一點都不合理，當中需要太多巧合了。所謂普遍性的抗體，應該只是碰巧跟豬流行性感冒病毒的幾個特定抗原發生作用而已。」他進一步補充道，他所檢查的一百一十二人當中，有三十五個人的抗體可以中和豬流行性感冒病毒，卻不能中和人類流行性感冒病毒。這要怎麼解釋？「他們可能會說，這些人對於人類流行性感冒病毒的『專一性』抗體已經消失，而對豬流行性感冒病毒的『非專一性』抗體還存留著？這樣的說法實在太拐彎抹角，就只是為了避免一個簡單而直接的解釋？」他堅持道。

隨著1918流行性感冒逐漸淡入歷史，持續針對抗體的研究證實了秀普的堅持。只有在一九一八年曾經暴露過病毒並且存活下來的人，體內的抗體才能中和豬流行性感冒病毒。舉例來說，法蘭西斯在一九五二年發現到，出生在一九二四年以後的人，體內並沒有任何針對豬流行性感冒病毒的抗體，這樣的抗體多半存留在一九一五年到一九一八年出生的人體內。另外一項研究調查了住在阿拉斯加的居民，當時流行性感冒曾經屠滅了大部分的部落。那些居住在曾經被1918流行性感冒襲擊的部落的居民，體內具有中和豬流行性感冒病毒的抗體，而居住在倖免於難的部落的居民，體內則沒有這樣的抗體。

1918流行性感冒的迷霧漸見分曉。也許是人類將流行性感冒傳染到豬隻身上，科學家們這樣假設，而且此病毒仍然存留在豬隻身上休眠著，也許有一天它們會捲土重來，襲擊人類。不過，還是有許多問題仍待解釋。這些致命的病毒什麼時候會回過頭來感染人類？我們有沒有辦法可以事先預警？

第一波與第二波的微妙關係

關於流行性感冒的毒性和傳播方式等迫切的問題也尚未解決。沒有人知道為什麼這隻病毒如此致命。也許，大自然會給科學家一個線索。一九一八年的大流行可分為兩波，在春天的一波較輕微，緊接在後的就是秋天那致命的一波。這兩個品系的流行性感冒病毒似乎有著密切的關係，感染過第一個品系病毒的病人可以抵抗第二波的病毒。

這樣的情形在部隊之中很早就發現了。在一九一九年的《美國軍醫年報》（*Annual Report*

of the Surgeon General）中，海軍報告說：「許多海軍人員在一九一八年的春夏之際，在歐洲海域染上了流行性感冒，這些人全部逃過了下一波的大流行，不論他們是在美國或在歐洲。」同樣的觀察也出現在英國皇家艦隊中服役的英國軍人：「結論是，那些曾經在年初受到流行性感冒輕微感染的人，通常能夠獲得免疫力，抵抗接下來更為致命的疾病。」

弗漢上校也注意到，那些在一九一八年春天感染過流行性感冒的人，似乎可以免於秋天的第二波攻勢。他指出，在一九一八年六月，正在夏威夷的美國陸軍第二步兵團遭到流行性感冒的攻擊。在同年的八月初，部隊移防到道奇營區（Camp Dodge）。在九月和十月間，第二波流行性感冒橫掃整個道奇營區，造成三分之一的人罹病，並且有百分之六點八的人死亡。但是在道奇營區大流行的這段期間，那些在六月第一波流行性感冒時待在夏威夷的人，居然沒有一個人生病。

弗漢又以雪爾比營區（Camp Shelby）為例，那裡駐紮了兩萬六千人，在那年四月，部隊遭逢了流行性感冒，大約有兩千人患病。弗漢說：「在那年夏天，有兩萬名新兵進入營區。十月，惡毒的第二波流行性感冒再次攻擊這個營區。結果，這次流行性感冒只針對夏天才進來的新兵，而完全放過了那些曾經歷過四月大流行的人。所以似乎是四月份輕微的流行性感冒引發了顯著的免疫力，對抗十月份惡毒的另一波攻勢。」

秀普的假說

似乎在一九一八年的第一波和第二波大流行之間，流行性感冒病毒消失了，躲到某個隱密的地方，突變成殺手型的病毒。有些人認為，也許病毒是跑到動物身上去了。

秀普的想法卻不同，而且充滿爭議。他認為豬肺蟲是流行性感冒病毒的中間宿主，使病毒在兩波流行之間得以藏身。而第二波致命的大流行是由非常相近的病毒所引起的。基本上，他認為在一九一八年秋天，病毒重新復出時並沒有改變。這就是為什麼感染過第一波病毒的人，可以在第二波得到保護。但是他認為，第一波和第二波之間的差異不在於病毒，而是當中的附屬品——菲佛氏桿菌。秀普深信，人們死於1918流行性感冒的第二波大流行，是因為他們同時感染了病毒和細菌，而增強了病毒的作用。

時至今日，這些學說大部分都廢棄了，成為歷史的一部分。現在我們知道，流行性嗜血桿菌會引起兒童的細菌性腦膜炎，同時我們也有疫苗來幫助小朋友對抗細菌。而秀普留下來的理論，變成一把雙面刃。從某一個角度來看，他的研究幫助我們跨越流行性感冒研究的門檻。他發現了豬流行性感冒病毒，建立了這隻病毒和1918人類流行性感冒病毒之間的連結。他創立了1918流行性感冒病毒潛藏於豬隻身上的假說。

另一方面，雖然秀普卓越的研究工作本身沒有什麼錯誤，卻引發了美國史上最大的失敗政策之一。在一九七六年，由於秀普的豬流行性感冒學說，美國政府施行了全面預防接種計畫，以對抗豬流行性感冒。這是福特總統在美國大部分傑出科學家建議下所作的決定。因為在一九七六年，有個年輕的士兵在死於豬流行性感冒，引起了全面性的恐慌，他們害怕像一九一八年那樣致命的流行性感冒會蔓延到人類身上。因此，美國政府決定全面接種豬流行性感冒疫苗。

結果，並沒有發生豬流行性感冒的大流行。不過同時，數以千計的人們卻開始相信，豬流行性感冒疫苗會引起更多的健康問題，從癱瘓、疲倦、到各種慢性疾病都有，導致無數的法律訴訟及索賠申請。這場豬流行性感冒疫苗接種的戰爭，留下了對流行性感冒疫苗的不信任。這些科學家被嚴厲的抨擊，儘管他們自己認為這並不公平。寇斯比說，這成了一個負面教材，任何科學家只要過度嚴肅地看待１９１８流行性感冒，就等於把自己置於炮火下，在這場豬流行性感冒大災難之後，如果你是個病毒學家的話，１９１８流行性感冒變成「最好不要碰」的事情之一。

僥倖的士兵？

關於１９１８流行性感冒的另外一團迷霧，目前仍然是醫學史上一個棘手又麻煩的註腳。為什麼那些海軍士兵在一九一八年的實驗中會對流行性感冒產生免疫力？也許是他們在第一波的大流行中，感染過輕微的病症而產生抵抗力，讓他們在第二波的大流行中有所保護。也許是那些試著讓他們感染流行性感冒的瀕死病人，早已過了具有傳染力的時期。事實上，在受感染幾天後，大部分病毒都被抗體清除了。即使體內已經沒有病毒，流行性感冒的症狀還會持續著，因為免疫系統會讓肺部充滿白血球和水分，來進一步保護身體。

愛德恩．基爾本（Edwin Kilbourne）醫師則提出另一個可能的原因，他是傑出的流行性感冒研究者，現任職於紐約州立大學的醫學中心。基爾本說，也許這些健康人曾經感染過流行性感冒，只是沒有任何人知道，甚至連他們自己也不知道。在他的研究當中，基爾本發現感染流行性感冒的人之中，至少有百分之七的人沒有出現症狀。這些病毒在肺部生長、增殖，因此人體會對病毒產生抗體。但是，因為某些未知的原因，這些人並沒有產生任何症狀。

在1918流行性感冒之後，科學家理解到，儘管他們的研究結果有著意外的勝利，儘管他們在豬流行性感冒當中發現1918流行性感冒的蹤跡，儘管他們的研究仍然持續著，但他們對這隻恐怖的病毒還是缺乏直接的了解，他們必須真正了解這隻病毒，才能在病毒捲土重來的時候保護人類。還有一件事尚待完成，但那似乎是不可能的任務。科學家必須真正拿到造成1918流行性感冒的那隻病毒。

第四章

瑞典的探險家

約翰・哈爾汀（Johan V. Hultin）回顧著他的幸福人生，身為一位病理學家，他的生活可說十分富裕，他和妻子住在舊金山那柏山（Nob Hill）高級住宅區裡一棟高雅細緻的公寓。當他端詳著所他收藏的那些前哥倫布時期的美洲藝術品，回想起他在內華達山脈附近的度假別墅，回想起他所旅遊過的每一個國家，他知道，該是他完成使命的時候了。那是一九五〇年一月裡的一個平凡日子，那時哈爾汀還是個二十五歲的訪問研究生，他一如往常地前往愛荷華大學進行他的研究工作。不過，就在那個下午，哈爾汀成為1918流行性感冒研究史上的雷夫・艾立克森（Leif Erikson，在哥倫布之前發現美洲的維京人）。

當然，哈爾汀對於流行性感冒十分好奇，但是他從來沒想過他的生命會因為1918流行性感冒而有了新的定義。他從祖國瑞典來到愛荷華。在瑞典，他就讀於烏普薩拉大學（University of Uppsala），主修醫學，來到愛荷華是因為瑞典的醫學院有個特別的計畫，讓學生可以暫停他們的課業，針對其他感興趣的領域從事研究，再回到原先的學習。於是，哈爾汀來到了愛荷華大學。他的計畫是研究人體對於一般流行性感冒的免疫反應。那個時候如果有人詢問他關於1918流行性感冒，他也許只能像鸚鵡學舌般地說些當時的一般知識。那個品系的恐怖病毒已經消逝，而且沒有留下任何痕跡，微生物學家再也無法知道，為何這個品系的病毒如此致命。

A型病毒與B型病毒

自從秀普發現豬流行性感冒和1918流行性感冒病毒之間的連結，科學家對於此未知病毒的研究，開始有了穩定的進展。然而這些進展仍不足以讓我們了解，到底是什麼原因讓這隻病毒成為致命的殺手。

在一九三六年，他們發現病毒可以在受精的雞蛋裡增殖，這讓流行性感冒病毒成為最受科學家歡迎的病毒之一。研究的進行變得很簡單，不再需要白鼬或小白鼠；唯一需要的，就是孵卵器和耐心。實驗的方法是將病毒注射到雞胚胎周圍的羊膜液，當胚胎開始孵化，雞胚就會從肺部吸入和吐出羊膜液。病毒會在雞胚的肺部增殖，當雞胚呼氣的時候，就會吐出更多的病毒顆粒進入羊膜液。如果病毒在雞胚裡增殖，原本澄清的羊膜液在兩天內就會變得混濁。

很快地，科學家發現了許多不同品系的流行性感冒病毒，而且遠較預期所想像的廣泛。多數的人類流行性感冒病毒是屬於A型，這些A型病毒經常會發生突變，所以常常有人才從流行性感冒復原，隔年卻又感染另一次流行性感冒。這是因為病毒的改變很大，而逃過了免疫系統的防衛。另外一種病毒稱為B型病毒，同樣也可以感染人類，但是這種病毒似乎沒有那麼快速的突變。為什麼？沒有人知道。

在一九四一年，科學家發現流行性感冒病毒中有一種特殊的蛋白質，稱為紅血球凝集素

（hemagglutinin），這個蛋白質會使紅血球凝集（紅血球內含有血紅素可以攜帶氧氣）。如果他們將含有流行性感冒病毒的血清與紅血球混合，病毒就會黏附到紅血球上，讓紅血球凝聚、沉澱到試管底部，這就是病毒存在的最佳證明。

在一九四四年，美國率先實施流行性感冒疫苗的預防接種。此疫苗是取出在雞蛋裡增殖的病毒，殺死病毒使其不再具有感染力後製成的。也就是說，如果科學家能事先知道新的大流行正在醞釀，他們就可以利用疫苗來阻止病情蔓延。在一九四七年，新成立的世界衛生組織（World Health Organization）建立了世界性的監測系統，提供流行性感冒的早期警訊。

聰明的定時裝置

對於哈爾汀而言，這些進展相當有趣，但卻不夠令人讚嘆。當他抵達愛荷華後，他探索的興趣更加濃厚了。為什麼是愛荷華呢？哈爾汀說，他的微生物學教授建議他前往愛荷華市的醫學院，「愛荷華位在美國中部，是瑞典裔移民聚集的地方。而且，愛荷華有間不錯的醫學院，擁有頂尖的微生物系。」當然也因為秀普的傑出表現，讓這所大學更有名望。

在一九五〇年，命中注定的那一天，哈爾汀一如往常早起，他和他的妻子岡佛（Gunvor）住在愛荷華市租來的斗室裡。早餐過後，他即刻動身前往大學裡的實驗室，進行他的流行性感冒研究計畫。這間大大的實驗室裡面擠滿了研究生，每個人都在實驗檯前努力地進行實驗。每當有卓越的微生物學家經過這個城鎮，他們便會被帶到這間實驗室參觀裡面忙碌的學生。這個早上，哈爾汀在他的實驗檯前，突然注意到微生物系的主任羅傑・波特（Roger Porter）正陪伴著威廉・赫爾（William Hale）參觀，赫爾是布魯克哈芬國家實驗室（Brookhaven National Laboratory）一位有名的病毒學家。波特停在每個學生的實驗檯前，告訴赫爾每個學生正在進行的實驗。如果這個學生的實驗特別有趣，波特就會停留久一些，做更詳盡的說明。

當他們來到哈爾汀的實驗檯前，哈爾汀回憶道，波特很簡短地說：「這是約翰・哈爾汀，他是從瑞典來的，現在做的是流行性感冒病毒的研究。」然後，他們就離開了。

然而幾分鐘過後，波特帶著赫爾回到哈爾汀的實驗檯前說：「你一定得看看哈爾汀所做的。」那是由實驗室常見、用來加熱的本生燈，再加上哈爾汀修改過的計時器組合而成，但這個簡陋的儀器卻解決了複雜的問題。當時，在實驗室裡的每個學生都有個本生燈，還有個三隻腳的機械計時器。他們會設定計時器，提醒自己何時該關掉本生燈。這些計時器會不斷地在實驗室裡響著，而研究生們得忍受此起彼落的響聲，更糟的是，他們根本搞不清楚哪個鈴聲是誰的，結果經常把實驗給搞砸了。

哈爾汀也弄擰了好幾個實驗，後來他想到一個解決的辦法。他把計時器連接到鬧鈴的黃銅橫桿，改接到本生燈橡皮瓦斯管的汽閥上，只要時間一到，鬧鈴一響，汽閥就會關閉，本生燈的火就會熄滅。

「結果真的有用，」哈爾汀說道，這個裝置在第一次測試就相當成功。「我把計時器設定在五分鐘，然後把本生燈打開。五分鐘過後，鬧鈴響了，汽閥也關了。就這麼簡單。」其他的研究生看到哈爾汀的設計時，有好幾個人要求哈爾汀也幫他們做一個。當然，他很樂意幫忙。

波特認為赫爾應該會對哈爾汀的設計感興趣。哈爾汀說：「他要求我示範操作一次，並且告訴赫爾說，這不會花太多時間。然後，他要我把時間設定在十秒鐘，過了十秒鐘，計時器響了，而瓦斯也關掉了。赫爾站在那兒，過了一會兒，他說：『我的天哪！八十年來，世界上不知道有多少人搞砸了實驗。怎麼沒有一個人想到這麼簡單的解決辦法。』」

冰封的秘密

赫爾驚奇地搖著頭走開。過了兩個鐘頭，有位秘書走進實驗室告訴哈爾汀說，波特邀請他和赫爾一同午餐，同時作陪的還有其他幾個學生及教職員。他們在教職員餐廳共進午餐，這類的聚會通常是安排讓最有潛力的資深研究生和學界的大老有見面的機會，這樣的接觸對學生的未來可能是非常有價值的。同時，教授們也可以藉此機會跟學界的領導者交換最新的想法及研究資料。哈爾汀的指導教授波特與另外四位教授以及三位研究生都出席了。當然，還有哈爾汀，他是因為那個備受認可的發明而受邀的。

哈爾汀說道，那天餐桌間的談話內容非常廣泛，焦點主要是放在科學上，話題一個接著一個。然後赫爾對一九一八年的流行性感冒大流行，做出一番即席的評論。這個評論改變了哈爾汀的一生。

「我們想盡方法，希望了解那場大流行的原因。可是到現在，我們還是不知道那場流行性感冒的病因。唯一還能做的，就是到冰封的北極凍土裡，尋找保存良好的遺體。這些遺體可能還保留有1918流行性感冒病毒。」

赫爾說，如果有人可以找到那些死後立刻被冰封的遺體，也許殺死病患的病毒就完整地停留在冰凍的狀態。如果在北極的永凍土裡還能找到這些屍體，也許就可以在死者肺部找到活的流行性感冒病毒。如果這些病毒能被帶回實驗室培養，科學家們就可以研究這些病毒，了解為什麼它們如此致命，甚至製造出對抗此疾病的疫苗。

這個提議很快就被其他的話題帶過去了。「這只是簡短的閒聊，大約只持續了十到十五秒鐘，」哈爾汀說：「然後，他就轉到其他話題了。」但是，哈爾汀卻完全停留在那一刻。相較於在場的人，甚至世界上其他的人，哈爾汀正好可以做到赫爾所說的那件事。哈爾汀知道哪裡可以找到永久凍土層，他知道如何在終年冰封的極地找到那些小聚落，他知道如何取得親屬許可，讓他們從凍土裡挖掘流行性感冒死者的遺體；他也知道如何取得並保存組織標本，知道如何在實驗室裡讓這些病毒重新生長，最重要的是，他所跟隨的是流行性感冒研究領域裡最有名望的教授，可以幫助他發掘病毒的秘密。

「我知道這個人就是我。」哈爾汀回憶道。

瑞典的富家子

那天是一場長期冒險的開端，將哈爾汀帶往該去的方向。他的生長背景，他的研究熱情，都成為最好的預備。

哈爾汀出生在瑞典首都斯德哥爾摩郊區的一個富有家庭，他的父親擁有很大的事業。哈爾汀有兩個姊姊，但其中一個在六個月大時，因為手指感染，細菌沿著血流蔓延全身而死。另一個姊姊在三十二歲因為意外過世。

儘管家裡十分富有，哈爾汀說，自己的童年卻因此而處處受限。他的父母有強烈的階級意識，他們禁止哈爾汀跟附近村子的小孩玩耍，因為那些孩子的社會階層較低。哈爾汀還記得他對這些社交限制的不滿及反抗。

哈爾汀十歲的時候，他的父母離異。他的母親改嫁給卡爾．尼斯蘭德（Carl Naeslund），他是斯德哥爾摩卡洛林斯卡研究所（Karolinska Institute）非常著名的醫學教授，這裡也是評選諾貝爾獎的地方。許多年來，哈爾汀的繼父一直是諾貝爾醫學獎評審委員會的主席。

「他對我很好，他了解我在想什麼。」哈爾汀說，成為尼斯蘭德的兒子，跟他一同生活，「是我生命中最快樂的一段時光。」直到今天，哈爾汀的辦公室裡還保留著他和尼斯蘭德的合照。

哈爾汀對於繼父在科學上的成就印象十分深刻，甚至還有一隻細菌以尼斯蘭德為名——尼斯蘭德氏放線菌（Actinomyces naeslundi）。他同時也為繼父的其他才能折服。尼斯蘭德把空閒的時間花在建造房子，那是一棟非常特別的房子，充滿了地中海風情，屋內有個室內花園，栽植著棕櫚樹、無花果樹，甚至還有個池塘。尼斯蘭德死後，瑞典皇室買下這棟房子，還曾經有位王子住在裡面。後來瑞典皇室將這棟房子轉售給挪威的航海鉅子，直到現在他還住在那。

尼斯蘭德還蓋了一棟夏天的別墅，那是位於波羅的海小島上的原木小屋。而他那熱情的小跟班哈爾汀，不但跟著他學習如何使用木材來建築，還繼承了他對微生物學的熱愛。

打破階級意識

尼斯蘭德知道，哈爾汀因為瑞典嚴格的社會階級而感到無奈，他也知道哈爾汀非常希望跟普通人一樣地勞動，體會貧窮百姓的生活。當哈爾汀十六歲時，尼斯蘭德幫他找了份車床的暑期工作，那是一家幫醫院製造高壓滅菌蒸氣鍋的工廠。這份工作對於哈爾汀來說，簡直是如魚得水，這讓他跟學校裡的同學顯得與眾不同。當然這也招來母親的反對，不過他甘之如飴。同時，這份工作也是個挑戰，而哈爾汀樂於接受挑戰。

那個夏天，哈爾汀每天都忙到晚上才回家，他的衣服被機油弄得斑駁不堪，而他認為那是榮譽的勳章。「我才不要換掉衣服，我要讓每個人知道，我是個勞動者。」哈爾汀說道。他的鄰居們看不慣他邋遢的外表，他還記得有個婦人，她是瑞典駐英國大使的遺孀，義憤填膺地告訴他母親，小心不要讓哈爾汀變成了工人。

哈爾汀在十九歲那年從中學畢業，進入烏普薩拉大學就讀醫學系，並找到一份碼頭工人的暑期工作。他喜愛這份工作的感覺——體力的勞動、異國的貨物，顛覆了他的社會階級，讓他成為一般的平民百姓。他不需要告訴人家他是從哪來的，他可以誇耀他的力氣，長時間地進行這樣艱鉅的工作。「我跟他們一樣努力工作。」哈爾汀說，並回憶起中學時代的運動員生涯——田徑、四百公尺接力、鐵餅、跳高。

但是，其他的碼頭工人很快就知道哈爾汀是個門外漢。因為他的口音，「我說的瑞典話就跟英國人的牛津腔一樣。」他解釋道。而且那些工人敵視他，指責他只是為了好奇才來底層工作，還從真正需要的人身上搶走了工作機會。

哈爾汀說，有一次他和四個人一同把很重的箱子抬在頭上，哈爾汀居中。突然間一個暗號，其他人都跑了，只留下哈爾汀，努力地把箱子高舉過頭。那真是太恐怖了，他說，「我趕緊跳開，碰的一聲，箱子跌落到地上，東西都打開了。」怎麼辦，他不禁懷疑，他還能在這個地方做下去嗎？幫助總是不預期地到來。

「工頭把我叫過去，告訴我說：『我知道你遇到了一些困難。』我說：『是的。』他繼續說：『你受過良好的高中教育，所以你應該會算術。』於是他把手頭進行的紀錄資料拿給我，要我幫他處理，然後說：『如果你能幫我做這些事，我會叫那些傢伙離你遠一點。』」當然，哈爾汀答應了，雖然其他的工人還是一樣不友善，但是沒有人敢再騷擾他，因為大家知道哈爾汀有工頭「罩」。不久，哈爾汀發現了當中的隱情。「後來我才發現工頭是個酒鬼，每次上工的時候，他總要帶著一箱啤酒，他根本沒有辦法做這些記錄的工作。」所以工頭可能因此失去工作，這就是為什麼工頭要接近他。

戰火後驚險的旅程

到了一九四六年，第二次世界大戰結束，哈爾汀辭去了暑期工作，航向世界。他一路搭便車，瀏覽飽受戰火蹂躪的歐洲。一九四八年，他到達北非，結束了這段旅程。

旅行是偉大的探險，哈爾汀回憶，但也有驚險的時刻。最糟糕的事情發生在他抵達開羅時，兩天前，以色列的飛機才剛空襲轟炸過這個城市，一切顯得混亂、毫無法紀。埃及軍方徵收了所有的運輸工具，包括火車和巴士，整個城市的交通陷於癱瘓。哈爾汀四處尋找旅社或出租公寓，卻找不到一處容身之地。最後，他終於找到一個房間。那個房間原本的住客出門後，就再也沒有回來了。「他被殺害了，那只是每天一百多件命案之一罷了，他們這樣告訴我，」哈爾汀說道。「任何人只要長得像外國人，就有可能被殺害。旅館的老闆跟我說：『絕對不要出門。』在那個房間裡還有前任房客的皮箱，提醒著我可能會發生的事。」

哈爾汀在那個旅館的房間裡待了一個星期，最後他堅持要去附近的市場走走。旅館的老闆給了他一本可蘭經以策安全，直到今天，哈爾汀還把那本可蘭經留在身邊。不過當他走到市場時，有個埃及人向他挑釁，指控哈爾汀是英國間諜。「我用我的破英語告訴他：『不，不是的，我是瑞典的醫學生。』」哈爾汀可以感覺到冷汗如雨地匯滴而下，他的心臟碰碰地跳著，不禁想起旅館房間裡的那只皮箱及那個再也沒有回來的房客。

「在慌亂之中，我說了德語，」哈爾汀回想道。「那是我的第一外國語，而且我可以說得相當流利。」他再用德語說了一次，「不，我是瑞典人。」結果，那群圍繞著哈爾汀的埃及人中有人說，不，不，他一定是個德國士兵，是從戰犯集中營裡逃出來的士兵。

「我又說了一次，『不，不是的，我是瑞典的醫學生。』最後，逼不得已，我只好承認我是個德國士兵。」幸好旅館的主人即時趕到，將哈爾汀拉出人群。哈爾汀急忙逃離開羅。他在一艘瑞典貨船的引擎室裡工作，好返回瑞典。

遊歷美國

返家之後，哈爾汀在醫學院裡安定下來。在學業途中，他和高中時代的女友岡佛結婚。他們從十六歲開始交往，她和哈爾汀一樣，都是上流階層。岡佛的父母是挪威人，不過因為她父親在瑞典擁有國家收銀機公司，所以一家人都住在瑞典。岡佛念的是輻射生物學，研究放射性同位素的追蹤方法，這項技術的發明人就在斯德哥爾摩大學。

他們結婚之後，哈爾汀提議動身前往愛荷華六個月，去看看美國的樣子。岡佛也很高興一同前往。岡佛甚至還在那個大學裡找到了工作，他們對於岡佛的加入如獲至寶，因為岡佛是同位素追蹤的少數專家。

哈爾汀夫婦於一九四九年的春天出發，他們計畫在秋天學期開始之前，先好好遊歷這個國家。他們乘船前往美國，經過了十天的航程，來到伊利斯島（Ellis Island）。在曼哈頓，他們遇到哈爾汀從前的同學，他邀請他們到家裡住幾天，並為他們導覽紐約這個城市。哈爾汀夫婦真是天真單純，當他的朋友介紹一個標示著「投幣洗潔機」的機器時，哈爾汀回想道，「我沒想到要問他那是什麼，我以為美國人很愛乾淨，害怕錢幣裡的細菌，所以他們要把錢幣洗乾淨。」

在紐約之後，哈爾汀和他的妻子乘坐DC-3客機前往亞利桑那州的塔克森，拜訪岡佛的阿姨和舅舅。他們在那裡遊玩了一個星期，驚嘆於宏偉的沙漠、高大的仙人掌、燦爛的藍天、絢麗的夕照。他們向阿姨和舅舅借了些錢和一輛車，繼續造訪美國的其他地方。他們打算用最省錢的方法，不住旅館，就地露營。「我們想要看遍美國每一個州。」哈爾汀說，他們原先以為只會在美國待六個月，所以他們趕著在九月份開學前，探索北美的廣闊大地。「我皮夾裡還放著瑞典的回程機票。」

他們遊覽了北美的每個地方——至少留下了足跡——包括美國的四十八州，還有除了兩個省以外的加拿大。最後他們一路向北行駛，沿著浪漫的美景前行，直到路的盡頭。那裡是阿拉斯加，充滿未開發的原始氣息，沒有太多道路，也沒有什麼人。道路的盡頭是道生灣（Dawson's Creek），也是阿拉斯加高速公路的起點。當然，哈爾汀夫婦想要繼續往前行駛。他們很幸運，因為這條高速公路原本必須經過軍方許可才能通行，但就在兩天前，加拿大政府決定開放這條公路。這條公路不像今日的州際道路，它不是一條鋪設平整、路況良好的道路。相反地，這是一條人煙罕至、充滿危險的道路，平常是不會有人行駛的。哈爾汀夫婦還得額外準備一套抽油幫浦、風扇皮帶，以及一隻內管。自從開放以來，他們是第十輛沿著這條高速公路旅行的平民車輛。

哈爾汀和他的妻子在路上行駛了一整天，卻看不到半個人。這條公路塵土瀰漫，滿是大車輪胎輾過的深深溝痕。「我們在一輛貨車後停下，貨車司機看著我們的車子，流露出訝異的眼神。他們從沒見過這種小車子開到這裡。」哈爾汀說，這是片原始的大地，「整條溪裡滿滿都是鱒魚，你無法想像到底有多少魚。任何時刻只要你往溪裡看，就會看到十幾二十條鱒魚。每次我的釣竿一甩，總有魚上鉤。」回想起來，哈爾汀還是充滿驚奇。「你可以想像，美洲大陸只住著印地安人時的樣子。」

每個傍晚，有時是午餐時候，哈爾汀會帶著釣竿出發。同時岡佛就在爐子上生火，她知道，在把火升起來的十五分鐘內，哈爾汀就會帶著新鮮的魚回來。

唯一的問題就是巨大的蚊子，還有牠們擾人清夢的嗡嗡聲。在夜晚的帳棚裡，這些蚊子是最惡毒的侵入者。只是，他們除了露營之外，別無選擇。一路上，沿著高速公路的據點和部落只有少數的旅館，這些旅館規定登記住宿的時間是下午三點以前。而且這些旅館十分昂貴，他們不可能負擔得起。而在這裡，一直到晚上十點，天都還是亮的，哈爾汀夫婦根本不想在下午三點就停車住宿。

邊疆小鎮的古生物研究助理

最後，他們到了費爾班克斯（Fairbanks），一個完全符合哈爾汀所期待的邊疆小鎮，甚至有過之而無不及。「我對於淘金熱時期的西部邊疆有些想像，」哈爾汀道，「費爾班克斯看起來就像是我想像中的西部蠻荒小鎮——塵土飛揚的道路和酒吧。」那兒還有許多旅館，哈爾汀心想，也許可以在這裡找到住的地方。

然而問題來了，費爾班克斯的旅館相當昂貴。他們進去問了價錢之後，只能轉身離開。他們灰心沮喪，以為又要在外面露營，度過一個與蚊子共處的夜晚。後來一位櫃檯服務員告訴他們，可以到幾哩外的阿拉斯加大學。暑假期間學生都回家了，所以櫃檯人員想，也許哈爾汀夫婦可以租到一間宿舍。

那位櫃檯人員是對的。哈爾汀夫婦在已婚學生的宿舍裡，找到一間簡單的原木小屋，裡頭有兩張床。一個晚上只要五十美分。

儘管大學在暑假中是停課的，但有些教職員還是留在校園，繼續進行他們的研究工作。哈爾汀不久就遇到一位研究員，他是挪威人，還發現他跟岡佛是親戚。他將哈爾汀引介給學校裡一位德國的古生物學家奧圖．吉斯特（Otto Geist）。吉斯特的研究助理正在放暑假，他需要有人幫忙他進行挖掘工作，酬勞是哈爾汀夫婦可以免費住在宿舍。當然沒有問題，有機會跟著一位古生物學家見識阿拉斯加的原始蠻荒風貌，哈爾汀毫不遲疑地就答應了。

他們更一步認識吉斯特之後，才了解到自己有多幸運。吉斯特在這個領域相當有名，他定義出一種棲息在阿拉斯加凍土地帶的新種野牛，稱為「超級野牛」（Superbison）。吉斯特還用三呎寬的野牛頭骨，為他五十碼長的車道裝飾出誇張的線條。「那些都是博物館等級的呢！」哈爾汀讚嘆道，「幾週後，當我們離開時，他送給我們一付野牛頭骨，我到現在還保留著。」

不過在那個暑假，吉斯特研究的並不是野牛，而是要尋找遠古馬匹的骨頭。沿著阿拉斯加蘇華德半島（Seward Peninsula）的海岸線，無論是步行、乘著狗拉的雪橇，甚至是飛行，然後降落在幾乎不可能降落的地方，吉斯特已經來來回回好多次。他廣受歡迎，連孤立部落的愛斯基摩人聽到飛機的引擎聲，都會主動清理沙灘上的浮木，好讓吉斯特降落。看來他真是一位社交好手，獨自前往遙遠的村落，還結交了許多好朋友。

哈爾汀和他的妻子與吉斯特相處了好幾個星期，品嚐他珍藏的美酒、學習古生物學、發現阿拉斯加荒原的狂野與美麗。他們挖掘出猛瑪象（mammoth）十六呎長的巨牙，還有一付巨大的下顎骨，雖然他很想把這付骨頭放進他的小車偷偷帶回家，但後來還是很不甘願地把骨頭送還給學校。

暑假結束後，哈爾汀夫婦開車回愛荷華。岡佛開始在放射學系工作，而哈爾汀也開始進行他的微生物研究。實驗工作佔據了他白天的時間。他發明了本生燈的裝置，只要計時器一響，瓦斯就會關掉。接著是赫爾的造訪、午餐的約會。然後就是赫爾提到關於1918流行性感冒的評論，註定了哈爾汀的一生。

尋找冰封的病毒

這些話從赫爾口中說出之後，哈爾汀開始想怎樣做到這位病毒學家所建議的——找到流行性感冒患者冰封在凍土層的屍體，從他們身上的組織萃取出1918流行性感冒病毒。他知道怎樣尋找阿拉斯加的凍土層，聯邦政府有地圖清楚標示出這些位置。他也知道如何用凍土地圖找到愛斯基摩的部落，然後尋找關於1918流行性感冒的死亡紀錄，並說服居民同意開挖死者的墳墓。而其中的關鍵人物就是吉斯特，吉斯特知道這些村落在哪裡，他還可以引介一些傳道會，這些傳道會可能有那場流行性感冒的死亡紀錄。吉斯特也可以將哈爾汀介紹給阿拉斯加的村民，試著說服他們同意開挖他們祖先的墳墓，作為科學研究之用。

哈爾汀決定從學校開始測試大家的反應。他首先去找他的指導教授亞伯特・麥基（Albert McKee），他是位病毒學家，也是微生物學的副教授，那天也跟赫爾同席吃飯。一開始，哈爾汀並沒有全盤說出他的計畫，他只是單純地詢問麥基，是否記得那天赫爾所說的話。麥基記得，而且他還認為赫爾的主意是個有趣的想法。於是哈爾汀順口問麥基，他是否能夠進行那個計畫。麥基是個對任何想法都不會說不的人，他回應道：「喔，當然，你可以考慮一下。」

幾天之後，哈爾汀再去找麥基，這次他揭露出全部的計畫。「我告訴他，我認識一個人，他認識蘇華德半島上的每一個人，而且我曾經跟這個人共事過一段時間。」哈爾汀說道。麥基也同感興趣，於是他鼓勵哈爾汀著手這項計畫。

第一步是寫信給吉斯特。哈爾汀解釋了關於尋找流行性感冒死者冰封遺體的想法，並且詢問吉斯特怎樣才能找到１９１８流行性感冒的死亡紀錄。哈爾汀認為傳道會裡應該保存著這些紀錄，但是他需要有人幫忙尋找。

很快地，吉斯特回信了，他同意提供必要的協助，並且告訴哈爾汀，他可以幫忙取得死者的姓名和住址。哈爾汀說，吉斯特為他指點了一條明路。

這花了一個冬天的時間。哈爾汀利用晚上在家裡以信件聯絡。慢慢地，事情有了回應。有些傳道會說，他們並沒有保留下任何紀錄。當一九一八年的大災難發生時，有些部落裡高達九成的愛斯基摩人被奪走性命，連傳教士也不例外，倖存者根本沒有時間將紀錄保存下來。他們首先要埋葬死者，照顧不幸的孤兒，死亡的統計工作只能擱在一旁。

在寫信給傳道會和等待回應的空檔，哈爾汀同時收集阿拉斯加凍土的資料。這次，他請系主任波特的姊夫幫忙，他是國會議員。他告訴哈爾汀如何取得軍方的紀錄，包括地表及空中的溫度，還有每個月份及年度的變化。「這讓我可以在地圖上畫出凍土線。」哈爾汀回憶道。

最後，所有的資料收集齊全了，哈爾汀開始進行他的計畫。「我知道凍土帶附近有哪些傳道會保有死者的紀錄。我發現只有三個地方的可能性比較高，這些地方的紀錄保存良好，而且他們的死者都埋在凍土層裡。」哈爾汀道。

軍方竊取計畫

這個時候，計畫已經進行了一年，該是找尋資金贊助阿拉斯加探險的時候。三月，哈爾汀向國家衛生院申請計畫補助。「一個月過去了，我卻沒有聽到任何消息。」哈爾汀回憶道。接著，又是一個月；然後，再一個月。波特寫信到國家衛生院查詢延遲的原因，他們說，因為要審查計畫的太多了，他們會安排一個適當的時間評估哈爾汀的計畫。

後來，波特再度請他的姊夫幫忙。他發現，原來問題出在軍方。在國家衛生院的協助下，軍方想要竊取哈爾汀的想法，自行前往阿拉斯加探索，而且打算完全依照哈爾汀的計畫進行。這個軍方的機密計畫稱為喬治計畫，總共拿到三十萬美元的經費。知道自己的計畫被盜用之後，更加深了哈爾汀的決心，他要在這場競賽中痛擊軍方。

「我們發現其中的隱情之後，波特便向學校的中央科學基金會尋求一萬美元的資助，」哈爾汀道。「他立刻得到這筆經費，而且我們在幾天內就動身出發。我們知道軍方握有資源可以快速抵達，所以我們要趕在他們之前到達。」這個團隊的成員包括了哈爾汀、麥基，還有愛荷華大學的病理學家傑克・雷頓（Jack Layton），他們在費爾班克斯的阿拉斯加大學與吉斯特會面，希望能找到1918流行性感冒死者的組織標本，而且把活生生的病毒帶回來。

乾冰問題

愛荷華團隊經過舊金山、西雅圖，飛往費爾班克斯，帶著裝滿乾冰的廣口保溫瓶。他們想要把組織放在保溫瓶內，使組織在旅途中保持冰封的狀態。

那時是六月初，他們打算住在阿拉斯加大學的宿舍，租金是每晚五十美分。他們決定由哈爾汀負責偵察，前往那三個最可能保有冰封屍體的村落。如果哈爾汀找到了保存完整的屍體，便打電話知會其他人。哈爾汀將搭乘小飛機前往那些偏遠的聚落。

然而，當他們抵達費爾班克斯時，天空轉為灰暗，而且開始下雨。他們的心裡一沉，在這種天氣，小飛機不可能起飛，也不可能降落在沙灘上。他們只能等待雨停，希望這場雨不要下太久。

雨一直下著，猛烈地重擊這個城市以及阿拉斯加的許多地方。日復一日，這些人只能被困在這個城市。每天早上，他們被下雨的滴答聲叫醒。塵土飛揚的道路變得泥濘不堪，凍土變成沼澤。雨，還是持續地下著。

一天早上，他們發現一個新的問題。他們原先預計把從屍體取下的冰封組織，放入無菌保溫瓶的乾冰裡帶回愛荷華。可是就在他們等待雨停的這幾天，乾冰開始揮發了。

「我們等得越久，保溫瓶就變得越輕，」哈爾汀說道，「我們沒有時間了，再過一兩個星期，乾冰就沒了。在阿拉斯加找乾冰是個困難的工作。」他們試著尋找，可是卻一無所獲。他們也試著尋找其他的保存方法，卻一無所得。

「這真是個悲慘的災難。」哈爾汀道。最後，他想到了一個主意。「我坐在那兒，心裡沮喪極了。然後我想到，當我們使用二氧化碳滅火器的時候，那些白霧就是乾冰粉末。」他不禁興高采烈的大叫，他找到了絕妙的解決方法。他的夥伴們也為此振奮不已，火速衝到最近的消防隊，詢問哪裡可以買到滅火器。到了店裡，他們買了半打滅火器，除了一個比較大之外，其他都是小型的，而大的約有三十磅重。於是，問題解決了。

最後，在灰暗的天氣籠罩兩個星期之後，費爾班克斯的陽光重新出現。哈爾汀一行人即刻動身出發，尋找1918流行性感冒死者冰封的屍體。

哈爾汀說：「這是我生命中最偉大的一次探險。」

諾姆鎮的墓園

哈爾汀在諾姆鎮降落，這是個極地城市，是一九一八年阿拉斯加第一個被流行性感冒襲擊的地方。這裡是一片凍原，此處的路德傳道會保有完整的死亡紀錄。這裡的一座墓園裡，埋葬著在一九一八年秋天罹患流行性感冒的死者。從書面資料來看，「每個條件都很對。」哈爾汀道。

但是當哈爾汀看到墓園時，他不禁有些失望。「我所看到的墓園跟資料上所描述的大相逕庭。」哈爾汀回憶道。自從一九一八年的流行性感冒後，三十四年來，流經諾姆鎮的河流已經改變流向。在墓園旁邊就是河流，地表根本不可能維持在冰封的狀態。「我在墳墓附近挖了個小洞測試，底下根本不是凍土層。」哈爾汀道。唯一能做的，就只有轉移陣地。

哈爾汀後來才知道，軍方的秘密隊伍在十天後也來到諾姆鎮的同一個墓園。他們搭乘空軍的運輸機，還帶著柴油發電機來維持冰箱的電力，並建立了營地。接著，他們開始挖掘。不久，他們就發現這些一九一八年的屍體只剩下一堆骸骨。當凍土層消失，屍體就會開始腐敗，而不會留下任何軟組織，更別說有活著的病毒了。

默里斯・希爾曼（Maurice Hilleman）也參與了那次的軍方任務，他是位嚴謹的病毒學家，後來成為製藥巨人默克公司（Merck & Company）的研發中心賓州默克研究所的所長。當時希爾曼為軍方工作，任職於華盛頓的華特里德研究所，而他的工作就是研究１９１８流行性感冒，希望能找出方法預防下一次的全面大流行。他參與了軍方前往諾姆鎮的隊伍，而且他的記憶跟哈爾汀一樣。「屍體嚴重地腐敗，根本不可能有病毒存留。」現在看起來，他說，這並不令人驚訝。「什麼是凍土？凍土應該是永遠冰封的。但事實上，那些凍土可能今年消退兩呎，明年又消退六呎，或是八呎。」年復一年，他說，「你大概可以預期下一個溫暖週期。當時的人有什麼理由要把墳墓挖深一點，好讓屍體能埋在凍土層裡？這是我們遭逢到的一大問題。」

這支軍方的探險隊被困在諾姆鎮，因為他們需要飛機來載運供應冰箱電力的柴油發電機。而哈爾汀沒有這些困難，因為他們打算用保溫瓶來存放組織。所以當軍方的隊伍只能在諾姆鎮挖掘的時候，哈爾汀一行人已經前往下一個地點威爾斯（Wales）。這個小鎮位於北美大陸的最西點，隔著白令海峽和西伯利亞遙遙相望。

前往威爾斯

啟程的那天，天色灰暗，雲層厚重，危機四伏。小飛機沿著海岸線飛行，離地面只有幾百呎的高度。從諾姆鎮出發四十分鐘後，飛行員開始尋找飛航的路標——一棟在斷崖上的木屋。

「我們在天空一直盤旋，就是看不到那棟木屋，所以我們只好更靠近斷崖，」哈爾汀回憶道。「是的，你猜對了。我們往懸崖飛去，在千鈞一髮的時刻，飛行員才把我們從鬼門關拉回來。我們清楚地看見小木屋就在十五到二十呎處。嚇得渾身發抖的飛行員趕緊掉頭，在厚重的濃霧中返回諾姆鎮。」

第二天，飛行員再試一次。濃霧已經消散，哈爾汀可以欣賞窗外壯麗的風景。但是，當他們返回諾姆鎮時，這架單引擎的飛機開始發出劈啪的聲音，最後就熄火了。

「最後真是令人不安的寂靜，」哈爾汀道，「但是飛行員向我保證，我們一定會平安降落，而且他會把磁力發電機鬆脫的電線修好。很明顯地，這種事以前發生過，所以他才知道怎樣修理飛機。在那個時候，我應該是相當緊張的，可是因為聽過太多英勇飛行員的故事，我居然對飛行員充滿敬意，沒有絲毫的不安，我還冷靜地問他可以在哪裡降落。沒有可以降落的地方，我們眼前所見，盡是充滿敵意的黑色峭壁。『這附近有個冰凍的湖泊。』飛行員肯定地說。從兩千呎的高空，我卻只能看到幾個小小的白點。當飛機開始傾斜時，引擎又發動了。『太好了，電線又重新回到發電機上了！』可是當他校正回原來的航線時，引擎再度發出劈啪聲，然後熄火。不消說，這接下來的二十幾分鐘真是難熬，直到我們降落在威爾斯的海灘為止。」

在１９１８流行性感冒過後，威爾斯的人口大量銳減。關於瘟疫怎樣來到這個村落，有各式各樣的傳說。其中一種說法是，有個小男孩在探望鄰村生病的朋友後死亡，在一九一八年十一月他的父親前去收屍，將小男孩的屍體用狗拉的雪橇運回威爾斯。這個小男孩患了流行性感冒，所以有人說，這是病毒進入威爾斯的開始。

另一種解釋則是認為，有位郵差乘著狗拉的雪橇，從諾姆到威爾斯送信。在途中，他病倒死去，餓極的狗兒開始瘋狂地吠叫。獵人因為聽到狗的叫聲而找到那位郵差，並將他的屍體帶回威爾斯。於是，流行性感冒就在這個小小的村落散布開來。

對哈爾汀而言，這些故事全然不可信，因為死去幾天的屍體不可能傳播空氣傳染的疾病。直到一九九八年，他才聽到一個可能是真實的故事。當時他在阿拉斯加的一個小村落貝立格（Brevig）講述關於流行性感冒的事情，聽眾中有個婦人趨前，告訴哈爾汀說，她在威爾斯長大，而她的曾祖父就是那個傳說中的信差。她說，她的曾祖父那時乘著狗拉的雪橇從諾姆送信來，途中染上了流行性感冒，勉強撐著到威爾斯，第二天，她的曾祖父就在威爾斯過世。一個星期過後，威爾斯的三百九十六名居民當中，有一百七十八人死亡，都是死於流行性感冒。

當哈爾汀在一九五一年夏天到達威爾斯時，他們只知道流行性感冒毀滅了這個村落。他看到巨大的十字架，標誌著一百七十八位村民的墳墓。他們被埋葬在六呎之下的凍土層。然而這些以前在內地的墳墓，現在卻在一個俯瞰沙灘的斷崖之上。這些年來，海岸線漂移了。望著陽光照耀的懸崖，哈爾汀知道，那裡已經沒有凍土層了。為了確定他的想法，他在懸崖上往下挖。土是軟的，他再度失敗。

飛向貝立格

現在，他要前往最後一個地點。那是他尋找1918流行性感冒冰封屍體的最後機會。

然而如何離開威爾斯就是一個難題，因為白令海峽的暴風雨襲擊威爾斯，小飛機根本無法從濕軟泥濘的海灘起飛。日復一日，哈爾汀和飛行員只能等待。曾經歷許多探險的哈爾汀，倒花了很多時間和愛斯基摩人聊天，並好奇地注意到有些愛斯基摩人住在用鯨魚肋骨做支撐的茅屋。

在天氣變壞後的幾天，飛行員決定碰碰運氣，看能不能飛出這個小村落。飛行員在沙灘上畫出一條跑道，用迂迴的方式閃避濕軟的沙地。接著他們登上飛機，駕駛員轉身向哈爾汀解釋道：「我們即將加速，然後迎風起飛。我們的速度一定要夠快，因為轉彎的時候會失去一點速度。如果不幸的事情發生，我們會飛不起來而衝入海裡。但是不要擔心，愛斯基摩人會幫我們把飛機拉上來。」

駕駛員起身發動飛機。很快地，就到了跑道的盡頭，他拉起機頭迎向風中。飛機飛得很低，好幾次輪子都碰到海面上的波浪。「我可以感受到，碰！碰！碰！」哈爾汀說。最後，他們成功地飛向貝立格。

貝立格的沙灘一樣柔軟，他們還是沒有地方降落。哈爾汀和飛行員只好決定降落在另一個比較大的鎮上，距離貝立格六英哩遠的泰勒（Teller），那裡的沙灘堅實多了。愛斯基摩人用海象皮製成的捕鯨船，載他們經過海峽到貝立格。那艘捕鯨船大約十五呎長，六呎寬，在船尾有馬達，可以搭載六、七個乘客。「我到了貝立格以後，向傳道會自我介紹，當地的歐提斯・李（Otis Lee）根本不知道我什麼時候會來；那時根本沒有辦法聯絡，我就這樣突然出現。他是一個相當和善的人，我在那間老舊的傳道會跟他及他的妻子同住。」哈爾汀說。那是一棟木造的房子，建築在凍土層之上，不過因為屋子漸漸將冰封的土地融化了，所以屋子有些下陷，地板也顯得凹凸不平。

凍土層上的墓園

哈爾汀迫不及待地想參觀貝立格的墓園。那兒約有三十呎長，墓園的前後各豎立了一個十字架，一具有九呎高，另一具是五呎高。當他看見墓園時，他知道他終於找到了。在貝立格這個仍然保留在凍土層上的墓園，他有很大的機會可以找到１９１８流行性感冒死者冰封的遺體。

一九一八年十一月，貝立格的八十位居民中有七十二位死於流行性感冒。由於死亡人數眾多，如何埋葬死者成為一個大問題。即使過了兩個月，流行性感冒死者冰封的屍體仍然沒有入土，這是對病毒恐怖威力最有力的無聲證言。即使對健康的人而言，挖掘那麼多墳墓也是一大負擔。凍土層幾乎是沒有辦法開挖的。阿拉斯加的地方政府決定從諾姆鎮僱請礦工，帶著裝備前來這片冰封的大地。根據合約的規定，這些屍體至少要埋葬在六呎下。

這些礦工在一九一九年一月來到貝立格。他們帶著蒸氣產生器，將加熱後的蒸氣導入埋在地下的管子，讓凍土融化，他們才能開始挖掘墳墓。他們將七十二具屍體放入，然後把土石回填，最後在墳墓上立個十字架作為標記。

傳道會那棟兩層樓、六間房間的木造屋子，成了貝立格及鄰近村落的孤兒收容所。很快的，孤兒院收容了上百位孩童，他們的父母都是猝死於1918流行性感冒。

挖掘的難題

在一九五一年，對於哈爾汀而言，貝立格就像是他所要尋找的地方。他鼓起勇氣向李尋求援助。

「我告訴李，我必須取得同意才能開始動工，」哈爾汀說，「所以李召開了村民大會，向村民介紹我來到這裡的原因，還有我們所做的事情是多麼重要。當時在場的有三位是1918流行性感冒中的倖存者。」八十位村民只有三個人逃過流行性感冒。我請他們盡可能地說明一九一八年十一月所發生的一切，然後我說：「現在，我們有機會可以避免這樣的事情再度發生，但是我需要你們的協助。如果你們同意讓我開挖墳墓，我一定會盡我最大的努力，找出那些組織細胞。一旦有了病毒，我們就可以製造疫苗，等到下次疾病再來時，所有的人就會有抵抗力，不會因為疾病死亡。」

當地的村民告訴哈爾汀，他們同意進行開挖的工作。隔天，帶著十字鎬和圓鍬，哈爾汀便開始動工。

「我從墳墓的中央開始，向下挖了三呎深，到達凍土層。」哈爾汀發現，在冰封的土地上進行挖掘，真的是一件非常困難的事。他孤身一人，而地表是如此堅硬、強韌。他用十字鎬往下挖，堅硬的大地卻無動於衷。愛斯基摩人也愛莫能助。哈爾汀想，唯一的方法只有把地面加溫，讓凍土稍微融化一些。最好的方法就是用火，他從沙灘上撿了些漂流木，用枯幹和細枝搭了個火堆。當柴火燃燒，地面軟化，哈爾汀便可以開始挖掘。從融化的地表大概可以刮去兩吋的土壤。然後，他再搭火堆，再刮去兩吋土壤。

哈爾汀想到了一個有系統的方法來進行他的工作。他先在地洞的一頭燃起火堆，軟化泥土。然後在他挖掘的同時，便在另一頭升起火堆。他前前後後來回地挖掘，地洞開始一吋一吋變深，不只是淺淺的凹陷。然而，下一個問題又來了。

「當我挖掘到越來越深時，我必須讓空氣有個出入口。」哈爾汀道。他得供給火堆氧氣，並讓廢煙排出洞外。但是，這僅僅是問題的開端。火焰變得無法完全燃燒，因為當地洞的側邊開始融化時，水會滴到火焰中而把火撲滅。而且，當地洞挖得越深，流進來的空氣就越少，火堆也就更難燃燒。

然而，哈爾汀是個不屈不撓的傢伙。火焰一再的熄滅，而哈爾汀也工作到滿身泥濘。煙霧薰紅了他的眼睛，窒息了他的肺部。但是他還是堅持到底，每天工作十六到十八個小時，充分地利用北國夏天的長日。那時，幾乎二十四小時都有日照。終於，四天後，他挖了一個六呎長、三呎寬、六呎深的洞。突然，他發現一個流行性感冒的死者。

他首先看到她的頭，黑色的辮子，亮紅的緞帶。「她是個小女孩，大約是六到十歲。」哈爾汀說，她穿著淺灰色的洋裝。「我又繼續多挖了一點，看看整個屍體到底是怎樣的。但是，我只做到這裡。」是時候了，哈爾汀了解到，應該通知費爾班克斯的同事前來，進一步完成後續計畫。

笨重的滅火器

大約在兩天後，整個隊伍到達。他們在六哩外的泰勒降落，帶著那幾個滅火器。哈爾汀跟他們在泰勒會合。畢竟他是隊伍裡最年輕的，所以他負責搬運那個最大的滅火器，越過凍原前往貝立格。這可不是件簡單的事。剛下過雨，地表鬆軟泥濘。凍原上覆蓋了許多大草叢，即使在好天氣，這路也極為難行。而這些滅火器更是累贅。哈爾汀用木頭拼湊了一個搖籃狀的裝置，當作滅火器的背架。當他在凍原裡跋涉時，每踏出一步就是六吋深的足跡。「我背著重重的滅火器，一哩一哩地往前走。那真是一段艱難的旅程。」

後來，宣教士李前來幫忙。他開了一輛曳引機，後面拖著鋁製平底船，越過凍原，在半途和隊伍碰頭，讓這些人員和滅火器上了船，繼續走完剩下的三哩路。

這四個人住在村子裡的一間校舍，睡在氣墊上。隔天早上，他們醒來便前往墓園，開始挖掘。天氣相當配合，陽光普照，溫暖了大地，所以這些科學家不用生火就可以進行挖掘的工作。他們用十字鎬在墓園清出一大塊區域，約二十五呎長、七呎深。除了那個小女孩的屍體之外，他們還多發現了四具。「這些已經足夠了。」哈爾汀說，該是從屍體肺部取下組織的時候了。如果真有病毒，應該會存在這些組織裡。

完成組織採樣

這幾個科學家於是從這些冰封的屍體，取下一小塊組織。這些屍體是死於有史以來最恐怖的病毒，他們面臨著一個真實的可能，他們可能釋放出全世界的全面大流行。他們不知道這些病毒是否還活著，而他們整個探險的重點就是要試著讓這隻病毒甦醒過來。

當時根本沒有任何安全規範告訴他們該怎麼做；也沒有倫理委員會或律師能決定，該如何保護貝立格甚至全世界，免於一場大災難。這些科學家只是依照他們的想法行事，他們唯一關心的就是科學。他們並不擔心這些屍體是否會造成感染，相反地，他們反而擔心自己身上的病毒或細菌會污染這些屍體。但是哈爾汀相信，這種機會是微乎其微。因為取下組織後，他們非常小心地將組織放入無菌的容器內，「稍後在實驗室裡發生污染的可能性反而大些。」

當他們挖掘到墳墓裡的屍體時，這四個人戴上了手套和外科口罩，而且他們使用滅菌過的器械，以免污染取下的組織。此外，他們也要求旁觀的愛斯基摩人保持距離。但是他們所做的保護措施就僅僅如此而已。他們只是單純地想完成任務，進行赫爾所建議的假設性實驗。他們的首要之務就是把這些組織樣本帶回愛荷華的實驗室裡進行研究。

「在一九五一年，我只是個研究生，」哈爾汀解釋道，「我根本沒有足夠的知識，了解這些病毒如何蔓延。因此我對於有個病毒學教授同行感到很安心，因為他知道如何保護我們。我們採取那個時代的標準預防措施，但是我們並非害怕感染。我甚至不記得我們在處理這些組織時有任何遲疑。麥基是位相當有經驗的病毒學家，處理流行性感冒病毒已經有二十年，他並未顯露出任何恐懼。」

這些科學家在一九五一年使用的預防措施，從現在的眼光看來相當原始粗糙。回顧起來，哈爾汀還是忍不住打了個冷顫。「我們當時應該更小心一點，免得再引發一次全面性的大流行。」

這些人花了兩天半才把這四具屍體挖掘出來。他們用肋骨剪把肋骨剪斷，然後將胸壁移開，露出肺部。如果有病毒的話，應該就在肺臟了。「我們在每個肺臟取下兩吋立方的組織，因為我們的保存容器數量有限。」哈爾汀道。每取下一塊標本，他們就放入已滅菌過的八盎司螺紋廣口瓶，然後置入保溫瓶內，並灑下從滅火器取出的一些乾冰，以保持冷凍。

最後，他們的工作完成了。他們將墳墓蓋上，以電報通知飛行員前往泰勒，搭載他們飛回諾姆鎮。然後，他們將坐上飛往安克拉治（Anchorage）的班機，接著就是一段漫長的返家飛行。第二天，李又用他的曳引機拉著鋁製的平底船，將這些人載往飛機降落的地方。

哈爾汀相當得意。在飛往安克拉治的途中，更增添了他的興奮。「我記得從諾姆鎮飛往安克拉治的途中，我們飛得很靠近麥金利山（Mount McKinley）。那時正當落日，雲層平坦，而夕陽就停在雲層之上。麥金利山的頂峰就在雲端，映著光芒。那真是雄偉壯麗的一幕。」

從愛荷華大學來的三個人搭乘著DC-3小客機飛回家。「我們的隨身行李都有個保溫瓶，沒有人知道裡面裝的是什麼。那看起來像是露營的裝備。」哈爾汀道，「那是五十年前，你可以想像，那架DC-3客機在途中降落加油好幾次。每次一降落，我們就躲在機場建築後面噴灑滅火器，倒些乾冰進保溫瓶。這些滅火器會發出恐怖的噪音，所以我們盡可能遠離飛機來噴灑滅火器。我們不想在路上引起太多麻煩。」

復原病毒

在愛荷華大學，哈爾汀試著將病毒從冰封的組織裡取出來。他所使用的方法是病毒學裡的標準程序，時至今日，科學家仍然遵循這套方法來培育流行性感冒病毒。他首先將組織磨碎，讓組織碎片懸浮在食鹽水溶液中。然後離心，讓病毒和細胞碎片分離。接著他加入抗生素，防止細菌出現——但病毒是不受抗生素影響的。接下來，就是冗長乏味的工作，將這些懸浮體注射到受精的雞蛋內。哈爾汀小心翼翼地在蛋殼上切出半吋平方的開口，露出底下的蛋膜。他用針頭把蛋膜戳一個小洞，然後將可能含有1918流行性感冒病毒的懸浮液注入蛋白的部分。哈爾汀和另外一位技術員莎莉・惠妮（Sally Whitney）總共注射了幾百個雞蛋。「我們花了一個半月的時間，不斷地注射雞蛋，直到我們把這些組織標本都用完為止。」哈爾汀說。

哈爾汀興奮地忙個不停，他迫不及待地想知道病毒是否有生長。「我記得那些難以成眠的夜晚。我等不及天亮，就想趕到實驗室檢視這些雞蛋。」但是每當他急切地衝到實驗室，結果卻總是一樣。抗生素可以抑制細菌的生長，但這些羊膜液看起卻依然澄清。沒有病毒生長。

雖然失望，哈爾汀還是希望其他實驗能讓1918流行性感冒病毒甦醒過來。

他將肺臟組織的懸浮液注入天竺鼠和小白鼠的鼻腔，並依照秀普的方法，注入白鼬的鼻腔。白鼬真是難以處裡的實驗動物。首先，要有一個男技術員戴著厚重的手套，捉住這種兇猛的動物，然後哈爾汀才能將乙醚塗抹在白鼬的口鼻，把牠們麻醉。這樣才能在白鼬身上注射流行性感冒死者的肺部組織液。「這些小動物總是奮力抵抗。白鼬雖然小，力氣卻很大。」哈爾汀道。不過，這些白鼬實驗卻是相當關鍵的，「文獻上記載，白鼬很容易受到流行性感冒病毒感染。」

結果，哈爾汀在這些雞胚和囓齒動物身上所做的努力，通通失敗了。「我用盡了所有的組織標本，但是卻一無所得。全部沒有用，這些病毒是死的。」

生物防護裝備

哈爾汀回想起當時的預防措施。他和惠妮戴著口罩和無菌手套，在負壓的通風櫥操作。就像廚房裡的抽油煙機，通風櫥的空氣會從上方的排氣管抽出，而不會流入實驗室。這些預防措施是麥基建立的，當時他在研究一種引發兔熱病（tularemia）的危險細菌。在那時，這是相當先進的觀念。

然而，這些措施現在看來卻相當原始粗糙。今日，當科學家在研究致命的病毒時，像是伊波拉病毒，他們會在精心設計過的實驗室裡操作。在進入實驗室之前，他們必須移除所有的衣物以及任何貼近皮膚的物品，包括戒指和隱形眼鏡。他們會換上無菌裝，然後才進入負壓的實驗室——空氣只能流入這個房間而不會流出。然後他們必須接受紫外光的照射，以殺死病毒。

接下來，他們還得戴上橡膠手套，在手套和衣袖的交接處用膠帶密封，襪子和褲子的交接處也是，以保證整個身體是密封的。最後，他們還要穿上加壓的太空裝，再連上一條空氣管。這樣的實驗室非常嚴格精密，事實上，世界上只有少數幾個地方能夠建立這種研究系統。這是今天的科學家認為研究伊波拉病毒所該有的裝備，雖然伊波拉是種恐怖的病毒，但是除非經由血液或是病人體液的直接接觸，否則不會傳染。那麼我們可以了解到，在一個開放的實驗室裡，使用通風櫥研究1918流行性感冒病毒是一件多麼荒謬的事。

然而在一九五一年，這樣的防護裝備根本還沒發明。而哈爾汀也沒有仔細想過他的研究工作是否有將病毒散布出去的危險。相反地，他只是執著地想要利用各種病毒學的方法，將流行性感冒病毒從這些愛斯基摩死者的肺部組織中釋放出來。

哈爾汀從來沒有將他的結果寫下來，也沒有發表任何相關的科學論文。「我想，我會記得所有的實驗，以後再將這一切寫下。」哈爾汀說。那時，原本六個月的短期停留已經延伸成兩年，他即將在愛荷華完成碩士學位。「這是我的碩士論文，但卻沒有正面的結果。如果這些實驗得到正面的結果，那將會影響深遠，但結果卻是負面的。」

破例的外籍生

哈爾汀以為，他將結束在愛荷華的生活，拿著碩士學位回到瑞典。他對回到他的故鄉沒有多大的期望，因為在那裡，「唯有前人去世或退休，你的學術地位才可能提昇」。他厭惡回到那個階級分明的社會，他說，「就像嚴格的賦稅系統，對生命設下了重重限制。」他愛上了美國，這裡和瑞典形成了鮮明的對比。所以，當他在愛荷華的兩年光陰即將畫下句點，他不禁感到些許的鬱悶。畢竟他曾經歷過偉大的探險，他想留下，可是時間已經到了。

十分意外地，微生物學系的系主任波特問哈爾汀，是否願意繼續留下來當醫學生，繼續未完的研究工作。哈爾汀知道他必須回瑞典，而且連回程的機票都買好了。「我花了兩秒鐘才從驚訝中回過神來，再花了一秒鐘的時間做決定，另外一秒鐘的時間說好。」哈爾汀說，「我趕緊通知我的妻子，我知道她一定會同意的。」

「這實在超乎我的想像，我居然可以留下來繼續念完醫學院。」哈爾汀滿心雀躍。這個學校有個不成文的規定，外國人不能在這裡念醫學院，當然也許是謠言。「在三十年前，他們曾經收了一個外國學生，可是卻惹出麻煩。我不太清楚到底是什麼問題。」哈爾汀回憶道。無論如何，隨著戰後退伍軍人回到校園，以及美國本土大量的優秀學生，校方並不認為需要錄取外國學生。他實在難以相信學校會因為他而破例。

哈爾汀認為，他能繼續在愛荷華大學唸書，可能是因為他曾經在公共關係上幫了學校一個大忙。他從阿拉斯加回到愛荷華的那天，學校剛好捲入一件醜聞。學校有個年輕的女學生遇害，而她的男友涉嫌謀殺，她的父親是位著名的校友。校方嘗試低調處理這件醜聞，但最後還是宣揚開了。

「校方極度渴望能有些好消息，」哈爾汀回憶道，「所以他們緊緊抓住我們前往阿拉斯加的探險之旅，大肆宣揚這次的探險。」學校的公關部詢問哈爾汀有沒有興趣巡迴愛荷華，講述關於流行性感冒病毒的主題，並展示此趟探險的幻燈片。當然哈爾汀答應了，還度過一段精采的時光。他在各地的扶輪社演講，也讓他的英語磨練得更流利。

競爭激烈的醫學院生活

在秋季開學時，哈爾汀感到相當挫敗，因為這裡和烏普薩拉大學明顯不同。在烏普薩拉醫學院，「課業從來不是負擔，沒有人會擔心自己落後。」他回憶道。

在烏普薩拉大學開學的第一天，系主任對醫學生的演講就預定了學習的步調。他說：「在後續的幾年內，你們可以輕鬆地學習。別擔心，你們都會畢業的。」醫學院的課程是設計在六年內完成，但是系主任告訴新生說：「我知道你們當中有些人會花七年或八年的時間才能畢業，但是沒關係，我知道還有人十年才畢業的。我知道最久的是十五年，他們都是打混的學生。我知道的，因為我就是那種人。」

但是在愛荷華大學，學生非常用功。醫學院對他們而言，是邁向成功的入場券，是他們成為知識精英的第一步。大部分的醫學生才剛從第二次世界大戰中返回校園，他們的思想成熟、認真勤奮、具有高度競爭性，而且非常優秀。

校方明白地指出，只有最優秀的人才能完成學業。哈爾汀入學時，是從二年級開始念起。其他的學生告訴哈爾汀，在愛荷華醫學院的第一天，系主任曾經告訴這些新鮮人——可不是像哈爾汀在瑞典所聽到的，保證他們一定可以畢業。相反地，系主任說：「看看你左右兩邊的同學，從現在開始的四年裡，他們很可能沒有辦法繼續留在這裡。」

每個星期五的下午四點後，學生的成績排名就會公布在系主任辦公室外。所以每個星期五，學生們就會膽戰心驚地走到系主任辦公室門口，去看他們的排名。哈爾汀已經用功到極點，他無法想像怎樣才能更努力。但是每個星期，他還是沒有辦法讓自己的排名進步到前百分之二十。最糟糕的是，每個人都知道如果表現不佳，他們隨時都會被退學，就算是高年級也一樣。在哈爾汀班上就有這樣的例子，在醫學院的最後一年，也就是四年級的最後一次考試，有三位學生不及格。其中一位得到補考的機會，而且他通過了，所以他順利畢業。另外兩個就被請出學校，沒有獲得任何學位。

「有太多人被退學，」哈爾汀充滿同情地回憶道，「我非常認真，但卻從來沒有拿過第一名——連邊都沾不到。有一個星期，我在一百零四人的班上拿到第十六名，我不禁想到這些同學，他們當中有十五個人勝過我。怎麼有人能夠知道這麼多東西？」

點燃一生的夢想

終究，他還是畢業了，最後成為個人執業醫師及病理學家，在加州舊金山和洛斯加圖斯（Los Gatos）工作了三十年。他享有成功的人生。在他一塵不染的居家辦公室裡，書本和紙張詳細地分類歸檔，整齊地放置在每個角落。哈爾汀有一幅很大的世界地圖，上面插滿大頭針，標示著曾經去過的地方。從地圖上看來，他幾乎到過地球上的每個角落。過去二十五年來，他利用空閒的時間在內華達山脈裡建造度假別墅。那是一棟仿造十四世紀的挪威式原木小屋，一九四九年吉斯特送給他的超級野牛頭骨就收藏在那兒。現在他大半都待在那裡。

哈爾汀時常回想起那段難忘的阿拉斯加之旅，點燃了他一生對流行性感冒病毒的熱愛。「每當我看到關於流行性感冒的文章，我就會仔細閱讀，並將文章歸檔。」哈爾汀說。

紅血球凝集素和神經胺酸酶

科學家後來知道，流行性感冒病毒如何感染細胞。如同其他的病毒，流行性感冒病毒無法獨自存活，它們必須進入到細胞內。對於病毒而言，細胞最主要的功能就是幫助它們複製。病毒會霸佔細胞，作為複製自己的機器，製造出成千上萬的病毒。流行性感冒病毒靠著兩種蛋白質來進出細胞：一種是紅血球凝集素，病毒利用這種蛋白質進入細胞；另外一種稱為神經胺酸酶（neuraminidase），病毒利用這種蛋白質爆破細胞，散播更多病毒感染新的細胞。這兩種蛋白質就分布在病毒的表面，正好讓身體的免疫系統得以辨識，以阻止病毒的感染。

科學家利用這兩種蛋白質來定義病毒的品系及命名。舉例來說，有個品系的病毒在一九四六年橫掃全球，我們命名為H1N1。而在一九五六年，病毒的基因改變後，又造成了另一次的全面大流行，這個品系的病毒被命名為H2N2。此外，在一九六八年，另一次全面大流行的病毒和一九五六年的病毒，有相同的神經胺酸酶，但紅血球凝集素卻改變了，所以這隻病毒被命名為H3N2。

病毒的進攻以及免疫系統的防禦是一場戰爭。白血球會產生抗體，阻斷病毒的紅血球凝集素及神經胺酸酶的作用，使病毒失去攻擊能力。但是，人體需要幾天的時間才能產生足夠的抗體來中止病毒感染。除非進犯的病毒品系以前曾經侵襲過這個人，他的免疫系統才能很快地動員起來，在症狀出現之前遏止病毒的作用。當病毒的紅血球凝集素及神經胺酸酶基因出現極大的變化時，流行性感冒的患者就只能任人宰割，這就是為什麼會發生全面性大流行的原因。

但是，人體還有另一套防禦系統可以對抗流行性感冒。科學家在一九五七年發現，有一種天然的抗生素可以殺死病毒。這是一種由白血球所分泌的蛋白質，名為干擾素。干擾素會將細胞從病毒的控制中奪回，強迫細胞製造各種蛋白質來抵抗病毒。這些蛋白質中最重要的是PKR（phosphokinase RNA），它使病毒無法利用RNA作為遺傳物質，流行性感冒病毒便無法再複製。

哈爾汀持續留意著這些科學發現。他特別注意流行性感冒的大流行以及人們對這些病毒的易感性。

流行性感冒疫苗

在一九四六年的全面性大流行，流行性感冒疫苗第一次出現。但這疫苗是針對前一年的流行性感冒病毒，有許多民眾打了流行性感冒針，卻絲毫沒有作用。流行性感冒病毒的瞬息萬變，讓科學家驚訝不已。一九五七年的全面大流行稱為「亞洲型」流行性感冒，起源於中國而橫掃世界，疫苗也同樣無效。在一九六八年，另一個起源自亞洲的流行性感冒稱為「香港型」流行性感冒。這次，疫苗製造商已有準備，但美國人多半不願意接受注射。

儘管再也沒有一次大流行像1918流行性感冒一樣致命，哈爾汀還是忍不住擔心。如果疫苗製造商能夠知道1918流行性感冒病毒是什麼樣子，他們就能製造疫苗來預防，那麼當1918流行性感冒捲土重來時，就不會造成太大的災難。

當一九五七年的亞洲型流行性感冒來襲時，哈爾汀想到了阿拉斯加。一九六八年的香港型流行性感冒出現時，哈爾汀前往加州柏克萊大學和當地的科學家接觸。「我想，也許我該回到阿拉斯加，看看是否能找到更多冰封的屍體。」哈爾汀建議道。然而這個建議卻沒有得到任何回應，所以他只能耐心等候，等科學進步到值得回到貝立格尋找1918流行性感冒病毒。

「我相信不久的將來，這一刻一定會到來。」

第五章

豬流行性感冒疫苗

在一九七六年二月四日星期三，十八歲的二等兵大衛・路易斯（David Lewis）覺得發燒不舒服，全身痠痛。他流著鼻水，忍著頭痛，身體因畏寒而發顫。他報了病號，獲准回床上休息。當天，他因為發燒而在昏睡和恍惚的清醒中擺盪。到了傍晚，他勉強自己起身。他是紐澤西州的迪克斯基地中，剛徵召來的新兵，他們連上正要進行五哩的行軍訓練。他決定和部隊一同出操。

路易斯在行軍時，覺得越來越不舒服。呼吸變得越來越困難，不論多用力喘息，他總是覺得肺部吸不到足夠的空氣。終於，他支撐不住而昏倒了，他火速被送到醫院，幾個鐘頭之後，他過世了。診斷是：流行性感冒併發肺炎。

整個迪克斯營區一開始的反應是震驚而無法置信。路易斯是個健壯的年輕人，沒有任何慢性疾病，體能處於顛峰狀態。然而幾天後，迪克斯基地的軍醫及公共衛生專家開始有人懷疑，路易斯的死亡會不會只是某種慘劇的前兆。路易斯的死，會不會是1918流行性感冒捲土重來的第一個預兆？

在一個月之前，流行性感冒曾在迪克斯基地中快速傳播。有些人因為發燒、畏寒、發顫而在床上躺了好幾天，而大部分的人根本不當把流鼻水和全身倦怠當作一回事。

喬瑟夫・巴特雷（Joseph Bartley）上校是迪克斯基地預防醫學部的主任，他並沒有認真地看待這件事。他認為這些人只是受到腺病毒（adenovirus）的感染，那是一種比較溫和的病毒，會造成一般的感冒，而引發較輕微的症狀。然而，紐澤西州公共衛生署的署長馬丁・哥德費爾德（Martin Goldfield）則認為，迪克斯基地的士兵們可能罹患了流行性感冒。巴特雷卻相當肯定地說，那只是腺病毒的感染，他甚至和哥德費爾德打賭。為了證明這點，他在一月二十九日從罹病的士兵身上取得喉嚨沖洗液，然後送到醫學檢驗部分析。

剛開始，這只是一個漫不經心的打賭。然而，後來卻演變為醫學史上前所未見的公共衛生災難。這是一個值得警惕的故事。直到二十多年後的今天，我們仍然不清楚如果事情重演，科學家是否有其他的選擇，或是他們能夠做出不同的決定。這個故事是如此微妙複雜，叫人難以剖析。但毫無疑問地，它讓全國成為一個大試驗場，甚至有人說這是一場夢魘。

這件事同時也彰顯了知識的貧乏和真實的恐懼在政治運作下，如何被放大、扭曲，使得科學家有口難言。這個故事徹底展現了媒體輿論的能力，可以將偶然發生的事件，渲染成具有前因後果的事實，並且引燃了恐慌。從紐澤西開始，直到法庭上的結束，這個故事具體展現了想像的可怕。關於1918流行性感冒的恐怖回憶，不時在人們腦中糾纏，就像鬼魅般不時從墳墓中升起。

維多利亞A病毒

當巴特雷和哥德費爾德打賭時，在幾個小時車程之外的馬里蘭州密德基地的士兵也罹患了類似的疾病，展現出同樣的症狀——畏寒、發燒、流鼻水。醫官將密德基地病人的檢體送往實驗室分析，結果顯示這些人是受到腺病毒的感染。檢驗結果並不令人驚訝，因為腺病毒本來就在冬天十分猖獗，它可能是由迪克斯基地傳播過去的。

在一九七五到一九七六年的那個冬天，天氣嚴寒刺骨，即使是最刻苦的人都要躲在屋內。灰白堅硬的雪堆散落在停車場，鑲嵌在道路邊緣。每個地方，無論是公車上、地鐵裡、教室或辦公室，每個人都在咳嗽、打噴嚏。

而迪克斯基地正是腺病毒蔓延的絕佳場所。在新年假期過後，數千名新兵來到這個營區，再加上剛從聖誕節假期回來的老兵，這裡便成了聚集各式各樣病毒的場所。而且這些人的症狀看起來並不特別嚴重，所以他們猜測可能是腺病毒。

因此，就出現了這一次打賭。

謎底很快就解開了。巴特雷從迪克斯基地病人的喉嚨取得抹片標本，然後將這些檢體送到紐澤西州公共衛生署的實驗室檢驗。幾天後，技術員得到了答案。在十九份檢體當中，有十一份檢體含有流行性感冒病毒，病毒的品系跟那年感染廣大群眾的病毒相同，稱為澳大利亞／維多利亞病毒，因為這個品系的病毒是那年在澳洲的維多利亞出現的。巴特雷在這場打賭裡輸了。

病毒學檢驗的結果事實上更加複雜。在那些不屬於澳大利亞／維多利亞病毒的檢體中，有七份檢體的病毒似乎是流行性感冒病毒，可是紐澤西州的技術員無法判斷它們究竟是屬於哪一種品系。這樣的事情並不是沒有發生過，也不代表應該要特別提高警覺，但是這表示需要進一步的研究。所以紐澤西實驗室的流行病學家哥德費爾德便將這些檢體寄到亞特蘭大的疾病防治中心（Centers for Disease Control），這個聯邦機構中的科學家更熟悉各種複雜的檢驗方法，也許可以解決這個難題。

此時，迪克斯基地的士兵也陸續病倒。當路易斯死亡的時候，迪克斯基地的軍醫立刻送了一份路易斯的喉嚨抹片到紐澤西的實驗室進行分析。

雖然病毒學家從路易斯的喉嚨抹片中分離出流行性感冒病毒，但他們卻無法辨識出那是屬於哪一種品系的。同時，他們也無法辨識出另一份從迪克斯基地送來的檢體。哥德費爾德也將這兩份檢體送往疾病防治中心。

當疾病防治中心的病毒學家收到這兩份檢體時，他們已經完成之前那七份檢體的初步分析。其中有五份後來發現也是屬於澳大利亞／維多利亞品系的病毒，但是剩下的兩份檢體則需要進一步的分析。他們發現，另外兩份稍後送來的檢體，也是屬於這種神祕的品系。目前為止，總共有四個人感染了流行性感冒，而他們身上的病毒是無法立刻辨識出來的。

豬流感病毒

疾病防治中心的實驗室花了一個星期的時間，才找出這些病毒的身分。這是豬流行性感冒病毒，或是類似的品系。在一九三〇年代，秀普等人曾研究過這隻病毒，他們認為是這隻病毒引發了1918流行性感冒。標準的免疫學檢驗結果顯示，那些會抑制豬流行性感冒病毒的抗體，同樣也可以抑制這些新病毒。檢驗的方法是讓病毒在受精的雞蛋裡複製，然後取出充滿病毒的混濁液。將這些病毒和紅血球混和，如果紅血球出現凝集，就表示含有流行性感冒病毒。然後將病毒與對抗某種品系的抗體混和，再加入紅血球。如果是相同的品系，這些病毒就會失去活性，紅血球就不會凝集。

然而單憑抗體檢驗並不能確切地證明這些迪克斯基地的病毒就是引發1918流行性感冒的病毒，畢竟從來沒有人真正分離出1918流行性感冒的病毒。而唯一的證明，就是那場流行性感冒的倖存者身上竟然有豬流行性感冒病毒的抗體，而出生於一九一八年之後的人卻沒有這樣的抗體。科學家知道，會受到同樣抗體攻擊的病毒，就是同一種病毒——至少是非常類似的病毒。而豬流行性感冒病毒的抗體卻不會抑制一般的人類流行性感冒病毒。

當然，自從一九一八年以來，豬隻陸陸續續受到豬流行性感冒病毒的侵襲，但這些病毒似乎只侷限於感染豬隻。只有極少數感染了豬流行性感冒的豬隻，會將病毒傳染給人，在人類身上引發輕微的流行性感冒症狀。即使如此，感染並不會繼續蔓延，受到感染的人不會將病毒傳播給另一個人。以往所見的豬流行性感冒病毒品系，似乎不會引發人類之間的大流行，更別說致命了。

然而迪克斯基地的情況似乎不同，這些士兵並沒有接近豬隻，也就是說，豬流行性感冒很可能是在人與人之間傳播，而受到感染的四個人當中，已經有一位死亡。

在二月十二日星期二，路易斯死亡後的八天，疾病防治中心的實驗室主任華特．道鐸（Walter Dowdle）醫師看著實驗報告，得知迪克斯基地有四個人感染豬流行性感冒，而且已經有一人死於此疾。他知道，這是個異於尋常的時刻。

神祕的死亡事件

這和1918流行性感冒實在是太像了——一個健康而強壯的年輕人，神祕地在患病後幾天內身亡。而且迪克斯基地的士兵正處於這種流行性感冒猖獗的最佳年紀，如同一九一八年的大流行。只有五十歲以上的人才可能經歷過1918流行性感冒，他們的體內才可能有抗體保護他們免於病毒攻擊。這表示如果病毒捲土重來的話，絕大多數的年輕人根本毫無招架之力。

聯邦當局的公共衛生部正處於十字路口。這次迪克斯基地的流行性感冒可能是另一次災難的警鐘。如果真是如此，沒有多少時間可以蹉跎了。從一九一八年以後，醫學研究者已經學會如何分離病毒、辨識流行性感冒病毒的種類，也學會如何製造疫苗。不過，製造流行性感冒疫苗需要花上好幾個月的時間。也許迪克斯基地的事件是天賜的警訊，讓人們可以及早避免像一九一八年那樣的災難。如果真的有某種流行性感冒病毒即將降臨，造成大量年輕人死亡，那麼大流行發生的時間應該在即將到來的秋天。屆時，這隻曾經在不久前浮現的新病毒，將會掌管整個世界。也就是說，如果生技公司能努力製造出足夠的疫苗，美國人便可能免於另一波豬流行性感冒的傷害。

然而有些問題是顯而易見的，例如從來沒有人試著對整個族群注射流行性感冒疫苗，所以很難估計到底要製造多少疫苗。而有些問題是科學上的，到目前為止，收集到的資料仍過於瑣碎，所以在面對這樣重大決定的關頭，他們實在很難有充分的證據來做判斷。

沒有一個簡單的答案。

但是道鐸深知，這樣的事件實在是太重要了，所以他等不及正常上班時間，就急著將情形告訴疾病防治中心的主任大衛・森瑟（David Sencer）醫師。當天晚上，他在家裡打電話給森瑟，告訴他這個殘酷的消息。當然，這也可能只是個假警報，實驗室有可能出錯。所以，森瑟要求實驗室的病毒學家第二天再重複這些檢驗。

十年為週期的大流行

在二月十三日，病毒學家重新進行一次檢驗，但需要幾天的時間才能知道結果。因為考慮到這些結果的重要性，森瑟無法再繼續等待下去。隔天，也就是二月十四日星期六，他召集了聯邦官員進行會議。這意謂著這些平時公務繁忙的聯邦公共衛生官員，必須即刻飛到亞特蘭大。而他們也都答應了。

毫無疑問地，檢驗結果並不樂觀。而知名的病毒學家愛德恩．基爾波倫（Edwin D. Kilbourne）醫師的理論，更加深了森瑟的恐懼。基爾波倫當時是紐約西奈山醫學院（Mount Sinai School of Medicine）微生物學系的系主任，他提出一種理論：大約每隔十一年，就會發生一次流行性感冒的全面大流行。基爾波倫主張，每隔一段時間，病毒就會突變成另一種新的型態，讓人防不勝防。上一次大流行發生在一九六八年，也就是說，他預測在一九七九年，世界將會受到新品系流行性感冒病毒的全面攻擊。

也許是巧合，就在疾病防治中心確認迪克斯基地的病毒是豬流行性感冒病毒的同一天，基爾波倫在《紐約時報》的專欄上發表了一篇文章，說明流行性感冒大流行的週期性，並警告新一波的大流行即將來臨。那篇文章的標題是：〈流行性感冒即將來襲，準備好疫苗打仗吧！〉在文章旁邊還有一幅誇張的插畫，畫著一個落海的傢伙，拚命地握住一根救生索。

基爾波倫注意到，每隔十年，流行性感冒病毒就會明顯地改變，導致週期性的大流行。他認為，這是因為病毒表現在外殼表面的蛋白質有限，而病毒似乎會週期性地改變這些蛋白質，使人體的免疫系統辨認不出來。

歷史似乎支持基爾波倫的說法。一九五七年的亞洲型流行性感冒病毒和一八八九年蔓延世界的流行性感冒病毒非常相似。而一九六八年的香港型流行性感冒病毒也被認為和一八九八年的病毒很類似。到了一九七九年，基爾波倫推論，很可能會出現類似一九一八年的流行性感冒病毒。

雖然基爾波倫對於自己的推論還是有所保留，因為這只是根據少數資料所提出來的觀點，但他還是決定提出這樣的想法。在那篇文章中，基爾波倫簡單地舉了幾個例子。「從一九四〇年代以來，流行性感冒大流行標示了每個十年的結束，時間間隔大約是十一年：一九四六年，一九五七年，一九六八年。以此類推，我們知道一九六八年加上十一年是一九七九年。因此我強烈地建議公共衛生相關單位，對於即將到來的天然災難，盡快提出最完善的應對計畫。」

基爾波倫同時也提到，就目前為止，疫苗並沒有辦法完全保護人類免於流行性感冒的侵襲，但這並不表示疫苗是沒有用的。「針對流行性感冒的疫苗已經問世三十多年，」他寫道，「然而人們還是無法有效阻止最近幾次的大流行。不管即將來臨的是哪一種流行性感冒，我們都必須改變以往紙上談兵的做法。過去，政府只會給大眾模稜兩可的建言，卻未提供足夠的疫苗分配。」

向病毒專家求援

當基爾波倫發表他對下一波大流行的看法時，公共衛生官員以及病毒學家們也正在召開會議，商討如何面對迪克斯基地的病毒。在森瑟決定召集緊急會議的那天，十三號星期五，哥德費爾德也打電話給基爾波倫，告訴他關於迪克斯基地的病毒發現，同時還將四份檢體寄到紐約給他。哥德費爾德十分了解基爾波倫——他曾經是基爾波倫的博士後研究員——所以他毫不遲疑地向基爾波倫請求援助。他希望基爾波倫即刻開始在實驗室裡進行研究，找出快速繁殖的病毒品系，製造有效的疫苗，以備不時之需。從迪克斯基地士兵身上分離出來的豬流行性感冒病毒，無法在實驗室裡快速增殖，可是如果要製造疫苗的話，就必須把這些病毒轉換成能快速增殖的品系。

基爾波倫是世界上首屈一指的病毒專家，在過去的十年裡，基爾波倫已經成功地生產出各種流行性感冒病毒的快速繁殖品系。如果迪克斯基地的豬類流感病毒是１９１８流行性感冒即將捲土重來的預警，我們就沒有多少時間可以耗了。

「我相當感興趣，」基爾波倫說。他那篇看似過度誇張的文章，現在似乎變得充滿前瞻性。「我想，也許我比自己想像中的還正確。」基爾波倫回憶道。他焦急地期待星期一早晨，病毒的到來。

召開緊急會議

在二月十四日星期六的早上九點，森瑟的緊急會議召開。這些美國公共衛生界的領導者們秘密地聚集在亞特蘭大郊區的疾病防治中心，商討迪克斯基地發生的事情，並決定下一步應該如何進行。

這群人都位居要職，如果有必要，他們將有權力即刻採取行動。這些人包括：約翰．席爾（John Seal）醫師，他在國家衛生院過敏及傳染疾病研究所，研究流行性感冒病毒及如何防止這類病毒的傳播；哈利．梅爾（Harry Meyer）醫師，他是食品藥物管理局（Food and Drug Administration）生物處（Bureau of Biologics）的處長，負責疫苗的品質管制及上市許可；紐澤西州公共衛生署的署長哥德費爾德；以及華特里德陸軍研究所的兩位陸軍上校，菲力浦．羅斯（Philip Russel）及法蘭克林．拓普（Franklin Top），他們負責數百萬官兵的健康事務。

在會議開始時，每個人都臉色凝重，還有些焦慮不安。他們都盡量讓討論的焦點集中在科學上。首先，森瑟請道鐸報告豬流行性感冒，並說明根據實驗室的檢驗結果，豬流行性感冒病毒已經感染了迪克斯基地裡的士兵，同時還造成了一個人的死亡。然後，這些官員們討論著檢驗結果所代表的意義。這些豬流行性感冒病毒的檢驗結果，可能是錯誤的嗎？這個結果可能是實驗污染所造成的嗎？哥德費爾德說，他會再提供這些被認為是豬流行性感冒病毒的檢體給疾病防治中心，重新在一個未曾進行過流行性感冒研究的實驗室裡檢驗。

如果真的發生豬流行性感冒大流行，那麼疫情的範圍到底有多大？軍方的代表說，軍醫可以從迪克斯基地裡受感染的士兵取得更多的檢體，同時也收集基地裡的其他士官兵以及他們家人的血液檢體，檢驗當中是否含有豬流行性感冒抗體——抗體是病人曾經感染過豬流行性感冒，並且復原的最佳證據。紐澤西州公共衛生署將針對迪克斯基地附近的居民進行調查，看看他們是否曾經感染過豬流行性感冒。席爾醫師說，國家過敏及傳染疾病研究所將主導一個全國性的調查，以確定豬流行性感冒蔓延的範圍有多廣。

當然，每個人都還要回答一個迫在眉睫的問題，這四個豬流行性感冒病例是否是全新大流行的前兆？約翰霍普金斯大學醫學院亞瑟·席夫斯坦（Arthur M. Silverstein）醫師曾在一九七六年擔任參議院健康委員會的幕僚，他指出，這些人對於這個問題十分敏感，他們盡可能避重就輕，避免談論這種可能性。「然而事實上，這樣的想法已經清楚地浮現在大部分與會者的心裡。」從那天他們所達成的許多共識來看，他們已經做了最壞的打算，準備面對１９１８流行性感冒再度來臨。

達成共識：製造抗體、發展疫苗、血液檢驗

這群人也決定製造豬流行性感冒的抗體，作為實驗室檢驗之用。製造抗體所要進行的工作，就是將病毒打到實驗動物體內，像是天竺鼠、白鼬，甚至是雞，過了幾個星期之後，如果這些動物沒有生病或死亡的話，牠們就會製造出對抗疾病的大量抗體。這些抗體會出現在淡褐色的血清裡面，血清就是血液去除掉紅血球後的液體。

森瑟所召集的這群人同時也同意，疫苗的準備工作勢在必行。他們決定，要先大量複製這隻剛分離出來的豬流行性感冒病毒，以備萬一。疾病防治中心也說，他們會開始培育特殊品系的此種病毒，好讓病毒可以在雞胚裡快速增殖，如果國家打算進行全面性的疫苗接種計畫，他們就能製造出足夠的病毒。接著，哥德費爾德說，他預想到會有這樣的決定，所以他已經把病毒檢體送給基爾波倫了。食品藥物管理局的梅爾說，只要一準備好，他們就會盡快將這種特殊品系的病毒送到生技公司，大量製造豬流行性感冒疫苗。

最後，他們知道他們還需要進一步調查，確定豬流行性感冒病毒是否只出現在迪克斯基地裡，還是已經蔓延到外面了。如果已經開始蔓延，那麼範圍有多廣、速度有多快。要知道這個問題的答案，就必須從流行性感冒病患取得血液檢體，幾個星期之後，再從同一個人的身上抽血——此時，病人的血液中將含有豐富的抗體。然後，他們會檢驗病人的血液中是否含有豬流

行性感冒抗體，可以阻止紅血球的凝集。我們可以這樣假設，除非病人感染過同樣的豬流行性感冒，或是經歷過一九一八年，否則他們的血液應該不會含有豬流行性感冒的抗體。但是如果這些病人感染的是豬流行性感冒，在他們生病幾個星期後所取得的血液檢體，將會充滿豬流行性感冒的抗體。

這群人同時也知道，沒有任何方法可以讓他們回答這個最嚴酷的問題：從迪克斯基地士兵身上所發現的豬流行性感冒病毒，會是１９１８流行性感冒重臨人間的第一個徵兆嗎？或者，那只是一隻無關緊要的病毒，鮮少在人與人之間傳播，也不會造成多大的傷害？在迪克斯基地一帶，還沒有發生任何致命的大流行，所以一切都還是未知數。沒有人想要引發大恐慌，可是他們也知道，如果將這個秘密隱藏太久，他們將逃不過媒體和公眾輿論的壓力。

守口如瓶的研究者

在二月十六日星期一，基爾波倫到了他的實驗室，卻沒看見哥德費爾德寄給他的包裹。那個含有病毒的包裹不見了！他到處都找不到。基爾波倫神情凝重，他擔心這些致命的病毒會不會寄丟了，會不會流落到沒有人知道的地方，他也擔心這些裝病毒的瓶子會不會意外地破掉，或是被打開來，擔心這些病毒會不會已經開始感染人們。後來，他想到了原因。在那個時代，還沒有隔夜送達的聯邦快遞，這些檢體是用郵寄的。二月十六日是華盛頓誕辰紀念日，國定假日不上班。基爾波倫只要再等一天，就可以拿到那四瓶用黑頭蓋子鎖著的病毒檢體。

在二月十七日，疾病防治中心的病毒實驗室再次完成檢驗的工作，他們確定迪克斯基地的士兵所感染的，的確是豬流行性感冒病毒。同一天，基爾波倫也將這些病毒打入受精的雞蛋，開始培養可以用來製造疫苗的病毒品系。

基爾波倫擔心，研究這樣致命的病毒可能帶來巨大的危險，所以他決定，只有他和另一位實驗室裡的技術員芭芭拉．波可妮（Barbara Pokorny），可以在封閉的實驗室裡研究這隻病毒。今日用來研究致命病毒的先進實驗設備，在一九七六年還沒有發明。除了波可妮，他沒有告訴任何人這隻新種病毒的特性。幾個月後，波可妮告訴《紐約時報》科學版的記者哈洛．史密克（Harold Schmeck）說：「我守口如瓶，不讓任何人進到那間實驗室。他們真的以為我精神錯亂了。」

媒體的渲染

同時，政府官員也在商討該何時公布迪克斯基地的豬流行性感冒事件。在此之前，他們想要盡可能了解狀況，看看這樣致命的流行性感冒會不會消散。當然，如果這個消息洩漏給媒體知道了，那將會是最糟糕的情況。

不過，要宣布這樣的事情必須小心謹慎，避免引發任何恐慌，因為沒有人知道豬流行性感冒是否真的會橫掃全國。所以，在二月十九日，森瑟在疾病防治中心召開了記者會。這場記者會僅向亞特蘭大附近的記者開放，但是也有電話連線到全國各大媒體。他希望盡量保持低調，甚至不要提到關於一九一八年的任何事情。然而在官方宣布這件事情之後的自由發問時間，這樣的關聯性還是被提起了。少部分機警的記者，就抓住這點大作文章。

史密克在《紐約時報》寫了一整版的深入專題報導，標題是〈聯邦政府發布流行性感冒警報，病毒大流行捲土重來〉。這篇專題從一九一八年開始導入，並指出：「引發現代史上最嚴重的全球流行性感冒的病毒，可能已經捲土重來。」國家廣播公司（NBC）的新聞中也有類似的報導，同時還展示了一九一八年的歷史照片，照片中的人們戴著口罩，希望自己免於流行性感冒的屠戮。

記者會的隔天，就是史密克的專題報導出現在《紐約時報》的同一天，政府單位的科學家再度集會，這次的會議地點在馬里蘭州畢士大（Bethesda）的生物處本部，距離華盛頓的郊區不遠。基爾波倫和亞伯特・沙賓（Albert Sabin）兩位政府單位外的傑出病毒學家也加入了這次的會議。在科學上並沒有什麼新的進展——有幾個士兵感染了豬流行性感冒，其中有一個人已經死亡，而到目前為止，並沒有證據證明這是一個新的全面大流行。不過，席夫斯坦說：「不知道為什麼，大家看待這個事件的心態已經從『如果……』轉變成『這是……』。不管是政府官員、科學家，或是一般百姓都同意，這次紐澤西爆發的疫情可能是某種更嚴重、更具傳染力的疾病前兆。當我們還無法確定疫情的危險性時，我們對流行性感冒的認知告訴我們，這疾病有蔓延開來的可能性。所以，我們最好採取行動，免得到時候遺憾。」

會議裡的成員急切地討論後勤支援上的問題：如何催促製造商、如何測試豬流行性感冒疫苗、如何進行全國性的預防注射，讓每個人都可以抵抗豬流行性感冒的侵襲。

矛盾的證據

同時，醫師們也不斷監視著迪克斯基地的變化。那裡的士兵持續地感染流行性感冒，但是大部分人感染到的品系都是維多利亞A型病毒。然而還是有些惱人的徵兆，顯示豬流行性感冒病毒仍然存在。病毒學家發現，在二月份感染流行性感冒的病人裡，找到了第五位身上帶有豬流行性感冒病毒的病人。而根據血液抗體檢查的結果，有八位曾經患過流行性感冒而且康復的人染上的是豬流行性感冒。而經過迪克斯基地的軍醫進一步調查，發現有五百個人體內擁有豬流行性感冒抗體，這表示他們以前曾經受到過這種病毒的感染。

而住在迪克斯基地附近的居民，似乎沒有感染過維多利亞A型以外的病毒，紐澤西州其他地方的居民也是一樣。而軍方調查了其他軍事基地及營區，也沒有發現豬流行性感冒的蹤跡。此外，國家衛生院以及各州的衛生單位在全美的其他地方，也都沒有發現任何豬流行性感冒的病例。疾病防治中心同時也向世界衛生組織詢問，看看其他國家是否有豬流行性感冒的病例，他們的答覆是，在世界上其他地區也找不到這樣的病例。

哥德費爾德在一年多以後向外界談論這件事情時，坦承他們所面對的難題。「這是個不尋常的案例。一種全新的病毒品系在二月份的第一星期出現，接著就消失了。也許是因為這隻病毒競爭不過維多利亞A型病毒。但從另一個角度來看，從來沒有一隻全新的A型病毒在人與人之間傳播，卻沒有引發任何大流行。這種全新的病毒品系發源自迪克斯基地，而且恰好被我們辨認出來，這種機率可說是微乎其微。」

基爾波倫也感到嚴重的矛盾，因為找不到任何顯示豬流行性感冒病毒已經蔓延的證據。「在迪克斯基地之後，有很長的一段時間什麼事情也沒有發生。儘管軍營是十分適合病毒發展的溫室，但這隻病毒並沒有傳播到外面的社區。」

有一個可能的解釋。「每到春天和夏天，流行性感冒病毒就會消失無蹤。當然，現在我們知道病毒並不是真的消失不見。」基爾波倫補充道。雖然流行性感冒在夏天比較少發生，但還是有零星的個案。有些人會出現流行性感冒的典型症狀——發燒、全身肌肉痠痛。有些人只有輕微的症狀，像流鼻水、輕微發熱，他們常把這類症狀稱為「夏日傷風」。還有些人感染了流行性感冒，但沒有出現任何症狀，卻能把病毒傳染給其他人。基爾波倫說，即使是在大流行發生期間，有至少百分之七的人感染了流行性感冒卻沒有出現任何症狀。而另一個流行性感冒在夏天較不常見的原因是，病毒在溼度高的環境裡很快就死亡了。病毒需要在乾燥的冬天才能蔓延，這也就是為什麼流行性感冒大流行常常在春天來臨時就消失不見。

即使這些豬流行性感冒病毒並沒有蔓延開來的跡象，基爾波倫還是認為不能過於樂觀。天氣漸漸回暖，春天就要來臨。「我擔心，病毒正在某個地方過冬。等到秋天來臨，病毒就會突然出現。」他補充到：「如果有個疫苗接種計畫，我們就有機會遏止大流行的出現。」

那時，基爾波倫在一次訪談中說道：「我們所有的人都希望能找到更多的證據，但我們所能做的就是等待。不過眼前的情況是如此危急，我們實在沒有多少餘裕了。」

一年後，在一篇關於這場豬流行性感冒的分析報告中，兩位醫學專家理察・紐史塔德（Richard Neustadt）與哈維・芬伯格（Harvey Fineberg）寫道：「一位罹難者、十三個病例、五百名曾經感染過並產生抵抗力的新兵，都在同一個陸軍營區裡發生。這些就是二、三月間，豬流行性感冒曾經在世界上造成人與人之間傳染的唯一案例。而此時也是北半球流行性感冒季節的最後一個月。」

預防接種諮詢委員會

不過，如果要製造出足夠的疫苗來對抗豬流行性感冒，那麼時間已經所剩不多了。一般而言，衛生署長指派的預防接種諮詢委員會在一月份時，就會決定該年度應該製造哪一種流行性感冒疫苗。在一九七六年的一月份，預防接種諮詢委員會已經決定製造對抗維多利亞A型病毒的疫苗，來保護四千萬名六十五歲以上的老年人以及慢性疾病患者。在二月底，默克、國家默立爾（Merrell National）、派德（Parke-Davis）以及衛氏（Wyeth）四家藥廠，已經生產了大約兩千萬劑對抗維多利亞A型病毒的疫苗。很明顯地，這樣的決策需要重新評估。

在這個時候，基爾波倫正努力培育可以快速增殖的病毒品系，以便用於生產疫苗。他和他的助理總共花了兩個星期的時間，完成這樣的工作。他們將這隻病毒命名為X-53。雖然那個時候，他們也只有大約一茶匙量的病毒，但他們開始分配發送這些病毒。在二月二十七日那個週末，國家衛生院和疾病防治中心通知基爾波倫，希望取得此病毒。一個星期之後，那四家疫苗製造公司都開始研究基爾波倫的病毒，希望能生產出豬流行性感冒的疫苗。

預防接種委員會再度召開會議。每個人都知道，三月十日的這次會議將是關鍵性的會議。在前一天，森瑟和他的幕僚聚集在一起，準備該次的會議。道鐸也是幕僚之一，他回想起當時所面臨的兩難：「很明顯地，我們沒有證據證明這隻病毒會蔓延開來。但是我們也清楚知道，在迪克斯基地確實有人與人之間傳染的病例。而我們也明確知道，五十八歲以下的人對病毒沒有任何的免疫力。也就是說，大部分的民眾都是高危險群，特別是年輕人。區域性的流行可能會演變成全面性的大流行。」

而即使病毒看來已經在迪克斯基地消失，但沒有人可以保證病毒不會再出現，道鐸說：「流行性感冒總是出其不意。雖然六個星期只是一段很短的時間，但我們必須承認全面大流行的可能性。」

基爾波倫說，真正的困難在於如何評估風險。他支持推動預防接種計畫，他說：「我發現，要精確地傳達並讓人了解新種病毒和一九一八年的病毒之間的關係，是非常困難的。」迪克斯基地的病毒是從豬隻身上來的，但對科學家而言，這是非常薄弱的證據。如果不是真正看到流行性感冒病毒在群眾中所展現出來的威力，科學家根本沒有辦法決定一隻流行性感冒病毒到底有多危險。他們也沒有辦法比較迪克斯基地的病毒和一九一八年的病毒，因為沒有人有一九一八年的病毒樣本。

接種疫苗還是儲存疫苗？

基爾波倫描述這樣兩難的局面。「我們從迪克斯基地得到的臨床資訊，根本不足以讓我們對病毒的未來發展做出判斷。不過，這隻病毒所造成的肺炎和年輕新兵的死亡，的確讓人感到不安。」

如果政府當局決定進行豬流行性感冒疫苗的全國預防接種，很顯然地，已經沒有時間可以蹉跎了。製造疫苗需要花上幾個月的時間，而分配發送這些疫苗到全國各地也需要八到十個星期。此外，從接種疫苗到對產生免疫力，也需要兩個星期的時間。所以，從製造豬流行性感冒疫苗，到全國完成預防接種，至少需要三個月以上。

還有另一種可能。也許可以先製造疫苗，然後將這些疫苗儲存起來，等到真的發生大流行時再使用。然而，與會的科學家認為，流行性感冒可能在一夜之間就傳遍了全世界，「與其把疫苗儲存在倉庫，不如儲存在民眾身上。」

但是道鐸並不贊同立刻採取行動，進行全國性的預防接種計畫。紐史塔德和芬伯格訪問了一位曾經參與三月九日會議的疾病防治中心幕僚。他要求匿名，並且解釋說：「對疾病防治中心而言，這次的事件除了麻煩，還是麻煩。我們正處於一個流行性感冒季節的尾聲，而試著為下一個即將來臨的流行性感冒季節做準備。很顯然地，我們可以對每個人進行預防接種。但是如果我們決定要進行這樣的計畫，我們勢必要中斷對其他疾病的防治工作。」

就算真的有流行性感冒大流行，那位幕僚說，預防接種計畫也必然會引發大災難。那些沒有辦法接受流行性感冒預防注射的人，必然會感到十分憤怒，因為他們將對大流行沒有抵抗力。而那些接受預防注射卻又感染其他種感冒病毒的人，則會認為疫苗沒有發揮作用。最後，數以百萬的群眾都會覺得很不滿。的確，一九一八年的事情不太可能會重演。可是，這位幕僚說：「誰有十足的把握呢？而且，萬一事情發生了，將會造成毀滅性的大災難。」

從另一個角度來看，如果沒有發生全面性大流行呢？這位幕僚說道，疾病防治中心將會被指責浪費公帑；從接受疫苗注射的人，到執行疫苗注射的人，每個人都會抨擊疾病防治中心。「這根本是毫無勝算的局面。」這位幕僚下了這樣的結論。

然而，最後在三月九日的會議裡達成的共識是可以預期的。畢竟，這些與會人士的任務是保衛公眾的健康，預防疾病的發生。「寧願準備了疫苗而沒有發生大流行，也不要發生了大流行卻沒有準備疫苗。」基爾波倫道。

關鍵性的決策會議

當預防接種諮詢委員會在第二天召開時，整個會議室裡瀰漫著興奮與期待。這個公共衛生計畫第一次呈現在世人面前，這將是一個充滿希望的戰役，藉著全國性的預防接種來對抗豬流行性感冒。當天有許多媒體出席，也有許多專家到場，像是基爾波倫，他已經表明他的立場，希望能夠進行全面性的預防接種。

在二十多年後，我們實在很難想像當時人們心裡的感受。但是，紐史塔德和芬伯格這兩位政策專家，在一年後訪問了曾參與決策的與會成員，並寫了一份正式的報告給衛生教育福利部的部長喬瑟夫．加里夫諾（Joseph Califano）。他們詢問這些成員的個人意見及公開說辭，試圖重建這個關鍵事件的真正風貌。

在訪談後他們得知，與會者私底下估計發生豬流行性感冒大流行的機率，從百分之二到百分之二十不等，但他們從未正式討論過這個問題。「每個人都只敢在私底下臆測，」紐史塔德和芬伯格寫道：「這些臆測都只是個人的判斷，而沒有任何科學根據。直到現在，他們才吐露自己的想法。」

而另一方面，基爾波倫說：「我個人認為，在那個時候，強調可能性遠較估計發生機率來得重要。就算發生大流行的機率是百分之一，如果真的發生了，後果可是不堪設想。」

哈佛大學的歷史學家厄尼斯特．梅（Ernest R. May）和紐史塔德後來分析了那次關鍵時刻的決策判斷。他們認為，在一些歷史事件——像是豬玀灣事件或越戰——的關鍵時刻，都有一些共同特徵：「決定關鍵決策的人在事後都會問：『我們怎麼會做那樣的決定？』」

預防接種委員會在三月十日召開的會議是個轉折的關鍵，同時也顯示出一九一八年的陰影在這個領域的專家心中，是多麼巨大且揮之不去。

紐史塔德和梅特別註記道，當天與會的專家從未公開談論他們預估美國發生致命豬流行性感冒大流行的機率。這是一個重大的錯誤。他們強調，在做成重大決策之前，聯邦官員應該先要求這些醫學專家公開陳述他們認為大流行可能發生的機率。「如果這些專家對於這樣的問題感到遲疑，我們可以詢問他們：『你們是我的顧問，請問我可以告訴媒體說發生的機率是X嗎？如果不行，那Y如何？』就這樣一直問下去。當這些人提出不同機率的時候，你可以進一步問他們：『為什麼？』如此，有些似是而非的觀念便可以被釐清。最重要的是，在做出結論之前，讓這些專家想法能互相溝通。」

亞歷山大問題

另一個能讓隱藏的假設或判斷浮現出來的方法，就是提出紐史塔德及梅所謂的「亞歷山大問題」。羅素・亞歷山大（Russell Alexander）醫師也參加了三月十日的會議，他是華盛頓大學的公共衛生學教授。亞歷山大在會議中提出了一個十分巧妙的問題。紐史塔德和梅認為，如果決策者能夠經常問自己「亞歷山大問題」，那麼許多歷史上常見的錯誤決策，也許都能避免。

亞歷山大的問題其實相當簡單，卻一針見血。他問與會的成員，要如何才能讓他們改變心意，不再決定進行全國性的疫苗注射計畫？是有新的證據，證明那幾個豬流行性感冒的病例都只是輕微的感染？或是，除了迪克斯基地裡的士兵，再也沒有任何人染上豬流行性感冒？如果這次事件爆發的時間不同，或是地點不同，會改變他們的決定嗎？

紐史塔德及梅寫道：「亞歷山大的問題並沒有得到任何回應。在那種情況下，這是一個正確的問題。繼續追問下去，可以激盪出更多深層的問題，然而這些問題卻沒有機會得到回答，包括計畫所引發的效益及副作用、如何定期評估、如何辨別傳播性和嚴重性，還有關於庫存的問題。」

事實上，紐史塔德和梅了解到，「亞歷山大的問題指出了受到過去的經驗所影響的因果關係。」因為這個事件跟1918流行性感冒有高度的相似性，所以在人們心中造成相當大的陰影，同時也暴露出在這次豬流行性感冒的決策過程中，科學證據是相當薄弱的。

儘管他的問題被忽略了，亞歷山大還是急切地提出警告，並建議最好先把疫苗製造出來儲存，並確定是不是真的有危險的全面大流行正悄悄地在醞釀。但是，亞歷山大是個文靜溫和的人，所以他並沒有強烈地推動他的主張。後來他就很少說話了。事實上，紐史塔德和梅注意到，「亞歷山大似乎是個不起眼的人，他的行事是如此溫和，以至於其他的成員在回憶起他的發言時，只有模糊的印象。別人只依稀記得他提出警告的聲音，在這樣的場合裡，他其實是很容易被忽略的一個人。」

紐史塔德和芬伯格曾經訪問亞歷山大，他告訴他們說：「我的想法是，在把外來物質打進人體時，謹慎保守一點總是對的，特別是這件事關係到兩億個生命。如果沒有真正必要，就別這樣做。」

公共衛生學者的期待

亞歷山大的憂慮很容易被忽視，特別是在所有的人都急切地想要執行歷史上最重要的公共衛生運動，進行全國性的預防接種來對抗一種可能致命的全面大流行。而任何希望這個計畫繼續進行的理由都很難被忽略。

席爾回憶起當時，有位疾病防治中心的幕僚曾經私底下告訴森瑟說：「假如到時候真的發生大流行而帶來死亡，那麼一定會有人說：『他們曾經有機會可以拯救生命；他們製造了疫苗，卻只是把疫苗放在冰箱裡。』然後這些話會變成：『他們什麼也沒做。』還有更糟的：『他們甚至沒有向部長建議執行對抗流行性感冒的預防接種計畫。』」

從某些角度來說，這種急切想要進行計畫的熱情，已經不再是單純想要保護人民免於疾病的侵擾，而是摻雜了許多情結。他們同時也急切地想要展現公共衛生的重要性。在那個時代，公共衛生學看起來已經不再那麼顯眼，所有的光采都被初萌芽的分子生物學給搶走了。如同德州大學公共衛生學院的院長魯爾．史塔隆（Reuel Stallones）醫師所說：「這是一個公共衛生學者回饋社會的機會，也可以展現出流行病學的人性關懷。受到社會關注的分子生物學並沒有太多的人性關懷。儘管流行病學握有減輕人類痛苦的關鍵，可是在社會的評價中，流行病學的層級卻是相當低的。」

然而有幾位科學家小心翼翼地表達了他們的保留態度。也許到了冬天，豬流行性感冒大流行沒有發生，而預防接種計畫只是白忙一場。基爾波倫說：「但是主張保留的聲音，最後還是屈從於繼續執行這個計畫的期待。」事後回想起來，儲存疫苗的建議顯然是更合理的。但基爾波倫提醒自己，當初有兩個迫切的理由，使他相信讓每個人都接受預防注射是最好的選擇：

第一，如果這群人決定製造、然後儲存這些疫苗，將會使國會的支持更加搖擺不定。這個計畫已經夠麻煩了，如此一來，所有的動力可能都會消失。

第二，負責預防接種計畫的人員告訴我們，這個計畫的主要問題在於分配發送，如何建立接種診療站？而且，如果病毒一如往常地在冬天來臨，迅速地蔓延，那麼預防接種的工作就會妨礙其他許多重要工作的進行。

森瑟的行動備忘錄

在三月十日的下午，這群人達成了共識：進行全國性的預防接種來對抗豬流行性感冒。

「史塔隆做了一個很好的結論，」森瑟評論道：「第一，有證據顯示，出現了一種新的病毒，這種病毒會在人與人之間傳染。第二，在過去，只要出現了一種會在人與人之間傳染的新種病毒，總是會引爆大流行。第三，這是第一次我們有足夠的時間也有足夠的知識，來進行群眾的全面預防接種。所以，如果我們相信預防醫學是對的，那麼我們別無選擇。」

森瑟寫了份九頁的摘記，後來變成他的「行動備忘錄」。現在，他的目標就是說服政府開始採取行動。他向政府提出了好幾項建議，甚至包括「什麼也不做」。但他特別列出了諮詢委員會建議預防接種的理由：因為1918流行性感冒有可能捲土重來，所以他們建議聯邦政府購買足夠的疫苗，讓每個美國人都能接受預防接種。森瑟寫道，國家過敏及傳染病研究所將執行區域性的試驗，生物處會進行疫苗執照的核發，許多公家和私人團體將執行實際的接種注射工作，而疾病防治中心負責監督考核。這些疫苗的費用大約要一億美元，而整個計畫的其他部分，則大約要三千四百萬美元。「在歷史上，我們從來沒有執行過規模如此龐大、影響如此深遠的公共衛生計畫。」他解釋道，「我們沒有任何先例；沒有任何衛生政策可以和這次的規模相比。」

森瑟將這份備忘錄呈送給他的上司，衛生署的副署長希歐朵・古柏（Theodore Cooper）醫師，然後呈送給衛生教育福利部的部長大衛・馬修（David Mathews）。最後，這份備忘錄循著聯邦政府的行政體系，層層往上遞送到福特總統的手中。而這份備忘錄，也是政策形成的關鍵。

紐史塔德和芬伯格發現，「這份備忘錄讀起來就像是精心設計過的，讓美國政府無法拒絕其中的建議，只能做出預期中的回應。」而這份備忘錄也真的達到這樣的效果。

從部長到總統

森瑟在三月十三日星期六寫下這份備忘錄。到了三月十五日星期一，森瑟前往華盛頓與馬修會面，試著推銷自己的論點。衛生署的代理副署長詹姆斯・狄克森（James Dickson）醫師也陪同出席。無可避免地，會議的焦點集中在１９１８流行性感冒可不可能捲土重來。

結果如同預期，馬修同意推動全面性的預防接種計畫。森瑟說：「我將這個提議告訴馬修時，他問我：『可能性有多大？』我說：『不知道。』然後，你可以從馬修的臉上，看出他即將做出重大的決定。」

馬修也同意這樣的說法，「當我聽到森瑟和狄克森向我報告這件事時，我知道行政體系必須做出某種回應。這是無可避免的。」

他了解到，如果1918流行性感冒捲土重來的機率是「不知道」，那至少表示發生機率大於零。這就足以讓我們推行計畫了。馬修說：「如果因為它發生的機率很低，我們就不加以防範，未來我們將無法面對選民。」

那個早上，馬修立即寫信給預算管理局的局長詹姆斯．林恩（James Lynn），向他解釋豬流行性感冒預防計畫：「我們之所以要這樣做的原因是，我們即將看到1918流行性感冒病毒捲土重來，這是最致命的流行性感冒病毒。在一九一八年，有五十萬的美國人死亡。這樣的數字如果投射到一九七六年，這隻病毒將會殺死一百萬人。」

在預防接種諮詢委員會開會後的五天內，悲慘的流行性感冒大流行的發生機率，已經升高到幾乎確定會發生了。在諮詢委員會議當中，這些成員還只是討論發生大流行的「可能性」，但是紐史塔德和芬伯格注意到，「到了森瑟在會議三天後所寫的行動備忘錄裡，已經用了『強烈可能』這樣的字眼。現在馬修還進一步地將『可能』，轉變成『即將發生』。」而在迪克斯基地所發現的病毒被認為非常類似1918流行性感冒病毒，只是因為這兩隻病毒都會被豬流行性感冒的抗體所吸附（這實在很難證明這兩隻病毒是相同的），可是到了馬修的口中，就成了1918流行性感冒捲土重來。此外，紐史塔德和芬伯格還注意到，「儘管科學家一再強調，這隻病毒的致命性和嚴重性無法評估，馬修還是大膽地將一九一八年的五十萬人死亡，投射成一九七六年的一百萬人死亡，因為在這些年裡，人口已經倍增。」

同一天，福特總統在會議桌前坐下來，當場還有幾位幕僚成員：預算管理局局長林恩、副局長保羅・歐尼爾（Paul O'Neill）以及諮詢會的主席詹姆斯・卡瓦諾夫（James Cavanaugh）。豬流行性感冒的議題本來不在當天的議程，但是這三個人將這項議題帶到福特總統面前，並且告訴福特，有一個預防接種計畫需要額外的經費。一個星期之後，在正式的議程裡，福特總統又再次聽到這個計畫，在這次的議程當中，有三十分鐘的時間，可以全面審閱這個計畫。

在會議室裡擠滿了人，有些成員是很熟悉的，也有幾個人是這場爭辯裡的新面孔。馬修、古柏、林恩，還有歐尼爾都有列席。這次農業部長厄爾・巴茲（Earl Butz）也出席了會議，他告訴福特說，製造疫苗將需要數量前所未見的受精雞蛋，好讓病毒可以在其中增殖，「不過，美國的公雞已經準備好要完成任務了。」

在會議中所提出來的書面資料裡，包含了森瑟所寫的行動備忘錄，備忘錄裡有警示性的預言及充滿說服力的呼籲。有些人警告福特說，不論他做出怎樣的決定，都有可能被抨擊。森瑟的備忘錄看起來越來越像是一把槍，指著這些政策顧問的頭。如果政府結決定不採取任何行動，而讓這份備忘錄流出去，那麼將會是一場夢魘，尤其是在總統大選年。

只聽到如果沒有授權進行計畫會有什麼錯事發生，福特卻沒有聽到如果進行預防接種計畫，可能會發生怎樣的問題。於是，他做出一個預料中的結論。他解釋到：「我想，在這場賭博裡，你們的賭注都下在小心謹慎這一邊。對我而言，我寧願超前，也不願落後。我對古柏和馬修有相當大的信心。從發現這樣的事情開始，他們就持續地讓我知道事情的進展。現在，古柏建議我，要儘早開始進行預防注射，越快越好，特別是針對老年人跟小孩。除非是有什麼技術上的困難，否則，這就是我們該做的。」

總統的決策

福特的下一步，是召集科學界的領導者開會，向這群醫界的重要研究者宣布關於這項計畫的最後決定。此會議在三月二十四日下午二時三十分，於白宮的內閣會議室舉行。與會的人員有基爾波倫、史塔隆、沙賓以及喬納斯．沙克（Jonas Salk）。沙賓與沙克兩位醫師是美國的醫學英雄，他們成功地利用疫苗消滅了小兒麻痺，可是他們兩人卻長期意見不合。

有些流行性感冒專家看到這隻新種的病毒，以及它與1918流行性感冒的相關性，認為進行預防接種能大幅地改善在上次的一九六八年香港型流行性感冒中所發生的事。當時由於太少人接受預防注射，而且也太晚了，所以無法遏止病毒的蔓延。但是有些人對於一九一八年的意涵，卻有著不一樣的反應。

一九一八年就像是個「晴天霹靂」，對許多決策者而言，紐史塔德和梅寫道，「雖然1918流行性感冒在歷史上、在傳記裡、在回憶裡，只佔據了一小塊角落，但是對於一九七六年聯邦政府的高層人士來說，他們的父母、叔叔、伯伯、姑姑、阿姨或其他親朋好友都談論過關於1918流行性感冒的悲慘故事。那些鮮明的影像，一直深植在民間傳說中。」

當森瑟跟其他的科學界領導者與福特總統會面時，他們的討論一直環繞在1918流行性感冒的意涵，因而驅使了決策的形成。

森瑟將整個事件回顧了一遍，作為會議的開始，他提到了潛在的豬流行性感冒大流行可能會發生。然後，福特詢問沙克和沙賓的意見。他們兩個都滿腔熱情地支持豬流行性感冒預防接種計畫。最後，福特要求贊成國家進行全面性預防接種的人舉起手來。所有的人都舉手了。

在獲得了所有科學家的明確支持後，福特總統結束了這個會議，然後告訴大家他將回到橢圓辦公室，如果有任何人想要在私底下表達意見，「只要站起身、走過來、敲門、進來就可以了。」福特這樣告訴他們，卻沒有人這樣做。

福特覺得十分有信心，認為有醫界在背後支持這項計畫。但是紐史塔德和梅認為，共識其實並沒有想像中的堅定。看看這些受邀來參與會議的醫學專家：沙克與沙賓曾經一致支持這個計畫的倡議者森瑟和古柏，與會的其他成員也決定支持這個計畫。亞歷山大也在場，但是紐史塔德和梅觀察到，「亞歷山大很少說出自己的想法。」然而，「這群人的一致性並沒有福特總統想像中的高，它既沒有讓沙賓和沙克站在同一邊（在三個月後，沙賓決定反對這個計畫），也沒有反映出醫界的一致觀點，因為當幾個月後沒有發生豬流行性感冒大流行時，醫界的對立（以及漠不關心）開始升高。」他們寫道。

福特並沒有察覺到這其中的錯綜複雜。沒有人悄悄地走進他的辦公室，表達對這個計畫的保留態度，所以福特認為，沒有人抱持著懷疑的態度。於是他決意前行。誠如他所說：「如果你得到了一致的共識，你最好依循著大家的意見去做。」

福特踅回了內閣會議室，要求沙克和沙賓跟他一同走到記者招待室，準備向全國宣布，為了遏止致命的流行性感冒，政府即將展開前所未有的行動。

站在沙克和沙賓兩位專家中間，福特開始說道：「我收到一些建議，在美國即將來臨的秋冬季節裡，如果我們沒有採取任何反制行動的話，將會有發生災難性疾病大流行的可能。在這個時刻，我清楚地告訴大家，沒有人真正知道這樣的威脅會有多嚴重。然而，我們不能拿全體國民的健康來冒險。」

在這段前言之後，福特宣布他將要求國會撥出一億三千五百萬美元，來製造足夠的疫苗，為美國每個男女老少進行預防接種。而這只是為了一個甚至沒有人能證明存在的疾病。

第六章

纏訟的夢魘

這是勝利的一刻，福特總統在全國民眾面前宣布豬流行性感冒預防計畫——醫學和科學的進步終於讓人類可以對抗病毒。美國最受推崇的兩位醫師沙克和沙賓都對這場戰役給予最深的祝福，他們團結一致地站在福特總統身旁，表示支持。為了阻止史上最惡毒的瘟疫捲土重來，前所未見的努力即將展開。

隱藏的聲音

但是，麻煩也隨之而來。

在福特總統宣布要撥出一億三千五百萬美元，來進行全國性豬流行性感冒預防接種的那天，批評家都還保持著沉默，直到關鍵性的時刻來臨。

也許是因為福特總統和這兩位疫苗之父的傲慢，認為他們可以贏得勝利，以為媒體會被輕易地說服而單純地報導這則新聞。也許是因為在表面看來意見一致的聯邦官員，事實上潛藏著異議者，這些政策顧問和科學家告訴自己，雖然決策者不喜歡聽見他們的聲音，但公眾卻希望聽見不同的聲音。也許是因為有些群眾認為豬流行性感冒疫苗接種計畫是個荒唐的主意。不管是什麼原因，這些批評者正躲在匿名的披風下，準備舉起質疑的手指，用力地抨擊指責。

當然，記者發現了這些充滿疑慮的人。記者的職責就是找出不同的聲音，特別是在福特做出這麼戲劇性的決定之時。

兩位哥倫比亞廣播公司（CBS）的特派記者約翰．柯藍（John Cochran）及羅伯特．皮爾波特（Robert Pierpoint），開始走訪福特總統身邊的每一個政策顧問，詢問他們關於執行豬流行性感冒疫苗計畫的真正原因。他們問道，這是不是為了增加福特總統的聲望而提出來的政治行動？如果猶疑不決的話，是不是就顯出福特總統的懦弱？這些政策顧問說，他們對這個計畫抱持著懷疑的態度；整體說來，他們對此計畫缺乏熱誠。

不僅柯藍跟皮爾波特聽到單方面的牢騷。一年後，在一份詳盡的官方調查報告裡，紐史塔德跟芬伯格訪問了所有參與決策的人士，在經過確認之後，他們驚訝地發現，這個計畫所得到的支持竟是如此薄弱。他們的報告說：「在所有福特總統的政策顧問名單裡，我們徹底地詢問過，沒有一個人熱切地支持這項計畫。」

柯藍和皮爾波特甚至從疾病防治中心的科學家口中，知道他們私底下也認為這個全國性預防接種計畫是不合理的，甚至是有些瘋狂的。

挖到這樣的新聞，這些記者就像挖到了金礦一樣。這邊是美國總統，還有美國最有威望的兩位醫師，清楚明白地陳述全面預防接種計畫將可使全國免於一場潛在的瘟疫。可是另外一邊，其他真正的專家和沉默的部屬卻認為這樣的想法是瘋狂的，在政策上是一個玩笑，在科學上是個錯誤。

手中握有這篇驚人的報導，皮爾波特和柯藍靜待其變。他們所需要的，就是確定福特總統要繼續進行這個計畫。然後他們就可以發出這份報導，告訴全國大眾，並沒有任何共識可以支持這樣的決定是明智的。

然後就在一九七六年的三月二十四日哥倫比亞廣播公司的夜間新聞裡，主播華特・克隆凱特（Walter Cronkite）報導福特總統決定進行豬流行性感冒預防接種計畫，於是皮爾波特接著指出：「從後勤補給的角度來看，有些專家強烈地質疑，在秋天來臨之前為兩億美國人進行預防接種的可能性。此外，部分的醫師和公共衛生官員表示，他們相信這樣大規模的接種計畫是不明智且不成熟的。因為根本沒有足夠的證據證明我們需要這樣的計畫。而且，這樣的疫苗接種也不能預防普通的流行性感冒。但是就因為福特總統和周遭的人贊成這個計畫，所以其他私底下反對這個計畫的人，不敢在公開的場合表示意見。」

這類的事情經常在政治圈裡發生，新聞界也是如此。批評的門縫一旦打開，其他的抨擊就會接二連三的出現。第二天，公共健康研究組織的主席希尼・沃夫（Sidney Wolfe）醫師站出來回應皮爾波特提出的觀點。

辯論的擂台已經架設好，激烈的爭論即將展開。疫苗接種計畫甚至還沒開始，也沒有撥出任何經費，抨擊就已經展開。更糟的事情還在後面。有些問題在計畫中只是稍微提到或暗示過，像是假設性的發生機率，然而這些決策者和科學家都沒有認真看待過的問題，最後卻變成這個計畫中第一個真實的夢魘。

別無選擇

然而福特的計畫還是持續進行著。儘管顯著的批評令人感到不安，但是到了最後，這些主張還是很難令人相信這個計畫會比什麼也不做更糟，或是儲存疫苗會比接種計畫更好。畢竟，1918流行性感冒大流行的陰影還是若隱若現。

在決定促請福特總統進行豬流行性感冒預防計畫時，哈佛大學的前公共衛生教授傑弗瑞・艾德索（Geoffrey Edsall）正好在食品藥物管理局的生物處工作。艾德索說道：「當時有人告訴我，他們決定建議進行全國性的預防接種計畫，我強烈地質疑這件事，因為我們手中的證據實在過於薄弱了。他回答：『我知道發生全面性大流行的機會可能只有五十分之一，甚至更少。但如果你是美國總統，你告訴全國民眾，我們的國家將有五十分之一或百分之一的機會遭受到全國性的大災難，而從我們目前所有的證據看來，這樣的災難可以因為疫苗計畫而避免，你會怎麼做？』」

國會也是如此，他們立即同意撥出一億三千五百萬美元的預算，如同福特所要求的，來為全國人民進行預防注射。儘管參議院和眾議院都舉辦過聽證會，質疑豬流行性感冒所帶來的威脅，然而這些聽證會都只是形式。衛生署的副署長古柏醫師在兩次聽證會表示，1918流行性感冒可能會捲土重來，而他的目標是希望能為百分之九十五的美國人進行預防接種，也就是兩億人。這樣的目標在過去的任何接種計畫裡都沒有達成過。

古柏在衛生教育福利部執行這個計畫，並將責任分配給各個聯邦單位。舉例來說，疾病防治中心負責監視這個初生的豬流行性感冒，他們建立了監測系統，追蹤任何豬流行性感冒的病例、記錄接種計畫的進展，並監視疫苗是否有任何不良反應。而生物處負責協調疫苗的製造，確定快速增殖的豬流行性感冒病毒能夠充分的供應，數以百萬計的受精雞蛋也不虞匱乏。此外，疫苗製造商也被通知停止製造維多利亞A型病毒的疫苗，改為製造豬流行性感冒的疫苗。疫苗製造商原先已經製備了三千萬到四千萬份的維多利亞A型疫苗，這些疫苗將會和豬流行性感冒疫苗混合，施打在高危險群的病人身上——主要是老年人。

怨聲四起

但是在計畫進行的同時，即使是最小的細節都會成為議題，連疾病的名稱也是一樣。豬農們向疾病防治中心抱怨，「豬流行性感冒」這個名稱會使人不敢吃豬肉。他們要求，應該將名字應該改成「紐澤西流行性感冒」。但是這個請求完全沒用。

科學家之間的爭論越演越烈，就呈現在公眾面前。在四月二日疾病防治中心的一次會議中，哥德費爾德——紐澤西的傑出流行病學家，同時也是少數幾個最先知道迪克斯基地流行性感冒的人——告訴這些官員以及媒體，他認為豬流行性感冒接種計畫是個糟糕的構想，原先健康的人可能會因為疫苗而產生嚴重的副作用。當晚，在哥倫比亞廣播公司的晚間新聞專訪裡，他說：「如果繼續進行疫苗接種計畫，我們將會遇到許多危機。我們嚴肅地預估，大約有百分之十五接受注射的人，會出現殘障的副作用。」

《紐約時報》也刊出了哈利．史瓦茲（Harry Schwartz）的一系列評論，他嚴斥這個豬流行性感冒預防接種計畫，他認為這個計畫在科學上根本不合理，而且這些疫苗到後來會被證明是危險的。

起初，這些批評並沒有什麼效果。舉例來說，衛生教育福利部對全國報紙的社論進行分析，看看這些評論裡呈現了哪些意見。這項分析總共調查了六十個地區的八十份報紙，以一九七六年四月二日為例，百分之八十八的評論都支持豬流行性感冒疫苗接種計畫。

病毒學家基爾本醫師也是此次疫苗接種計畫的關鍵顧問，他曾經寫信給《紐約時報》的編輯，討論史瓦茲的一系列評論。越來越多的科學家開始公開發言，認為豬流行性感冒預防接種計畫實在不是一個好主意。甚至包括曾經站在福特總統身旁支持他宣布豬流行性感冒計畫的沙賓醫師，也開始發出質疑的聲音。五月十七日，他在托利多大學（University of Toledo）演講時，建議在疫苗製造出來以後，應該要存放在倉庫之中，直到清楚地確定致命的豬流行性感冒以開始蔓延。安東尼．莫利斯（Anthony Morris）醫師當時是生物處的官員，生物處在食品藥物管理局中負責評估和管理疫苗的安全性，莫利斯也開始反對計畫的進行。他說，將疫苗施打在這麼多人身上是很危險的，而且這些疫苗也可能是無效的。

隨著批評逐漸增加，輿論的風潮也開始轉向。如報紙評論所反應的，一開始大眾都支持這個預防接種計畫。然而當衛生教育福利部調查全國五月份的報紙時，他們發現只有百分之六十六的評論仍然支持豬流行性感冒計畫。相較於一個月前的百分之八十八，支持率可說是大幅下滑。

接二連三的壞消息

六月二日，出現了更多不利於預防接種計畫的壞消息。派德藥廠已經製造了數百萬劑的疫苗，但是他們卻把病毒搞混了。派德藥廠所製造的疫苗並不是針對紐澤西所發現的豬流行性感冒病毒，而是針對四十年前秀普醫師從豬隻身上所分離出來的病毒品系。這家公司必須把這些疫苗全部毀棄，使用正確的病毒重新再來一遍。其他的公司也有他們自己的問題，他們沒有辦法製造足夠的疫苗，因為他們發現病毒的產量不如預期——一個雞蛋只能製造一劑疫苗，而不是原先預期的兩劑。

美國以外的國家只能超然地觀察這一切。有些國家沒有能力負擔像美國這樣的計畫；而其他國家則是保持密切注意，決定先把疫苗儲存起來，如果真的發生大流行，再將這些疫苗施打在高危險群的病人身上。只有少數的國家，像是荷蘭，決定跟隨美國的腳步，進行預防接種。

不過，這只是少數。疾病防治中心流行性感冒小組的現任主任南茜・寇絲（Nancy Cox）醫師說，實際上，美國是世界上對這個致命流行性感冒大流行的威脅，反應最強烈的國家。因為關鍵性的事件——出現豬流行性感冒，而且導致一位年輕士兵的死亡——是發生在美國的土地上。這讓美國更有理由採取行動，而且即使有許多國家沒有採取行動，並不表示他們不關心這件事。世界上有許多國家其實相當擔心，而且持續觀察著迪克斯基地的病毒是否會蔓延。

然而反面的證據開始顯示，迪克斯基地的病毒可能是個空包彈。七月，在一個至今仍讓部分病毒學捏一把冷汗的實驗裡，英國的科學家將紐澤西的豬流行性感冒病毒接種在六位自願者身上。其中五個人產生了輕微的症狀，而第六個人根本沒有出現任何症狀。這些科學家和自願者實在非常幸運，基爾本說：「對我而言，將不清楚毒性的病毒接種在人體身上，是非常危險的——這有可能引爆一次大流行。」但是這項實驗並沒有受到道德上的批評，也許是因為它可以用來質疑預防接種計畫。英國的流行性感冒專家查爾斯・史都華—哈里斯爵士（Sir Charles Stuart-Harris）說：「這裡面的確大有問題。在事情尚未明朗化的時候，一個國家到底要準備多少數量的疫苗才足夠？」

下一個衝擊是豬流行性感冒疫苗在地區試驗的結果。這個試驗是讓自願者接種疫苗，看看能不能產生抗體來保護人體對抗豬流行性感冒。這種疫苗對二十四歲以上的人效果良好，接受疫苗的成年人會產生大量的抗體來對抗病毒。可是在小孩子身上並沒有發揮良好的保護作用，這意味著需要製造更多的疫苗，而且小孩子必須接種第二劑疫苗。這將使得群體接種計畫更加複雜。而且讓小孩子接受預防注射也是一個關鍵，因為小孩子容易在學校裡散播疾病，甚至引爆大流行。

壞消息接踵而來，預防接種計畫陷入了無法突破的困境。疫苗製造公司無法為這些疫苗投保責任險，而如果他們無法投保的話，他們宣稱將不會對這些疫苗進行封裝。

這四家疫苗製造廠商始終暗示投保是個關鍵問題。不過，聯邦官員卻毫不關心，他們只擔心這個史上最大疫苗接種計畫的後勤支援問題。美國保險公會以及其他各別的保險公司認為，美國政府應該要保障這些疫苗製造廠商，可是幾乎沒有政府官員認真地看待這件事情。他們認為這些人是在裝腔作勢。聯邦官員認為，政府所要做的就是負責向民眾警示可能的副作用，並確定所有接受疫苗的人都簽署了知情同意書，保險業者就會滿意了。

這樣的想法根本毫無意義，保險業者反駁道。他們想到越多責任問題，事情看起來就越糟。

有一家保險公司的職員在私底下匿名向歷史學家透露，當一些保險業務員向管理階層反應問題時，公司的總裁說，如果民眾因為接受疫苗而受到傷害，公司會受到相當大的索賠申請，漸漸地，就會有越來越多的人注意到這個問題。「而且，索賠訴訟所到達到的層級越高，引起的爭論就越廣；我們將會為永無止盡的責任，付出難以計量的費用。因為這是白宮的宣言，如果公眾真的受到了什麼危害，政府應該承擔這個風險。」

誰來負責？——保險問題

直到福特總統宣布著手進行豬流行性感冒計畫之前，製藥界以外的人士幾乎沒有認真想過，如果有人宣稱因為注射疫苗受到傷害，誰該負起責任。然而，過去的確曾有著名的疫苗法律訴訟，讓整個產業界不禁擔憂，這個豬流行性感冒疫苗計畫會不會發生什麼樣的問題。

其中一個訴訟是衛氏製藥廠所製造的小兒麻痺疫苗。這個案子在一九七四年判決確定，剛好是在豬流行性感冒計畫宣布前兩年。這個雷氏控告衛氏藥廠案，牽涉到一名八個月大的男嬰在接種衛氏的疫苗之後，得到了小兒麻痺症。專家們作證說，在此案中，衛氏藥廠並沒有犯下任何錯誤，而且這個小孩的小兒麻痺可能跟疫苗沒有關係。但是衛氏藥廠輸了這場訴訟，並且要賠償二十萬美元給這個小孩的家庭。衛氏藥廠上訴到最高法院，但是最高法院駁回了上訴，並且維持原判。

紐史塔德與芬伯格在他們的調查報告中，尖銳地指出雷氏案給了疫苗製造廠商很大的教訓。法院判定，衛氏藥廠並沒有適當地警示疫苗所帶來的危險。「法院毫不理會藥廠在出貨的紙箱上，確實印上了適當的警告事項。法院也毫不理會專家們在審判中證明，這個病例跟疫苗沒有關係。衛氏藥廠必須賠償，這樣痛苦的結果，只有衛氏藥廠才有足夠的財力負擔。」

如果讓整個國家都接受流行性感冒疫苗接種，會發生什麼事？單從機率的角度來看，每數千名接受預防注射的人當中，會有十位感到有些不舒服，而有些人會因此而死亡。而這還只是將事情簡單化。舉例來說，如果有一個孩子在接種豬流行性感冒疫苗的幾個小時或是幾天內發生了癲癇，那麼陪審團會怎麼說？看著宣稱癲癇只是個巧合、和疫苗無關的大藥廠，再看到淚眼汪汪的父母和作證的醫師，陪審團會怎麼想？或是如果一位婦女在接受流行性感冒疫苗注射之後，發生了多重硬化症；如果一位中年男子接種之後，發生了心臟病或是中風呢？成千上萬的人可能會出現這類情形，而藥廠將面臨財務上的崩潰。

更糟的是，萬一疫苗真的造成了疾病呢？藥廠該怎麼負責？如果原告的律師堅持藥廠應該要知道這樣的副作用，或者他們指控藥廠隱瞞這種副作用，他們又該如何面對？

簡單來說，根本不值得冒這樣的險，這些藥廠很清楚。不管他們有沒有對已知的危險加以警告；不管他們能否向科學界解釋，當數億的民眾接受疫苗注射時，單單因為巧合就會發生這麼多的疾病和死亡。對疫苗製造公司而言，唯一的事實就是，他們會被提出控訴，而且他們會損失慘重。即使他們贏了，他們還是要付出龐大的訴訟費用，來面對接二連三的法律訴訟。

新哈芬市（New Haven）衛生局預防醫學部的主任漢斯．紐曼（Hans H. Neumann）醫師，在給《紐約時報》的一封投書當中，解釋了這個問題。他寫道，如果接受流行性感冒預防注射的美國人數目如同預估的話，在接受預防注射的兩天內，會有兩千三百人中風，七千人發生心臟病。「為什麼？因為根據統計學的預估，不管接不接受預防注射，就是會有這麼多人生病，」他寫道。「如果一個人在中午接受了流行性感冒預防注射，而在同一天晚上發生了中風，有誰不會把這兩件事做任何聯想？」

此外紐曼還在他的讀者投書中寫道，在接受流行性感冒預防注射的一個星期內，會有四十五人發生腦炎，超過九千名病人罹患肺炎，九百人死於肺炎。「這些都是在接種疫苗之後發生的嗎？是的，但這並不是疫苗引發的後果。」他寫道：「這些只是少數幾個例子，說明在接種疫苗當天和那個星期一定會發生的事情。」

紐曼繼續說：「從統計學的角度客觀公正地看待事情是一回事，而當事情影響到個人時，又是另外一回事。有誰可以譴責把這些事件連結起來的人呢？因此，這些過失罪以及責任歸屬問題，將是可以預期的。」

立法救濟

即使是在衛生教育福利部，對於應該保障疫苗製造公司到什麼樣的程度，也還有爭議。有位古柏的幕僚向紐史塔德和芬柏格指出，為什麼他反對政府替疫苗製造公司承擔相關的傷害責任：「在這些爭議背後，有許多未經事實驗證的假設。舉例來說，如果這些疫苗製造商沒有得到政府的背書，是否真的會集體停止製造疫苗？疫苗製造業早已經下滑好一段時間了，而這和責任歸屬問題完全沒有關係。還有一些沒有事實根據的假設，一直在輿論裡流傳。」

疫苗製造商持續地和衛生教育福利部的律師開會，但他們感到越來越挫敗。有家藥廠的律師抱怨道：「在每次會議開始的時候，我們總是誠懇地向衛生教育福利部的律師建議：『我們現在唯一需要的就是立法救濟，國會衛生環境委員會的主席保羅・羅傑斯（Paul G. Rogers）願意推動這個案子。我們真的需要立法救濟。』這就是每次會議中，我們所討論的第一個議題。可是，他們就是充耳不聞。」

無可避免地，疫苗製造的時程延誤了。

在五月二十一日，疫苗製造的領導廠商國家默立爾告訴衛生教育福利部的首席律師說，如果聯邦政府不能給予任何責任保障的話，藥廠將不會提供任何豬流行性感冒疫苗。在六月十日，派德以及國家默立爾的保險公司通知這些藥廠，他們對於豬流行性感冒疫苗的保險期限，將在七月一日到期。唯一可能的解決方案，就是國會通過法案，要求聯邦政府為這些疫苗製造廠商保險。

在七月十五日，默立爾藥廠宣布，將會全面停止製造疫苗。甚至在七月二十日之後，藥廠將不再購買任何雞蛋。

國會舉辦了多次聽證會，但保險公司絲毫不為所動。他們堅持，他們就是無法承擔疫苗製造商的風險。

在這個時候，疫苗製造商已經製造出大批的豬流行性感冒疫苗，可是藥廠並不將這些疫苗封裝入罐，這麼一來，這些疫苗就沒有辦法分配發送。封裝這些疫苗需要幾個星期的時間，這不但延遲了預防接種的進行，整個計畫也陷在絕望的泥淖中。

退伍軍人症引發恐慌

這樣的僵局一直持續到八月一日。因為一場對豬流行性感冒的恐慌，驅使國會採取行動。當時，美國退伍軍人協會在費城的一家飯店舉行年度大會。會後，有一大群人生病，而且有二十六人死於這種不明的疾病——看起來像是呼吸道疾病。事實上，這似乎就是流行性感冒。甚至還有些醫師公開指出，這群人是死於豬流行性感冒。連續四天，這些退伍軍人的葬禮出現在電視上，甚至還成了頭條新聞。看起來，預測中的流行性感冒大流行就要展開。

在八月五日，疾病防治中心完成了此疾病的檢驗報告。不管究竟是什麼疾病導致這些人死亡，實驗資料顯示，這絕對不是豬流行性感冒。（之後科學家發現這個疾病的起因，原來是一種細菌跑入這家飯店的空調系統，然後散布到整棟建築物。）但是，即使這個被稱為退伍軍人症的疾病，被證明不是豬流行性感冒，話題還是未從國會消失。如果這次真的是豬流行性感冒呢？國會中的批評反對聲浪將會迅速平息。如果因為國會拒絕立法來保障這些疫苗製造商，導致美國人民無法接種疫苗，那將會是政治上一場最大的夢魘。所以國會迅速採取行動，通過了「過失賠償法案」，規定任何針對豬流行性感冒疫苗所提出的索賠訴訟，將轉讓給美國聯邦政府。這個法案在八月十日送到參議院，在沒有任何聽證會或委員會報告的情況下迅速通過。第二天，這個法案到了眾議院，在許多委員甚至還沒看到法案內容的情況下，也通過了。

紐澤西州的參議員哈里森．威廉二世（Harrison A. Williams, Jr.）說，這個法案展現了新局。「就某種意義上來說，這是項創舉。」他道。不過，他補充道：「這是為了因應緊急局面。」

佛羅里達州的眾議員羅傑斯也在國會致力推動這項法案。他解釋道：「聯邦政府已經要求藥廠製造疫苗。我們告訴他們所要的劑量、強度、規格，因為我們，也就是美國政府，是唯一的買主。這不是一般的販售交易。但是，如果有人受到傷害，他們應該受到補償。」

在八月十二日，美國總統簽署了這項法案，聯邦政府會保障豬流行性感冒疫苗製造商。如果有任何索賠訴訟，美國政府將會負起責任。

蓋洛普在八月三十日進行的民意調查顯示，百分之九十五的美國人聽過豬流行性感冒預防接種計畫，百分之五十三的民眾有意願接受這樣的疫苗。儘管疾病防治中心的官員感到十分失望，因為他們的目標是有百分之九十五的民眾參與，但這次的民意調查顯示，大部分的民眾已經知道這樣的訊息。可怕的流行性感冒可能已經悄然上路，一九一八年的大流行即將復臨，而政府已經決定發起前所未有的預防接種計畫，來保護美國人。

疫苗致死疑雲

在十月一日，第一個美國人接受了預防接種。十天之後，發生了第一起死亡個案。

在匹茲堡，有三位患有心臟病的老年人，在接受了豬流行性感冒預防注射後突然死亡。他們都是在同一家診所裡接受注射，因此接種的是同一批疫苗。根據〈匹茲堡新聞報〉的報導，同一批疫苗還發送到阿利根尼郡（Allegheny County）的其他十二家診所，以及全國其他二十個城市。

媒體聚集在匹茲堡的診所前，然後第二天，也就是十月十二日，阿利根尼郡的法醫賽瑞爾·萊特（Cyril Wright）醫師還跟著推波助瀾。他在哥倫比亞廣播公司的攝影機前說：「這批疫苗很可能是罪魁禍首。」

阿列根尼郡暫停了所有的豬流行性感冒疫苗接種計畫。其他九個州也決定暫停。媒體開始進行全國性的清算。

《紐約郵報》十月十四日的頭條新聞標題是：〈賓州死亡診所前的景象〉，內容說一位七十五歲的老婦人，「打了一針之後，虛弱地走了幾步，然後就倒下去死了」。在十月二十五日，《紐約郵報》還暗示，被黑手黨殺死的暴徒卡洛·甘畢諾（Carlo Gambino），事實上是被豬流行性感冒預防針殺死的。

當死亡的名單漸漸增加，疾病防治中心的森瑟醫師試著弭平逐漸高張的恐懼聲浪。他在十月十二日晚間舉行記者會指出，沒有任何證據顯示是這些疫苗出了問題。這些死亡跟疫苗之間最有可能的關係就是巧合。不過，政府當然還是會著手調查，他說：「我們將展開深入的調查，向民眾證明這些問題不是疫苗所引起的。在提供大量的預防接種時，原本就會遇到這樣的問題，尤其接種的對象大部分是老年人或是本身就有健康問題的人。」

這是一場疾病防治中心與賓州法醫之間的拉鋸戰。

第二天，十月十三日，萊特宣布，對其中兩位老人進行解剖的結果顯示，他們是死於心臟病。而疫苗很可能引發心臟病，他說：「我們知道，直接注射入血管的物質，會比注射入肌肉或脂肪更容易引發激烈、快速的反應。」

疾病防治中心提出了數據反擊。這些數據顯示，七十到七十四歲的老年人每十萬人當中，每天就有十到十二人死亡。所以，如果我們對這群年紀的人施打疫苗，單單只是巧合，每天就會有這麼多人死亡。這並不表示這些人的死亡是由於疫苗造成的。

部分的醫學專家敏銳地察覺到，如果不小心處理的話，疫苗和死亡之間的錯誤連結，將會大量地突然出現。羅伯特·寇奇（Robert B. Couch）醫師是休士頓貝勒醫學院（Baylor College of Medicine）的教授，同時也是微生物及免疫學科的主任，他和他的同僚帶著測試用的豬型流感疫苗，前往貝勒醫學院附近的一間大型療養院，為當地的老人實施預防注射。「我們受到相當大的歡迎，他們打開了大門，」他回憶道。「不過，後來我們知道他們平均每隔兩天就會有一個人死亡。」如果他們為這些老年人進行注射，「很可能會讓流行性感冒疫苗跟死亡脫不了關係，所以我們選擇離開那個地方。」

然而，群眾的不安卻與日俱增。為了消弭這些恐懼，福特總統和他的家人在十月十四日，接受了流行性感冒預防注射，並在電視上轉播。但是，報紙還是持續地清算。同一天，在《紐約郵報》的一篇文章裡，刊載了流行性感冒專家基爾本接受流行性感冒疫苗注射的照片，旁邊附註著，到目前為止，在十六個州裡已經有三十三人死亡了。不論衛生官員如何熱情積極地推動，匹茲堡的恐慌已經無法平撫。民意調查顯示，越來越少的美國人有意願接受疫苗接種。

然而，到了十二月中旬，還是有四千萬的美國人（三分之一的成年人）接受了豬流行性感冒預防注射。這樣的人數是以往在一個季節裡，接受流行性感冒預防注射人數的兩倍，這也是歷史上最大的預防接種計畫。然而，災難才要開始。

格林—巴利症候群

在十一月的第三個星期，一位明尼蘇達州的醫生通知當地的衛生官員說，他的一位病人在接受豬流行性感冒疫苗注射之後，發生了一種稱為格林—巴利症候群（Guillain-Barré syndrome）的神經病變。這是一種罕見疾病，美國每年大約有四千到五千人罹患此疾，而疾病的成因仍不清楚。一開始發病的時候，病人的手腳會有刺痛感，手臂和腿會慢慢失去力氣。隨著病程進展，逐漸影響到控制呼吸和吞嚥的神經。在一、兩個星期之內，這些症狀會達到最高點，然後在幾個星期或是幾個月內消失。多數的病患會完全恢復，但是約有百分之五的病人會死於呼吸困難，而約有百分之十的病人會留下某種程度的終身癱瘓。

這位明尼蘇達的醫師說，他一直擔心會發生這樣的事情。因為他曾聽過一捲醫學教育錄音帶，當中就提出警告說，格林—巴利症候群可能是豬流行性感冒疫苗的併發症之一。

明尼蘇達州的衛生官員丹頓．彼得森（Denton R. Peterson）告知疾病防治中心這個案例，但是聯邦官員似乎不是很在意。彼得森感到很憂心，他告訴紐史塔德和芬柏格，「我覺得我好像坐在定時炸彈上。」接下來，在接受流行性感冒預防注射之後，又有幾個明尼蘇達的病人罹患了格林—巴利症候群，其中還有一人死亡。彼得森再度通知疾病防治中心。這次，還有三個格林—巴利症候群出現在阿拉巴馬州。再隔一天，十一月二十日，紐澤西也發現了一個新病例。

在疾病防治中心，森瑟的幕僚開始查詢醫學期刊，看看文獻中是否曾經有線索指出流行性感冒疫苗和格林—巴利症候群之間的關聯。在查閱了公開發表的論文後，結果是令人安心的。在一九七六年十二月，疾病防治中心宣布，他們找到一千一百個格林—巴利症候群的病例報告。這些報告顯示，很難找到什麼線索，說明這個疾病和流行性感冒疫苗是有關係的。

當然這樣的報告並不能回答，究竟豬流行性感冒疫苗會不會引起這個疾病。要回答這個問題，疾病防治中心的流行病學家必須先知道這個疾病到底有多普遍，一般的發生率是多少，然後他們才能回答，在豬流行性感冒接種計畫之後，病例有沒有暴增。在十一月二十日，就在疾病防治中心得知紐澤西病例的同一天，梅約醫學中心（Mayo Clinic）著名的神經科醫師及流行病學家李奧納多．克蘭（Leonard Kurland），接到了疾病防治中心打來的電話，詢問他是否能查到格林－巴利症候群的估計罹患人數。

克蘭相當樂意提供協助。他回答說，梅約醫學中心才剛針對這個問題完成調查。梅約醫學中心保留了明尼蘇達州歐姆史特郡（Olmsted Country）當地所有居民的醫療紀錄。在查閱一九五三年到一九六八年的病歷後，克蘭和其他研究者在梅約醫學中心發現了二十九例格林－巴利症候群。這樣的比率大約是每年每二十萬人口裡，會有三個新病例。

下一個問題比較複雜：克蘭是否曾經看過任何人最近接種流行性感冒疫苗之後，發生了格林－巴利症候群？克蘭感到很迷惑，因為他不知道彼得森的報告。他覺得納悶，為什麼要問他這個問題？而他被告知的原因很簡單，因為疾病防治中心正在進行調查研究。但是克蘭並沒有錯失當中隱含的訊息，「你們之所以會這樣問，表示這當中一定有所關聯。」他道。

克蘭有個強烈的直覺，這兩者之間一定有關聯。格林－巴利症候群是相當奇特、罕見的疾病，只有他的研究團隊專注於這個疾病的研究，並詳細評估這個疾病的發生機率。而且，這個疾病的成因仍屬未知。然而，如果這個疾病的確跟豬流行性感冒預防注射有關，那麼克蘭擔心病例資料將會被混淆。他提醒疾病防治中心負責監視追蹤格林—巴利症候群的菲力浦・波特曼（Philip Brotman）醫師說：「這種疾病的診斷非常困難。我們沒有具體的診斷標準，必須有一個神經科醫師在場。」這些診斷標準多半是描述性的，神經科醫師必須判斷神經性病變是從腳開始，逐漸地蔓延到身體，然後導致肌肉無力。

診斷的偏差

克蘭提醒波特曼，在公布格林—巴利症候群和疫苗之間的關聯時，必須要小心謹慎。他強調，格林—巴利症候群只是引起神經無力和反射減少的幾個神經性疾病之一。他擔心，如果大家知道疾病防治中心正在調查此關聯性，那麼當醫生遇到一個接受過疫苗注射的病人時，可能很快地就做出格林—巴利症候群的診斷。換句話說，這件事情很可能會造成診斷上的偏差，然後就得到有關聯性的結論。

「這樣說吧，假設你是一位神經科醫師，有兩位病人來看你的門診，他們的症狀都是雙腳無力，而且沒有其他明顯的原因，」克蘭說道。「有許多原因都可能造成雙腳無力。」然而，一旦假定了豬流行性感冒疫苗的關聯性，神經科醫師可能就會很自然地詢問病人，他們最近有沒有施打疫苗。假如其中一個說有，而另一個人說沒有，醫師可能很快就會懷疑接受疫苗注射的病人患的是格林—巴利症候群。而另一位沒有接受豬流行性感冒疫苗的病人，「你會比較沒有辦法確定，你可以做出上百種不同的診斷。」所以，那些沒有接受疫苗的病人比較不可能被診斷為格林—巴利症候群。

克蘭相信，他所擔憂的事情很快就會發生。在疾病防治中心打電話給他的幾天之後，他聽到梅約醫學中心的其他神經科醫師也收到這樣的通知。「在公開之後，我相信，一個曾接種疫苗的病人，將更有可能被貼上格林—巴利症候群的標籤。」

在召集了十一個州的神經科醫師報告所有新發現的格林—巴利症候群病例後，疾病防治中心發現，擔心的事情真的發生了：全國各地的醫師開始送來報告，陳述最近病人在接受疫苗之後，發生神經病變的案例。

這些報告彷彿是不祥的預兆，有些醫學專家這樣說。幾乎沒有病人在接種後的一個星期內發生格林—巴利症候群，大部分的病人是在二到三個星期後發生問題，而極少數的病人是在接種四個星期以後才發生神經病變。

終止預防接種計畫

勞倫斯．熊柏格（Lawrence Schonberger）醫師是疾病防治中心裡負責分析這些資料的年輕流行病學家。他得到的資料越多，情況看起來就越糟。疾病防治中心裡越來越多的科學家及管理人員開始懷疑他們究竟應該怎麼做。當初是疾病防治中心發動這個預防接種計畫，可是現在看來，不僅沒有發生豬流行性感冒，反倒是疫苗本身對民眾造成傷害。

「我將分析報告向上呈報，」熊柏格說：「最後，我向疾病防治中心的主任報告這個結果。」在一次會議中，熊柏格向森瑟和一群專家進行報告，集體商討該如何因應。最後，他們認為關聯性並不十分確定，於是在十二月十五日星期三，疾病防治中心通知全國的醫師繼續進行豬流行性感冒疫苗注射。

熊柏格覺得自己並沒有表達得很清楚。「這是一種直覺，我可以感受到，但我無法清楚地將它傳達出來。」當天晚上，他在清晨兩點突然從睡夢中醒來，向他的妻子大聲叫嚷：「瑞秋，我知道了！」他突然領悟到該如何分析資料，並呈現這些結果——疫苗與格林－巴利症候群的關係不只是巧合。隔天一早，他急忙趕去上班，重新開始進行分析。那天，又多了幾個格林－巴利症候群的病例報告，讓結果的關聯性更加明確。這次，他有了說服力。在十二月十六日星期四，森瑟承認豬流行性感冒疫苗計畫必須中止，因為疫苗可能會引起格林－巴利症候群。

同一天，在福特總統的同意之下，衛生教育福利部的副部長古柏醫師宣布豬流行性感冒預防接種計畫已經結束。在這段期間並沒有任何一例豬流行性感冒發生，而任何疫苗所帶來的可能危害，都是令人不寒而慄的。

媒體可就一點也不仁慈了。《紐約時報》的社論主筆史瓦茲認為，這場豬流行性感冒接種計畫是個「可恥的失敗」。在十二月二十一日的文章中，他譴責道：「這些政府衛生官員的自私想法，導致他們認為這次豬流行性感冒的威脅是個好機會，可以讓全體國民留下深刻的印象。」

錄音帶的謬誤

格林—巴利症候群的病例持續地湧入疾病防治中心。即使死傷的名單持續增加，還是有部分科學家回應克蘭的想法。一些神經科醫師說，問題在於這個疾病很難加以描述，所以醫生們就把各式各樣的症狀歸類為格林—巴利症候群。在十二月二十九日舉行的一場會議中，國家神經及溝通疾病研究院（National Institute of Neurological and Communicative Disease）神經免疫研究所的主任戴爾．麥克法林（Dale McFarlin）醫師，說出了他的關切。「我認為，除非你們有相當清楚的診斷標準，否則這些資料根本沒有任何意義。」

不過，在所有對於豬流行性感冒疫苗的嘲諷及錯誤認知中，格林—巴利症候群與疫苗的關聯大概是最具諷刺性的了。這要從一位明尼蘇達的醫師開始說起，他是第一位報告病人在接受流行性感冒疫苗後，發現此疾病的醫師。而這一切，都是因為他聽錯了一捲教學錄音帶的內容。他以為這捲錄音帶是提醒醫師，在病人接受流行性感冒疫苗之後，可能會發生格林—巴利症候群。事實上，這捲錄音帶說的正好相反。這捲錄音帶以格林—巴利症候群為例，說明疫苗和疾病的荒謬連結是怎樣產生的。

在紐史塔德和芬柏格進行豬流行性感冒調查時，他們找出了這捲錄音帶，那是保羅．威爾（Paul F. Wehrle）醫師在加州大學洛杉磯分校發表演說的內容。他在那場研討會裡說道：「有些疾病可能會被誤認為是流行性感冒疫苗造成的。舉例來說，任何時候都可能有人開始出現格林—巴利症候群，我們找不到任何引發這個自發性疾病的原因。如果有人發生了這個疾病，而他又剛好接種了流行性感冒疫苗，那麼我可以向你們保證，疫苗會被指責為造成這個疾病的兇手。」

索賠訴訟

在豬流行性感冒疫苗接種計畫的風波中，索賠訴訟是故事的最高潮。罹患格林—巴利症候群的病人要求賠償，其他各式各樣的病人——多重硬化症、風濕性關節炎、多發性肌肉炎、暈厥症——也同樣要求賠償。另外，有些人報告說，因為疫苗使他們產生類似流行性感冒的症狀，以至於他們好幾天沒有辦法工作。還有些人宣稱，他們在接受疫苗之後，發生了心臟病、中風，甚至是陽萎，他們都要求美國政府賠償。畢竟，美國政府曾經宣布將負責疫苗的損害賠償。

訴訟的主要關鍵依據，就是疾病防治中心的研究報告。那份報告指出，各州及各地方的衛生官員總共呈報了一千零九十八個格林—巴利症候群的病例，而發生格林—巴利症候群的風險，在接受疫苗後的第三週達到最高點。疾病防治中心的結論是，接受疫苗將使民眾罹患格林—巴利症候群的風險提高為八倍，而其危險期一直持續到接種疫苗後的十週。

疾病防治中心也在報告中指出，接種疫苗後還可能出現其他神經病變，包括：顏面麻痺、神經炎、腦炎、手腳神經受損、臂神經炎、視神經炎，病患的神經會失去髓鞘（myelin，神經外圍的絕緣體）的保護。

格林—巴利症候群的病例引發了一連串的法律申訴，最後，政府決定補償在接種疫苗十週之內，發生格林—巴利症候群的病人。這些案子將由聯邦的地方法院來審理，不須經過陪審團，只需由法官判斷民眾提出的申請是否通過。

法律規定，民眾提出索賠申請的期限是在發生傷害的兩年內，於是索賠申請持續湧入。在一九七七年九月份，總共有七百四十三件索賠申請，賠償金額高達三億二千五百六十七萬一千七百美元。另外還有六十七件死亡案例，其中十九例是死於格林—巴利症候群。這些死亡案件的求償金額高達十億三千兩百九十四萬八千一百七十九美元。法務部的律師尼爾．彼得森（Neil R. Peterson）在向國會報告賠償案件的支出時表示，每週大約有二十件賠償申請，而他預期最後將會有兩千五百件申訴案件。但是到了一九八〇年五月，總共有三千九百一十七件索賠申請提出，而要求的損害賠償金額超過了三十五億美元。

對法官而言，審理這樣的訴訟案件實在是一種折磨。因為這些案子並不明確，其中所牽涉到的疾病，更沒有清楚的定義。有一位醫師在法庭上作證時表示，格林─巴利症候群並沒有清楚的定義，而且它的成因也不明。沒有任何確定的實驗室檢查，可以幫助診斷這個疾病。雖然這個疾病有一些常見的臨床表現：醫師們發現，在發病的前面幾天，病人腦脊髓液中的蛋白質含量會增加，這樣的情形可能會持續四到六週。但是還有好幾種其他的原因，可能會造成病人腦脊髓液中的蛋白質增加。而且並不是每個宣稱得到格林─巴利症候群的病人，都有進行這項檢查。同時，有些做過這項檢查的病人，他們的蛋白質含量並沒有增加。

有些醫學專家認為，格林─巴利症候群可以被病毒性疾病所引發──像是傷風、流行性感冒、病毒性腸胃炎，或者是疫苗。這是因為我們的身體會製造抗體來對抗疫苗，而有些抗體可能會意外攻擊並破壞神經外圍的髓鞘，結果造成格林─巴利症候群。然而，這個假設還是備受質疑。

法律與醫學的兩難

各式各樣的醫學奧祕圍繞著這個疾病，這不僅是索賠訴訟的問題。對民眾而言，他們提出索賠申請的唯一要件，就是證明他們的不舒服是由這個疾病造成的，而且這個疾病是在接受疫苗的幾個星期後發生的。

不過，實際上事情並不像聽起來的那樣直接了當。要決定數千個原告誰應該得到賠償，其實是很困難的一件事。

這些豬流行性感冒的訴訟，讓一位聯邦法官感到精疲力竭。丹佛的雪曼·費尼希弗（Sherman Finesilver）法官發現自己需要處理數百件的案子，所以他決定尋求協助。

誠如費尼希弗所了解的，困難在於這些豬流行性感冒案件並不是那麼單純明瞭。有個案子是一個健康、結實的年輕人，在接受豬流行性感冒疫苗之後，產生了格林—巴利症候群。還有另一個案子，是一個老婦人，她本身就有複雜的醫療病史。另一個人則是在接種流行性感冒疫苗很久之後，才罹患格林—巴利症候群。然而費尼希弗還發現，他自己得在醫學專家相互衝突的證詞當中，決定應該要相信哪些專家的話。「我得自己找出其中的因果關係。」他道。

他還發現到，在進行判決的過程中，他需要仰賴兩個領域的知識，可是這兩個領域偏偏是在他的求學生涯中最不想碰的：統計和醫學。費尼希弗說：「我之所以會成為律師，是因為我不喜歡科學和醫學。」但是在面對這些豬流行性感冒案件時，他必須要學習。

費尼希弗到丹佛的科羅拉多大學健康科學中心上課。在上百個穿著牛仔褲的醫學生當中，穿著整齊西裝的他看起來就像是個「外來的怪胎」。費尼希弗回憶道，「他們盯著我——那個在教室後面拼命作筆記的傢伙。」不過，他詳盡地吸收課堂上知識。「直到今天，我還能告訴你，在神經學教科書的第五十六頁，講述神經病變症候群的內容。」他道。

亞法莉絲案

費尼希弗接到的第一個豬流行性感冒案件，就出現了很大的問題。病人的名字是珍妮・亞法莉絲（Jennie Alvarez），她是一位六十三歲的婦人，居住在科羅拉多州格立雷（Greeley）附近的一個農莊。在一九七五年退休之前，她曾經從事過許多工作。最近的一個工作，是在地方醫院從事清掃工作。

在一九七六年十月二十八日，亞法莉絲接受了豬流行性感冒疫苗注射。三個星期之後，她開始覺得疲勞、沒有精神，她的肩膀、手肘、手腕和膝蓋都劇烈疼痛。在她接受流行性感冒疫苗的七個月之後，她住院了。診斷是：格林—巴利症候群。兩年後，當法院終於審理到她的案子時，她的雙腳已經癱瘓，只能坐在輪椅上。

從這些事實來看似乎很單純，疫苗與疾病有著因果關係。但是在詳細了解亞法莉絲的病史之後，因果關係變得越來越模糊。

亞法莉絲有複雜的病史，回溯到一九六八年，那時她就被診斷出患有關節炎。關節炎的病情越來越嚴重，導致她在一九七六年的四月因為關節炎而住院。同時在她的病歷中還記載：「她的關節炎遍布全身，而且難以治療，以至於她在行走的時候，會明顯的駝背佝僂，加上因為疼痛不舒服，她只能緩步地行走。」

關節炎還不是她唯一的問題。她還有腸胃道的毛病，像是潰瘍、胃炎、大腸炎、憩室等。她不時會抱怨腿部和臀部痠痛，她的醫師羅伯特・波特（Robert Porter）還診斷出亞法莉絲有神經衰弱的毛病。

然而亞法莉絲堅持，是流行性感冒疫苗將她拋入了惡性循環的漩渦，因為格林—巴利症候群，讓她越來越虛弱。她說，在接種豬流行性感冒疫苗之後，她變得更容易疲勞。雖然她的確有些健康上的問題，但她曾經是個精力充沛的婦人。在那年夏天，她還為她的廚房粉刷，為浴室鋪上磁磚。

亞法莉絲說，她的問題是在接受流行性感冒疫苗的三個星期後發生的。她感到疲勞、虛脫，甚至無法料理感恩節的晚餐。在聖誕節那天，她還因為過於疲倦，在晚餐後就希望她的親戚儘快回家。在注射流行性感冒疫苗之後，亞法莉絲道，每天到了中午，她就得躺下休息。當她上教堂時，她不敢跪著，因為一旦跪下，她就沒辦法靠自己的力量起身。在最疲勞的時候，她被肩膀、手肘、手腕、膝蓋的尖銳疼痛深深折磨。

亞法莉絲的律師主張，她的症狀是導因於輕微的格林—巴利症候群，而這是流行性感冒疫苗所造成的。這個原本在臨床上不明顯的疾病，已經在體內潛伏了七個多月。直到一九七七年五月，因為腸胃炎才引燃原本潛伏的格林—巴利症候群。但聯邦政府的律師則堅持，亞法莉絲的疾病是因為關節炎惡化，這些可以解釋她的虛弱和痠痛。在五月診斷出來的格林—巴利症候群，只是單純由她的腸胃道疾病所造成的。

在亞法莉絲的案子中，有八位醫師出庭作證。為亞法莉絲作證的有：喬治城大學（Georgetown University）的神經科教授與主任馬丁·路易斯（Martin Lewis）、佛蒙特大學的神經科教授查爾斯·波瑟（Charles Poser）、丹佛的神經科醫師希尼·杜曼（Sidney Duman）及彼得·昆特羅（Peter Quintero）。為政府方面作證的有：芝加哥大學的神經系教授與主任巴瑞·亞納森（Barry Arnason）、科羅拉多大學醫學中心的神經系教授與主任詹姆斯·奧斯丁（James Austin）、科羅拉多大學醫學中心的神經學和神經病理學教授史都華·許內克（Stuart Schneck），還有疾病防治中心的流行病學家熊柏格，由於他的資料分析，才說服政府停止豬流行性感冒疫苗接種計畫。

為亞法莉絲作證的醫師們，認為流行性感冒疫苗刺激了她的免疫系統，產生了潛伏的格林—巴利症候群。到了一九七七年五月，由於腹瀉、噁心、嘔吐，引燃了格林—巴利症候群。這些專家們並不全部認同這個理論裡的每一個細節，但是，如同費尼希弗在他的判決意見裡所寫的，「我們所面對的，是時時都在進步的醫學。即使原告的理論有些分歧，但是當中還是有共同的主軸——也就是，豬流行性感冒疫苗導致免疫系統失調，使其對腸胃炎的刺激產生了不適當的反應。」

為政府做證的醫學專家們主張，豬流行性感冒跟亞法莉絲的疾病沒有關係。她的不舒服是來自於關節炎，而非神經疾病。她在一九七七年五月發生的格林－巴利症候群，應該是由腸胃炎的病毒或細菌所引發。雖然引起格林－巴利症候群的病因還不是很清楚，而且這個症候群有時候會在感染或疫苗注射後產生，但是這些專家說，這樣的問題大部分是在幾個星期內發生，而不是幾個月。他們說，從來沒有「潛伏的格林－巴利症候群」這種說法。

費尼希弗並沒有被亞法莉絲的醫學專家們給說服。他寫道：「很不幸地，亞法莉絲太太為這種謎一般的怪病所折磨。在她的生命中，她充分地展現出勤奮、節儉，以及對家人的關愛。然而事實是，只有清楚證明這些疾病跟疫苗有因果關係，才能得到賠償。」而亞法莉絲的疾病，費尼希弗結論道，「並沒有清楚明確的證據，證明讓她飽受痛苦的格林－巴利症候群是疫苗所造成的。」

面臨著從六個州湧入的一百二十六個案件，費尼希弗實在很不喜歡自己的任務，他必須要決定誰應該得到賠償，而誰不能得到賠償。他想到了聯邦證據法案的第七〇六條，其中規定法官在法庭中應該依循的準則。這個法條允許法官可以指定科學家組成調查小組，公正獨立地對被告和原告進行審查，找出真相。費尼希弗決定指定三位醫學專家組成調查小組，幫忙處理這些豬流行性感冒疫苗的案件。「我是第一個引用七〇六條的人。」費尼希弗說。

小組的成員有：休士頓貝勒醫學院的神經科醫師史丹利・亞佩爾（Stanley Appel）、梅約醫學中心的克蘭，以及鹽湖城猶他大學醫學院的神經科醫師克拉克．密立肯（Clark Millikan）。他們同意對這些原告進行一連串的醫學檢驗，審閱由雙方律師所提出來的文件，然後決定這些原告是否因為豬流行性感冒疫苗而受到損害。

這個方法的確有用，費尼希弗道。在一百二十六個案件中，除了四例駁回外，他解決了全部的案件。

自我實現的預言

正當法律訴訟湧入聯邦政府時，克蘭發現，他不能遺忘這些豬流行性感冒疫苗所引發的問題。當他越深入調查，他就越懷疑疫苗跟格林—巴利症候群之間的關係。人們會相信這兩者之間的連結，是因為突然大增的病例報告。但這些報告裡，很可能充滿了偏差。

當克蘭看到軍方的資料時，他發現在現役的兩百萬人當中，約有百分之八十的人接受了預防接種，人數總共是一百七十萬人。他說：「軍方不敢冒任何風險。」問題來了：在接受疫苗後，他們當中有任何人罹患格林—巴利症候群嗎？軍醫們在診斷這些疾病時相當謹慎，他們會將病人送到醫院，再由神經科醫師檢查。然而克蘭發現，在軍中並沒有任何證據顯示，豬流行性感冒疫苗和格林—巴利症候群有關。「在接種疫苗後，軍中發現了十三例格林—巴利症候群。」克蘭道。然後他和他的同事查閱了前幾年的病例資料，發現預期中的數字應該是十七例。

另外，荷蘭也搭上了豬流行性感冒疫苗接種的列車，他們為一百五十萬人進行疫苗注射。然而在荷蘭，罹患格林－巴利症候群的病人並沒有增加。

克蘭繼續查看梅約醫學中心的資料，那裡保留了所有歐姆史特郡居民的醫療紀錄。有四千人接受了疫苗，在接受疫苗的幾個星期內，沒有任何一例確定的格林－巴利症候群。雖然有一個疑似的病例，但是從專科醫師的眼光來看，這根本說不上是個確定的病例，克蘭表示。

這位婦女並不是來看神經科醫師，而是由家庭醫學科的醫師所診斷的。在病歷中記載道，這位八十歲的婦人雙腳無力，因為她接受了豬流行性感冒疫苗，所以最有可能的診斷就是格林－巴利症候群。「這樣的診斷根本沒有足夠的證據。」克蘭道。

所以疾病防治中心怎會斷定豬流行性感冒疫苗以及格林－巴利症候群之間的關係呢？答案很明顯，早在一開始，克蘭就已擔心這個問題——自我實現的預言。

克蘭發現，疾病防治中心並沒有建立一套明確的診斷來定義格林－巴利症候群。而且，疾病防治中心並沒有取得病歷的複本詳加審閱。更糟的是，他們並沒有追蹤這些病例。只有在醫師完整的紀錄下，顯示病人的症狀有持續惡化的情況，醫師才能作出格林－巴利症候群的診斷。可是，疾病防治中心並沒有持續追蹤這些病例。

相反地，克蘭道，當疾病防治中心在收集資料時，「他們只是讓學生到各州去尋找病例。

任何個案只要提到格林—巴利症候群，就列為可能的病例。」當醫師察覺到，疾病防治中心懷疑流行性感冒疫苗可能導致格林—巴利症候群時，偏差就已經產生。克蘭回憶起梅約醫學中心那位雙腳無力的八十歲老婦人。「會因此作出那樣的診斷實在令人震驚。」他說道。

貝勒醫學院的流行性感冒專家寇奇醫師說，克蘭是世界知名的神經科醫師和流行病學家。然而，不管你認不認同疾病防治中心最初的報告，在這些年來，還有六篇報告也是針對豬流行性感冒與格林—巴利症候群的關係進行研究，而只有一件事是確定的。「唯一確定的是，豬流行性感冒疫苗和格林—巴利症候群之間的關係並不明確。」寇奇道。

疾病防治中心的熊柏格並不同意這樣的說法。他認為，他的原始觀察絕對禁得起最嚴格的考驗，而且克蘭自己也參與了那次研究。當時，由於爭議不斷，克蘭和一群研究人員決定解決這個問題。他們審閱了密西根州和明尼蘇達州，從一九七六年十月一日到一九七七年一月三十一日間，每一位罹患格林—巴利症候群病患的醫療紀錄。他們發現，接受豬流行性感冒疫苗的人發生格林—巴利症候群的機會，是沒有接受疫苗的人的七倍。雖然克蘭認為這是由於醫師的預期心理，而誤導了醫師的診斷，但克蘭還是在這份報告上簽了名。「這篇可是他自己提出的報告。」熊柏格說。

軍方的報告和荷蘭的報告更是充滿瑕疵，熊柏格補充道。荷蘭的人口非常稀少，格林—巴利症候群的報告當然更少。由於不相信豬流行性感冒疫苗會造成真正的危險，荷蘭政府進行了兩年的預防接種。熊柏格說，第一年格林－巴利症候群的病例數目有些許的增加，而第二年則沒有增加。但是根據美國的經驗，只要之前有施打過任何流行性感冒疫苗，之後再接受豬流行性感冒疫苗時，出現格林－巴利症候群的機會就會降低。這就是為什麼荷蘭把兩年的資料混合在一起之後，就看不出其中的關係。

而在軍方的報告中，也有許多問題，熊柏格說道。軍方計算格林－巴利症候群的罹患人數是在接種後三到四個月，而這個疾病最可能發生的時間是在接種疫苗後的六個星期之內。隨著時間的增長，流行性感冒預防注射和神經病變的關係就會越不明顯。而且，軍中的人口組成比較年輕，而年輕人比較不容易罹患格林－巴利症候群。

流行病學家的分裂對壘

流行病學家分裂成兩個陣營，互相質疑對方的證據。在美國流行病學會不對外公開的會議中，發生了激烈的辯論。第一次是在費城的會議，與會的專家約有兩百位。在演講台上，克蘭及軍方預防醫學部主任詹姆斯．科派翠克（James W. Kirkpatrick），與熊柏格及哈佛的流行病學家亞歷山大．朗米爾（Alexander Langmuir），兩方針鋒相對。

「他們提出他們的論點，我們提出我們的主張。」克蘭道。激烈的辯論進行了將近一小時。熊柏格像個激進分子，與這些科學界的巨擘共同參與這場他從來沒有想像過的重要爭論。

克蘭和朗米爾激烈地反駁對方的意見，「那真是難忘的一幕，在這個領域當中，他們倆都是我的英雄，而他們居然因為我的研究結果而起爭執。」

到了最後，克蘭孤獨地面對這場戰役。如果詢問多數的醫師，他們會告訴你，豬流行性感冒疫苗會引發格林—巴利症候群。如果詢問流行性感冒專家，他們會告訴你，流行性感冒疫苗可能會造成這個疾病，雖然並不常見，但豬流行性感冒疫苗特別有可能導致這個疾病。如果詢問擔心致命流行性感冒大流行爆發的醫學專家，他會告訴你豬流行性感冒疫苗的慘敗讓他停滯不前。

「在流行性感冒研究的領域裡，有兩個事件塑造了我們在的想法。」疾病防治中心流行性感冒病毒學家福田敬二（Keiji Fukuda）醫師說道：「第一就是一九一八年的全面大流行——這個事件在歷史上所造成的傷亡，是所有傳染病裡面最慘重的。回顧歷史，唯一可以和這個事件相提並論的，只有十四世紀的黑死病。」

第二，福田道，就是豬流行性感冒事件。「這個事件和一九一八年的大流行互相呼應，」福田說：「大約有四千萬人接受了豬流行性感冒疫苗，而有上百人罹患了格林—巴利症候群。但是卻沒有任何大流行發生。這些事件時常縈繞在人們心中。」

從一九七六年的事件裡，我們得到教訓，福田結論道：「如果發現了新病毒，或是哪隻病毒捲土重來，不要在槍聲未響之前急著偷跑，也不要急著認定全面性的大流行即將發生。」

第七章

道耳吞的眼球

這是美國陸軍病理研究院（Armed Forces Instituteof Pathology）裡，一個實驗室例行的星期二會議。這是一間相當別緻但沒有窗戶的房間，位於這棟碉堡般的建築物內。大約二十位科學家和技術員陸續地走了進來，在會議桌旁找到自己的位置，會議桌是張木製的大桌子，上面鋪著玻璃墊。晚進來的人就只能坐在牆邊的椅子上。議程一如往昔：輪值到主持會議的人會選取一篇最近發表的科學論文，在會議中報告，帶領大家討論。這有點像是科學家之間的讀書會。那天輪到陶賓柏格負責帶領討論，他知道，今天的討論將是非比尋常的。

有著娃娃臉的陶賓柏格，是這個研究團隊的領導者，他充滿活力，帶著幾份論文影印本走進會議室。其中一份是關於眼睛的組織學研究報告，另一份是關於彩色視覺的生化學，而特別讓他覺得有趣的，是第三份論文。那是在一九九五年二月十七日剛發表於首屈一指的《科學》期刊上的論文。當實驗室成員都坐定位，咀嚼著他們的三明治、啜飲著他們的咖啡或汽水時，陶賓柏格開始他的報告。

陶賓柏格所要講述的是當期《科學》期刊的封面故事。這個故事牽涉到約翰．道耳吞（John Dalton）的眼球。這個故事將以最迂迴的方式，帶領陶賓柏格走向發現1918流行性感冒病毒之路。

封面故事

道耳吞那修長、沉鬱、戴著眼鏡的臉，從《科學》期刊的封面上盯著大家。他是位傳奇的化學家，出生於一七六六年。他提出了物質的原子說——他認為，所有的物質都是由看不見的原子所組成的。他非常有名，約翰道耳吞學會（John Dalton Society）就是為了紀念他而成立至今。

但是，道耳吞還有另一個傳奇故事。他是個色盲。剛開始，他並不曉得自己所看到的顏色和別人不同。直到一七九四年，他才突然發現這件事。那時，他穿了一件鮮紅色的外套，他自己還以為是灰色的。直到貴格會（Quaker）的會友提醒他，他才驚覺到自己的錯誤。道耳吞十分好奇為什麼自己看到的世界是不一樣的，於是他開始深入探究自己的視覺缺陷。他發現，他的哥哥所看到的顏色跟他是一樣的，這是最早的遺傳性色盲的報告。

道耳吞常說，對他而言，青草和血液的顏色是一樣的。藍色的野花看起來跟別人所說的「粉紅色」花朵是一樣的。這讓他很迷惑，為什麼別人可以分別出「紅色」或「綠色」，「粉紅色」或「藍色」？這些顏色對他而言，並沒有差別呀！他寫道：「紅色看起來就像一個陰影，或是比較暗的東西。」因為這位有名的患者，色盲也被稱作「道耳吞症」。

後來，道耳吞忽然想到一個可能的原因，可以解釋為什麼他所看到的世界是黑白的。問題一定是出在眼睛裡的液體「水樣液」。在他的眼睛裡，這些液體可能是藍色的，而不像一般人是澄清透明的。他等於是透過一個濾光鏡來看世界，所以，紅色和綠色看起來都一樣是灰色的陰影。只是，道耳吞想不出任何方法可以驗證這個假設，因為他沒有辦法取出自己眼球裡的水樣液來檢驗，而他本人也不想做這樣的犧牲。所以，他只好退而求其次。他決定，在他死後，要他的助理解剖他的眼睛以進行檢驗。

一八四四年七月二十七日，道耳吞逝世，享年七十八歲。他的助理喬瑟夫・蘭森（Joseph Ransome）很快地依循道耳吞的請求，將他的眼球取下。蘭森將水樣液從眼睛裡抽出來，滴在透明的玻璃上觀察。結果，「完全清澈透明。」蘭森寫道。道耳吞的假設是錯誤的。然後他的助理又在另一個眼球上切一個小洞，透過道耳吞的眼球看出去，看看紅色或綠色的物體會不會變成灰色的。結果並沒有。於是蘭森下了結論說，道耳吞的色盲原因必定不是出在眼球，問題可能是出在連接眼球和大腦的神經。因為道耳吞非常有名，而他色盲的成因又成謎，所以他的眼球被保存在一個廣口瓶裡，直到今天還存放在英國的約翰道耳吞學會。

陶賓柏格說，現在，在道耳吞死後的一百五十年，事情終於水落石出。分子生物學的進步讓科學家更有能力探索這個謎，他們從道耳吞的眼球上取下一小片組織，解開了為什麼道耳吞是色盲的謎底。之前的基礎研究發現，色盲的原因是來自於基因突變，由於基因失落掉一段遺傳訊息，使得基因不能正常運作。問題在於，道耳吞也有這樣的基因突變嗎？道耳吞的色盲和一般人一樣，還是屬於特例？

隨著革命性的技術PCR（polymerase chain reaction，聚合酶連鎖反應）的出現，科學家只要取得微量的細胞，就可以進行基因的研究。他們從道耳吞的眼球內部取下一些細胞，查看道耳吞有沒有基因突變。這就是《科學》那篇論文的內容：〈道耳吞色盲的生化學觀點〉。答案是，道耳吞的色盲是普通的遺傳性色盲。

石蠟塊中的寶藏

陶賓柏格越想越越覺得自己也可以做這樣的研究。那天早上六點鐘，陶賓柏格一到實驗室，便和他的技術員安．蕾德（Ann Reid）討論。他夢想自己能登上《科學》期刊的封面，讓實驗室揚名於世界。他的研究將成為世界上數以百計，甚至數以千計的論文討論會的主題，而他的工作將回答數十年來無人能解的問題。是的，他在一個沒沒無聞的小實驗室裡，與一小群科學家共同奮鬥。是的，他在科學界裡籍籍無名。但是，他卻坐擁分子生物學裡最珍貴的寶藏。他可以很容易取得多年以來過世的人們所遺留下來的組織標本——一整個倉庫都是。因為他在美國陸軍病理研究院工作，這是林肯總統所成立的研究院，林肯總統下令，每次軍醫檢驗組織時，不管病人是死於腫瘤或是其他疾病，都要送一小塊組織樣本到陸軍病理研究院的儲藏室。

不論是軍方或民間單位，也都會提供組織樣本。「每年都會有成千上萬的病理標本送到陸軍病理研究院來，尋求診斷上的建議。」陶賓柏格道。這些病理組織標本大部分是從大學的教學醫院送過來的，在不久前，這項諮詢服務一直都是免費的。現在，這項病理分析的諮詢服務開始對民間的醫院收費。陶賓柏格說：「當他們送來病理組織標本時，我們都會留下一些樣本，存放在我們的檔案中。我們保留有各式各樣的標本，包括臨床病史、玻片標本、石蠟包埋標本。」而且這些數十年前的組織標本，就像今天才製作的一樣完好。雖然自從十九世紀以來，醫學已經有很大的轉變與進步，但是保存組織標本的技術，自從一百多年前發展出來之後，並沒有多大的改變。這些方法也許看起來很原始——把組織泡在福馬林裡，然後包埋在石蠟中——但是到目前為止，這個方法仍然是永久保存組織的最佳選擇。

這些年來，軍方的組織標本收藏持續膨脹，現在已經有數百萬件，有些是包埋在指甲大小的石蠟塊中，有些是泡在福馬林的瓶罐中，還有些是顯微鏡的玻片標本。這些組織標本都存放在距離陶賓柏格實驗室幾英哩外的鐵皮倉庫裡，這裡就像死者組織的圖書館。陶賓柏格認為，這些倉庫裡一定藏有寶藏。真正的挑戰在於，如何提出正確的問題。

重建病毒基因密碼

陶賓柏格在實驗室裡走來走去，思考到底該分析什麼樣的組織——什麼問題是迫切需要解決的？「我們應該分析某位名人的組織。」他沉思道。

那天，他去找他的上司，細胞病理部的主任提摩西．歐雷利（Timothy O'Leary）以及國家衛生醫學博物館的館長馬克．米寇基（Marc Micozzi）。他和他們討論這個想法，並得到他們的認同，於是他們一同思考應該如何進行。他們想，也許可以做關於黃熱病或與華特．里德（Walter Reed）醫師有關的研究，這位偉大的醫師發現了黃熱病是由一種由蚊子傳播的病毒所引起的。畢竟，陸軍病理研究院位於華特里德陸軍醫學中心。但是，他們不太確定是要針對黃熱病，還是里德本人進行研究。他們也想到南北戰爭時期的「營區熱」（camp fever），也許他們可以找到一些營區熱患者的組織標本，檢驗這個疾病究竟是不是傷寒——如同許多醫學歷史學家所懷疑的。

突然間有一個念頭閃過。「當我們圍坐著討論時，突然有人想到１９１８流行性感冒。」陶賓柏格回憶道。每個人都認為這是一個好主意。「就是它，這就是我們要的計畫。」陶賓柏格道，「這個主意引起了我們的共鳴。」他們保存有一九一八年死於流行性感冒的士兵組織標本。那時，死於流行性感冒的士兵遠較死於戰爭的多。也許他們能夠從一九一八年死於流行性感冒的年輕人身上所取下來的少量肺部組織，利用ＰＣＲ的技術找到病毒的基因片段，然後重建１９１８流行性感冒病毒的基因密碼。也許他們能確定病毒的身分；也許他們能知道為什麼病毒如此致命；也許他們能解決這個殺人奇案的奧祕。

當然，這有如大海撈針。即使他們發現１９１８流行性感冒死者的肺部組織，病毒也可能在組織標本封存之前就已經死亡而分解了。就算病毒存在，在封存多年之後，也許保留下來的病毒數量過於稀少，以至於現在最先進的分子生物學技術，也沒有辦法偵測出這些病毒。

這些科學家告訴自己要實際一點。「這個計畫在一開始很低調。我們認為成功的機率是微乎其微。」陶賓柏格道。但是在計畫展開之後，要這群人克制他們的熱情，實在是一件很困難的事。「我們越研究，就發現它越有趣。」陶賓柏格回憶道。

在他們展開這個計畫之前，陶賓柏格和蕾德花了幾個月的時間研究１９１８流行性感冒。他們都閱讀了寇斯比所寫的《美國被遺忘的大流行》（*America's Forgotten Pandemic*）。之前，陶賓柏格對１９１８流行性感冒只有模糊的概念，而蕾德則從來沒有聽過。當他們了解到這隻病毒所帶來的毀滅時，他們深感震撼。

「之前，我對於１９１８流行性感冒一無所知，」蕾德說：「但是當我越了解這件事，我就越覺得有責任完成這個計畫、越堅持要找到答案。當我跟外面的人談論到這件事時，我就更驚訝了。任何超過六十歲的長者，都可以訴說一個關於流行性感冒的故事。我隔壁鄰居的媽媽在他一歲時，因為流行性感冒過世。發生過這麼大的事情，為什麼從來沒有聽人談論過？」

即使在計畫展開之後，陶賓柏格還是三緘其口，他從來不在陸軍病理研究院以外的地方談論這件事情。他天生就是一個謹慎機警、充滿自信與熱情的人。他的工作態度是：一絲不苟地充分利用每一分鐘。

蕾德的工作態度也是如此。也許，這就是這個圈子裡的人的特質，因為緩慢、冗長、要求精確的分子生物學研究，和充滿競爭、獎勵豐厚的生技產業是截然不同的。分子生物學界的超級巨星可能口若懸河、好出風頭，但他們是為了向其他的科學家及投資者推展自己的成果。而陶賓柏格和蕾德，是分子生物學界的另一個極端。他們通常並不引人注目，而他們的任務往往只是完成被指定的工作。對陶賓柏格而言，他的工作就是為軍方建立分子診斷的實驗室。

不管是在什麼場合，即使是多年以後，當他們終於知道這個計畫的影響力，陶賓柏格和蕾德還是赧於表達他們的興奮，他們寧願把焦點集中在科學的細節上，那些大家應該注意的地方。

天真的病理學家

身為實驗室的領導者，陶賓柏格並不像是會追逐1918流行性感冒的人。相反地，他總是特立獨行，不願走捷徑來尋求科學上的名聲及財富。他就是那種看起來像孩子般天真的人。即使已經是快四十歲的實驗室領導者，他還是時常被誤認為是年輕的學生。他有一張圓圓的臉、棕色的大眼睛和一團蓬亂的棕色直髮。他的穿著像個學生——棕色的燈芯絨褲，胸前還掛著識別證的鍊子——不穿實驗衣，不穿西裝，更別提領帶了。他開著一九九五年所買的賓士車，因為那年他的第一個孩子出生，所以他想要一輛大又安全的車子。研究1918流行性感冒的核心團隊根本沒有人認識他。

陶賓柏格所處的環境很難跟外界有所接觸。陸軍病理研究院位於華盛頓的邊緣地帶。華特里德營區那些老舊的磚造房舍，被一堆殖民時期的建築環繞，被隔絕在科學的權力中心之外，距離馬里蘭州的國家衛生院有好幾哩遠。

陶賓柏格的實驗室位於華特里德營區中最奇特的一棟建築：那是一九五〇年代冷戰時期所建造的一棟五層樓混凝土結構的碉堡，具有抗炸的功能。這棟建築物沒有窗戶，牆壁有三呎厚。當初的構想是，如果核子彈攻擊即將來臨，總統和內閣成員可以到這棟建築避難。事實上，當初的戰略規劃者曾經建議所有政府機關的建築，都應該要依循這樣的方法建造——厚厚的混凝土牆，而且不要有窗戶。後來，讓這些聯邦政府機構的建築免於一場美學大浩劫的，是一項新的發現。就在那棟建築完工之後，他們發現這樣的建築物並沒有辦法防護氫彈的攻擊。所以這棟建築物便成了冷戰的遺跡，最後還變成擁擠的辦公室以及實驗室。

陸軍病理研究院旁邊就是病理博物館，那是一個幾乎要荒廢的地方。在不久之前，那裡都還是老式博物館的樣子，沒有互動式的陳列，沒有任何展示可以吸引群眾短暫的注意。這裡積滿塵埃的瓶子裡，裝著一些像是髮球的東西，這可能是從一個十一歲小女孩的腸子內取出來的，她可能從一出生就在咬自己的頭髮。也有一些瓶罐裡裝著可怕的畸形胎兒。在一個更大的瓶子裡，裝著象皮病患者的一整條巨腿。這裡同時也展示著小兒麻痺流行時期的鐵肺。但是，卻沒有任何遊客參觀。如同其他主要的聯邦博物館，這座博物館一度位於市中心，可是在二十年以前，這棟博物館被遷移到這裡來，把空間讓給赫胥現代藝術博物館（Hirshhorn modern art museum）。大部分遊客會群集在市中心綠草如茵的博物館區參觀，他們可能從來沒聽過國家衛生醫學博物館，就算聽過，也很少人會願意到那麼偏遠的地方參觀。儘管病理博物館已經重新整頓為更現代化，同時也增加了愛滋病的展覽和無所不在的互動式展示，可是孤立的地理位置還是註定了這間博物館的命運。

任何到這棟建築物拜訪陶賓柏格的訪客，都必須接受警衛的安全檢查。陶賓柏格會親自下樓來帶領訪客，他沒有請任何秘書，所以他自己領著訪客到他位於三樓的小小辦公室，裡面是褪色斑駁的藍色地毯，以及陶賓柏格從外面廢棄桌椅堆撿來的破舊辦公桌。桌上堆滿科學期刊上的論文和報告，桌旁的牆上也貼滿便利貼，上面是陶賓柏格潦草的字跡，提醒自己該記得的事項。

特立獨行的求學生活

陶賓柏格所受的科學訓練就像他所處的地方一樣不平凡。一般而言，年輕的科學家都會想擠進成名的捷徑。也就是進入最好的大學以及最好的研究所，然後在聲望卓越的實驗室進行博士後研究。如果可能的話，在某個地方謀得助理教職，然後再瘋狂地做些傲人的研究，便可能在另一所大學獲得終身的教職。在此同時，你必須盡可能不斷地發表論文，到各地參加研討會，發表自己的研究成果。在那些場合中，你得以認識科學界裡的巨頭，希望能引起注意。這種「巡迴演出」的做法，並不能保證你一定會成功。這不是陶賓柏格想要的生活，他選擇走另外一條路。

陶賓柏格在一九六一年，出生於德國。他是職業軍官的第三個兒子。他的父親曾經協助製造第一部電晶體電腦——一部「可攜式」的電腦，卻需要五輛拖車來搬運。在那個時候，大約是一九五六年，這種電腦已經是革命性的機器。「我的父親在真空管時代就已經是個電腦人了。」陶賓柏格道。

陶賓柏格家原先住在歐洲，後來移居加州，最後在陶賓柏格的父親調職到五角大廈後，他們搬到北維吉尼亞州的費爾法斯郡（Fairfax County），位於華盛頓的近郊。打從四、五歲開始，陶賓柏格就知道他想成為一位科學家，唯一的問題是要進入科學的哪一個領域。原先，他喜歡核子物理，然後是化學，最後他下定決心要研究生物學。「生命是如此複雜——那真是最酷的一件事。」他輕描淡寫地解釋道他為什麼會做出這樣的選擇。

但是，費爾法斯的公立學校並沒有良好的學習風氣，而陶賓柏格的其他興趣，像是古典音樂及作曲，在中學時期也沒有得到妥善的栽培。學校課程的步調十分緩慢，又過於簡單。所以陶賓柏格抱怨道：「嚴格來說，學校裡一點學術氣息都沒有。」從那些喜歡搖滾樂和美式足球的老師及同學身上，陶賓柏格幾乎無法得到認同。

陶賓柏格發現，有個方法可以讓他逃離中學生活，略過高年級，直接展開大學生活，那就是加入喬治梅森大學（George Mason University）的計畫。這所大學離他家很近，所以他不用擔心要離家遠行，也不用擔心宿舍的費用。同時，這所大學也應允陶賓柏格可以參加更具挑戰性的課程。所以在十五歲那年，陶賓柏格就成了大學裡的新鮮人。在那個暑假，陶賓柏格還在國家衛生院找到了一份工作，研究老鼠乳房腫瘤病毒。那是一九七七年，在那個時候，研究人員認為研究病毒可以獲致人類癌症的關鍵（最後他們發現，雖然病毒會引發幾種癌症，像是子宮頸癌以及卡波西氏肉瘤，不過病毒在一般人類的癌症上，像是乳癌，並不是扮演十分重要的角色）。當時最耀眼的科學家都在研究腫瘤病毒，而陶賓柏格也被吸引進入這個生物學裡最熱門的領域。在秋天開學之後，他還是繼續在實驗室裡進行兼職的研究。

對科學研究的熱情與執著

「那真是非常棒的經驗。」陶賓柏格道。他曾經想離開喬治梅森大學，申請像哈佛或普林斯頓那些名校，但是最後他決定留下來，繼續從事腫瘤病毒的研究。他認為，這些實驗室的經驗相較於在名校所受的教育，毫不遜色。「我決定留在家鄉，並且在國家衛生院進行研究。」

他平實地說。他對未來的生涯規劃是，拿到生物學的博士學位，最後主持一間實驗室，就像威廉·卓安（William Drohan）一樣，他是陶賓柏格在國家衛生院的老闆。卓安向他解釋，在科學研究領域，同時擁有醫學士（M.D.）和博士（Ph.D.）學位可以幫助你更容易獲得研究經費，更容易獲得一份好工作。「我從沒想過要當一個醫生。」陶賓柏格說。可是卓安補充道：「你要相信我的話。」

從大學畢業之後，陶賓柏格到了里奇蒙（Richmond）的維吉尼亞州立醫學院就讀。這間學校的學費遠低於那些聲望顯赫的名校，這對節儉的年輕學生有很大的吸引力。陶賓柏格修的是醫學博士（M.D.-Ph.D.），也就是同時修習臨床醫學和基礎醫學，然後就可以同時獲得這兩個學位。當許多醫學生抱怨這種課程過於繁重的時候，對科學充滿熱情的陶賓柏格卻選擇這種課程。他說：「我對醫學十分著迷，醫學真是對智力的一大考驗，這是一門有趣的學問。」

取得博士學位有其特殊要求。如同在科學的其他領域，每個想要獲得博士學位的學生都必須完成自己思慮周密的研究計畫，並在科學上有新的發現。每個博士班的研究生都要找一個指導教授擔任良師益友，引導學生完成原創性的研究工作。最後還必須通過論文指導委員會的審查，才能獲得博士學位。陶賓柏格想要找一個他心目中理想的指導教授，他的研究題目要夠吸引人，而且能夠引導他提出適切的問題，並找到問題的答案。

「進入醫學院的前六個月，我到處找教授面談。」陶賓柏格道。最後，他決定跟隨解剖學的教授傑克・哈爾（Jack Haar），他的研究興趣主要是T細胞（白血球的一種）在胸腺（thymus）中形成的過程。「我很喜歡他，」陶賓柏格說：「我利用課餘時間以及暑假，到他的實驗室進行研究。」

通常修醫學博士雙學位的學生，在前兩年會和一般的醫學生一起上課。然後他們要繼續接受博士班的訓練，最後再回到臨床醫學的實習。而陶賓柏格重新安排了自己的學習順序。在醫學院唸完兩年課程之後，他先進入臨床實習，然後再到實驗室裡完成博士班的研究。他在一九八六年得到醫學學位，而在一九八七年拿到博士學位。他的研究主題是探討骨髓裡的細胞如何移動到胸腺，變成T細胞。在博士班期間，他還獲得了許多獎及獎學金，包括學校的傑出醫學研究獎，以及細胞生物學傑出研究生。

進入國家癌症研究所

拿到學位後，陶賓柏格必須決定未來的方向。「我並不知道我想要做什麼，」他說：「我對小兒科非常有興趣，所以我認為我應該走小兒血液科。但是，實驗室裡的研究工作進行的非常順利，所以我決定在實驗室裡多待一年，直到一九八八年。」

在那個時候，他再度對成為醫師這件事感到焦慮。「我想我應該到小兒科接受住院醫師訓練，但是我已經有四年沒有看過任何病人了。」他可以想像到最糟糕的情況，病人很可能因為他所犯的錯誤，而遭受莫大的痛苦。「在新生兒加護病房擔任實習醫師，實在是一件令人提心吊膽的事情。」他道。所以他選擇了病理科，至少可以不用接觸活生生的病人，不用作出會影響病人生死的決定。「病理科是一個介於臨床和基礎醫學之間的學科，我可以繼續進行和臨床相關的醫學研究。」他開始尋找可以接受住院醫師訓練的地方，而且很快地就發現了國家衛生院的國家癌症研究所（National Cancer Institute）的住院醫師訓練計畫。這個計畫每年只接受三位住院醫師，而陶賓柏格申請了這個計畫。

雖然機會渺茫，但是他決心要進入國家癌症研究所。畢竟這裡是國家衛生院，是他所有研究、學習的起點。「那是一個從事研究工作的好地方。」對陶賓柏格而言，那裡就像家一樣。

很快地，在接受面談之後，陶賓柏格接到了好消息：他被錄取了。從一九八八年開始，他進入國家癌症研究所擔任住院醫師。到了一九九一年，他完成了住院醫師的訓練。之後他繼續留在那裡，從事博士後研究工作。在博士後研究工作即將結束時，他的指導教授愛達．克魯絲碧可（Ada Kruisbeek）——一位著名的荷蘭免疫學家——告訴陶賓柏格，她即將回到荷蘭，在荷蘭有個聲望很高的位置正等著她，她希望陶賓柏格能跟她到荷蘭繼續進行博士後研究。在認真考慮過這項建議之後，陶賓柏格認為應該還有更好的出路。

「我剛結婚，我的家庭在這裡，我妻子的家庭也在這裡。」陶賓柏格道。最後，他決定留在這個地方，他想要在國家衛生院裡找另一個臨時的研究工作。一九九三年，他終於在華盛頓附近找到一份長久性的工作。他和國家衛生院的同事傑克・里奇（Jack Lichy）接受美國陸軍病理研究院的聘用，負責建立一個分子病理學實驗室，也就是利用分子生物學的技術，來為病理學家做病理診斷。六個月後，他們將這個實驗室建立起來，並且順利地運作。同時陶賓柏格也有了自己的實驗室，可以探索基礎醫學的問題。

在他開始這些工作的一年之後，也就是一九九四年初，陶賓柏格晉升為分子病理科的主任。事實上，這個職稱遠較實質上的權力大。他手下只需管理二十個人，「這只是一艘非常小的船。」陶賓柏格道。他終於開創出自己滿意的生活。

陶賓柏格每天清晨五點五十分就出門工作，有部分原因是為了避過華盛頓地區的交通阻塞。他將大部分的空閒時間用來陪伴妻子和孩子，他電腦上的螢幕保護程式就是家人的照片。其餘的時間，他用來作曲，那是他的嗜好。在大學時代，他曾經寫過歌劇。「那首序曲還曾經演出過。」他彆扭地說道。在醫學院的時候，他曾經寫過交響曲，里奇蒙管絃樂團還公演過這首曲子，而陶賓柏格在樂團裡演奏黑管。他也寫過木管四重奏，那是給他妻子的禮物。而另一首弦樂四重奏，則曾在他們的婚禮上演奏。還有一首弦樂四重奏，是為了紀念他的兒子出生。這些創作背後的動力都是愛。「我還沒有幸運到所有的作品都可以演出。」陶賓柏格道。

海豚的致命流行病

在一九九三年底，有一天，美國陸軍中校同時也是獸醫病理學家湯瑪斯・李斯康（Thomas Lipscomb）來拜訪陶賓柏格。他有個問題，希望陶賓柏格和里奇能夠提供解決的方法。他解釋道，在過去的十年裡，美國的海洋哺乳類動物爆發了一種奇怪的致命流行病。一九八七年，生活在紐澤西州海岸的瓶鼻海豚因為不明的原因大量死亡。這個疾病開始沿著佛羅里達州聖彼得堡的海岸蔓延到南邊，造成了許多海豚死亡。在一九八八年三月，美國大西洋沿岸的海豚有一半死亡，總數高達好幾萬隻。

美國環境保護局開始進行調查。在初期的報告裡指出，造成這些死亡的原因是紅潮（red tide），這是一種致命的鞭毛浮游生物過度繁殖所致，這些浮游生物讓海水轉變成鐵銹色，並且會釋放出毒素。紅潮是環境污染的一種表現，而在報告中提出的假設是，這些污染最後導致了海豚的死亡。

李斯康並不喜歡這樣的解釋，他舉出了兩個理由，說明他為什麼認為這樣的解釋是不對的。第一，他告訴陶賓柏格，紅潮會同時影響所有的生物，但是這次的事件只影響到海豚。第二，紅潮所傷害的大部分是小型的動物，紅潮所產生的毒素從未聽說可以造成像海豚這麼大的生物的死亡。

李斯康認為是某種病毒引發了海豚的死亡。在檢查過數以百計被沖上岸的死亡海豚組織後，他看到了一種清楚的罹病模式。他發現這些動物的腦部、肺部和淋巴組織都被一種麻疹病毒所感染，這是一種會在人類身上引發麻疹的病毒，同時也會在狗身上引起犬瘟熱。

為了加強他的假設，李斯康還指出，在其他好幾起神祕事件裡，海洋哺乳類動物都看起來像是因為病毒感染而死亡。一九八八年，在西伯利亞的一個湖裡，海豹因為發生疾病而集體滅絕。在一九九〇年，北歐沿岸的斑海豹也大量死亡。一九九一年，地中海的條紋海豚集體死亡，而科學家在這些動物身上分離出類似犬瘟熱病毒的微生物。在一九九三年，墨西哥灣的海豚也發生了死亡事件。

現在，李斯康想要找分子生物學上的證據。他有些已經腐化的海豚組織，其中有些已經腐爛到無法用顯微鏡檢驗。「這些組織已經腐敗了。」陶賓柏格道。如果真的有病毒存在，陶賓柏格真的可以用PCR的技術，將麻疹病毒找出來嗎？

「我認為要在這樣的組織裡找到病毒的RNA，機會是趨近於零。」陶賓柏格道。但是他並沒有拒絕李斯康。相反地，他要求艾蜜・克芙特（Amy Krafft）來進行這項工作，克芙特是位年輕的分子生物學家，才剛剛加入這個團隊不久。事實上，現有的分析方法已經相當精確，但是克芙特繼續改良這些方法，讓檢驗的精確度能夠達到極限。她針對每一個步驟精心加以修正，希望能建立一套最完善的方法找出病毒的RNA。她完成了不可能的任務——她從這些腐敗的組織中找到了病毒的ＲＮＡ，證明了李斯康的假設。最後，她分離出一種新的麻疹病毒，而且證明是這種病毒引發了海豚的死亡，不是紅潮。

麻疹病毒與流行性感冒病毒

當陶賓柏格決定要研究１９１８流行性感冒時，那次研究海豚得的經驗閃過他的腦海。這應該是類似的實驗。流行性感冒病毒的遺傳物和麻疹病毒一樣，都是ＲＮＡ，它們的大小也很相似，同樣都含有約一萬五千個鹼基（base）——由腺嘌呤（adenine）、鳥糞嘌呤（guanine）、胞嘧啶（cytosine）、尿嘧啶（uracil）鹼基串連而成的ＲＮＡ。此外，這兩種病毒也有很多特性是相同的。也就是說，既然克芙特可以從嚴重腐敗的海豚組織裡萃取出麻疹病毒的ＲＮＡ，那麼她也應該可以從組織儲藏庫裡那些肺部標本中，萃取出流行性感冒病毒的ＲＮＡ。而現在，這些科學家唯一要做的，就是在倉庫裡找找看有沒有１９１８流行性感冒病患的任何組織。

從電腦中可以找到一九一七年以後的所有組織標本紀錄，總共有三百萬筆資料。但是，也許其中並沒有１９１８流行性感冒死者的肺部組織。「因為大流行發生的時間正好是戰時，很多進行遺體解剖的人根本沒有受過病理學的訓練。」陶賓柏格道。這計畫一開始就出現了障礙；在戰時那麼混亂的情況下，怎麼可能會有軍醫不厭其煩地進行解剖，還花時間從死者身上切下一小塊肺部組織，送到研究院來儲存。

然而，這個計畫還是值得一試。陶賓柏格決定找尋那些在患病幾天內就死亡的病人，他認為，如果只是尋找流行性感冒的死亡名單，很可能會找到因為流行性感冒併發細菌性肺炎而死的人，他們死亡的時候，病毒很可能已經從病人的肺部消失，只留下細菌。

藏身標本中的病毒

陶賓柏格向組織庫提出申請。兩天後，他得到了一份電腦搜尋的報告，說明在倉庫裡有七十件組織標本是從一九一八年死於流行性感冒的病人身上所取下的。這些從肺部取下的組織標本泡在福馬林裡，包埋在石蠟塊中。除了組織樣本，陸軍病理研究院還保留了病人的病歷，記錄病人的發病時間及死亡原因。陶賓柏格急切地詳讀這些資料。在這些病患當中，有六個人符合他的要求——這些病人都是在發病後幾天內死亡的。科學家們因為這些發現而感到振奮，欣喜若狂。

「那種感覺就像是《法櫃奇兵》的劇情一樣，」陶賓柏格舉了史蒂芬．史匹柏的電影來說明，「我們就好像找到了約櫃一樣興奮。」

在這間倉庫裡面，有數百萬份的組織標本堆積在鋼架上的紙盒裡，而1918流行性感冒的病毒竟然就藏身其中。在過去的八十年裡，從來沒有人想過要查看這些標本。就算有人試著尋找這些組織標本，過去也沒有人有足夠的技術，在這些肺部組織當中找到隱藏的病毒。而現在，在道耳吞的眼球這篇論文的靈感啟發下，利用分子病理科從一九八九年就開始發展的檢驗技術，克芙特可以從腐敗的海豚組織萃取病毒RNA，這群默默無名的科學家，發現了一九一八年大慘案的最佳線索。

珍貴的組織庫

當他們知道至少有機會可以發現1918流行性感冒病毒，因為他們有1918流行性感冒死者的肺部組織切片，便迫不及待地想要開始研究。但是，陶賓柏格遺憾地說：「你還是要經過一些繁複的公文程序，你不能隨心所欲地做任何事。」他得先提出研究計畫，而且因為他要使用人類的組織，所以他還得通過人類組織管理委員會的特別許可。那得要花好幾個月的時間，因此，這段時間他跟蕾德只好繼續研讀1918流行性感冒的資料。在得知申請獲得許可後，他們立刻前往倉庫領取組織，有趣的是，他們之前從來沒有參觀這間擁有珍貴資源的寶庫。

這間倉庫距離陸軍病理研究院幾英哩，就在哥倫比亞特區和馬里蘭州的交界。這是一間低矮的波狀鋼板防火建築，裡面是成列的鋼架。組織標本就放在這些架子上，一個疊著一個的紙盒裡面是包埋著組織切片的石蠟塊，有些罐子裝著泡在福馬林裡的器官，還有一些經過特殊染色的顯微鏡玻片。這間倉庫的管理者是艾爾．雷迪克（Al Riddick），他是個全身都是肌肉、卻十分和藹的人，他親切地向訪客介紹他管理的這些組織標本。當他知道陸軍病理研究院想要1918流行性感冒病患的肺部組織時，他十分慎重地爬上梯子，細心地從鋼架上取下紙盒。這些紙盒裡裝著一塊塊指甲大小的石蠟，大約有四分之一吋厚，裡面是從一九一八年死於流行性感冒的士兵身上所取下的肺部組織。

很幸運地，蕾德知道如何處理包埋在石蠟裡的組織，而這讓她在這個計畫裡扮演舉足輕重的角色。組織樣本是這麼珍貴稀少，所以任何會導致組織損失的錯誤，都是不可彌補的大災難。蕾德同時也知道，對很多實驗室的主管而言，把這樣重大的任務交託給她，是很令人放心不下的，因為她的實驗經驗並不是很豐富。

一九八九年蕾德來到這個實驗室時，她還只是個低階的技術員，只有一年半的工作經驗。「我從來沒有獨立操作過任何實驗，我只是依照指示做事。」她回憶道。可是，隨著她處理石蠟包埋組織的經驗越來越豐富，她所被賦予的責任也越來越大。舉例來說，她曾經被要求從一位淋巴癌病人的組織，萃取出EB病毒。也曾經從另一位癌症病人的石蠟標本中，分析癌細胞的染色體有破壞或重組的現象。到了一九九五年，蕾德處理石蠟包埋組織的PCR分析經驗，可能不會比世界上任何人少。至少，她可以為尋找1918流行性感冒病毒的計畫，展開關鍵性的第一步。但是她也很明確地知道，沒有任何人，包括她自己，有十足的把握可以完成這個任務。

分離基因

當他們獲得許可後，陶賓柏格和蕾德懷抱著謹慎戒懼的心情開始工作。蕾德在她的實驗筆記本裡記下了那一天：一九九五年三月十九日。

他們利用銳利的刮鬍刀片，從石蠟塊削下一小薄片，厚度比紙張還薄，大約只有一個細胞的厚度。每個薄片裡所含的細胞不超過兩千個，而在這些細胞中，也許其中就有一個含有流行性感冒病毒。

有了這些組織切片，蕾德接下來便將這些蠟塊溶解掉。她將這些薄片放入試管中，然後倒入一些二甲苯（xylene），這些溶液會將蠟塊溶解掉，而組織就會漂浮在上面。

接著，她必須將這些肺部細胞從二甲苯溶液中分離出來，所以她將試管放入離心機中離心，讓細胞聚集沉澱在試管底部。將上層溶液倒掉之後，蕾德再用酒精清洗這些細胞，將吸附在細胞上殘存的二甲苯洗掉。

下一個步驟是將細胞碎片——細胞膜及蛋白質——與遺傳物質分離開來。於是，蕾德在試管中加入一些鹽溶液，然後加入分解蛋白質的蛋白酶K（proteinase K）。四個小時後，再繼續進行有機分離的工作。

由於化學特性不同，基因會溶解在水中，而蛋白質以及從細胞膜上分離出來的脂質會溶解在油中。所以，為了讓基因和蛋白質、脂質分離，蕾德在溶液中加入酚（phenol）和氯仿（chloroform）。在加以搖晃之後，蛋白質碎片和脂質分子會溶解在油性層，而基因物質則留在水性層。在短暫離心使分層清楚（油層浮在水層之上）後，她取出水層的溶液，當中便含有肺部組織的基因、感染肺部的細菌基因，以及，如果夠幸運的話，還會有１９１８流行性感冒病毒的基因。

為了將這些基因物質從水溶液中分離出來，蕾德加入酒精沉澱，再將試管放進離心機中旋轉離心，基因物質便會被集中到試管的底部，形成一個小小的沉澱物。將上層溶液倒出後，蕾德再加入另一種鹽溶液，讓基因再次溶解，以進行下一步的基因分析。

在利用幾天的時間完成這些工作之後，蕾德便可以開始測試這些肺部組織中到底有哪些基因。「分子生物學就是將一些微滴，從一個微小試管置入另一個微小試管，這就是分子生物學家整天所做的事。」陶賓柏格說：「這需要很大的信心，因為你根本看不到你正在做的東西。」

利用ＰＣＲ複製基因

接下來，該ＰＣＲ上場了。ＰＣＲ是一項神奇的生物技術，可以將單一基因片段複製成千百萬份。陶賓柏格和蕾德決定先尋找流行性感冒病毒的一個基因，稱為基質基因（matrix gene），因為這段基因很少改變，不像其他的基因常常會因為突變而變化。這個基因負責製造一種蛋白質，負責支撐病毒柔軟的脂質內膜。

他們的想法是利用一小段的基質基因來當作誘餌，看看能不能釣到１９１８流行性感冒病毒。只要能釣到這段基因，他們就可以利用ＰＣＲ的技術大量複製這段基因。但是陶賓柏格和蕾德必須找到好的釣餌，這基因片段必須在每個品系的流行性感冒病毒中很少發生變異。為了尋找這樣的基因片段，他們將已知的所有病毒品系的基質基因序列排列在一起，然後找出這些序列中完全相同的片段。再從這些固定的區域設計釣餌，也就是引子（primer）。

隨著分子生物學的進步，ＰＣＲ技術已經成為分子生物學家不可或缺的利器，因此，很多生技公司專門為科學家製造指定序列的引子。蕾德和陶賓柏格習慣向愛荷華州的ＤＮＡ科技整合公司（Integrated DNA Technologies）訂購引子，他們只要將基因序列傳真到那家生技公司，幾天之後，他們就會從聯邦快遞收到一份貨物，裡面是一些底部裝著白色乾燥粉末的小小試管。蕾德只需在試管中加入無菌的蒸餾水，他們便有釣餌了。

蕾德開始進行ＰＣＲ的實驗，她將引子加入先前萃取的基因溶液中，如果引子能找到對應的序列，聚合酶就會針對這段基因製造出千百萬份的複本。由於這些微小的基因片段無法用顯微鏡觀察，因此在複製基因片段時，蕾德加入放射性標示，如此，複製出的基因片段便能在Ｘ光片上呈現出一個黑色的點。問題在於：試管內會不會出現放射性的基因片段？這些引子能不能夠到１９１８流行性感冒病毒的基因片段？

在那天的工作結束時，蕾德將一片15×17吋的X光底片壓在基因片段上。第二天，滿懷著期待的心情，她走進那間小小的暗房，將X光片取出沖洗。然後，將X光片帶回實驗室仔細觀看。

實驗的結果是失敗的。她希望能看到病毒片段所顯現出來的黑色小點，可是在X光片上卻什麼也沒有。片子是空白的。蕾德知道，她的實驗技術並沒有問題，因為她同時做了一組對照實驗，利用ＰＲ34病毒（一九三四年在波多黎各所分離出來的流行性感冒病毒）進行實驗，ＰＲ34是最早發現的流行性感冒病毒，它的基因序列已經充分被了解。如果引子能找出ＰＲ34病毒的基質基因片段，那麼應該也能找出１９１８流行性感冒病毒的基因。蕾德的實驗設計是有效的，因為她在ＰＲ34病毒的對照實驗中找到了基質基因片段。

所以蕾德試著再將實驗重複一遍，但是仍然沒有發現１９１８流行性感冒病毒的蹤跡。她不知道到底是哪裡出了問題——也許是這些組織裡面根本沒有流行性感冒病毒，也許是因為她所用的實驗方法不夠完善。

「我感到相當挫敗，」蕾德道：「我花了許多時間來為這個實驗祈禱，甚至到了殫心竭慮的地步，我已經試過所有可能的方法。」

尋找一九五七年的流行性感冒病毒

到了六月，差不多是在連續一年多的失敗之後，蕾德和陶賓柏格決定試試不一樣的研究方法。這次他們回到原點，嘗試較單純的實驗。他們決定先尋找已經知道基因序列的流行性感冒病毒品系，如果他們能在患者的肺部組織裡發現流行性感冒病毒，便可證明他們所用的方法是可行的。對於尋找1918流行性感冒病毒而言，這等於是繞路而行，但在這個時候，很明顯地，這個實驗是必要的。

下一個問題是，他們該找尋哪一隻流行性感冒病毒呢？他們決定從一九五七年橫掃全球的流行性感冒病毒著手，這隻病毒在一九五七年造成了六萬名美國人死亡。雖然不像一九一八年的病毒那麼致命，但是這隻病毒的基因序列已經被解開，所以是很好的實驗對象。而且在美國陸軍病理研究院的倉庫裡，應該也有這隻病毒患者的肺部組織標本。這些組織標本已經保存了四十年之久，所以也可藉此檢驗病毒的基因在經過數十年後，是否還能保持完整。如果他們能夠成功地完成這項實驗，從這些組織樣本裡釣到病毒的基因，那麼他們就有希望從更早的組織樣本裡找到一九一八年的病毒。

庫房如實地將一九五七年流行性感冒患者的肺部組織標本送到。在開始進行分析之前，陶賓柏格和蕾德邀請克芙特一起參與這項實驗，克芙特曾經從腐敗的海豚組織裡分離出基因，因此她很有經驗。她開始處理一九五七年流行性感冒患者的組織，十分有技巧地應用分離萃取的技術，同時她也處理了六位1918流行性感冒患者的組織。然後克芙特將這些含有基因的溶液交給蕾德來進行PCR，後續的工作就由蕾德接手。她再度利用基質基因作為釣餌。第二天的清晨六點三十分，蕾德走進暗房，取出X光片沖洗。她將X光片拿回實驗室，這次，她看到了一小段黑色帶狀顯影，出現在克芙特萃取出的樣本中。在連續十五個月望著空無一物的X光片之後，她不敢相信自己所見到的是真的。

蕾德拿著X光片，跑到陶賓柏格的辦公室。「我們簡直快瘋了，」她道：「我想，我們找到病毒了！」他們告訴彼此要冷靜，這可能不是真的——也許是實驗中的污染所造成的。PCR是一種相當敏感的技術，只要昨天的實驗裡有一個分子殘留下來，就可能在今天的實驗造成污染。

所以蕾德繼續研究，希望能確定這個神祕基因片段的序列。這個基因片段有七十個鹼基長，大約是流行性感冒病毒一個基因長度的二十分之一。現在蕾德必須進行另一個實驗，也就是將這段基因插入到質體（plasmid）內。質體是一串環狀的基因，它可以被送到細菌裡面，然後隨著細菌的分裂，質體也會跟著複製。接著，蕾德就可以把質體從細菌中分離出來，再利用酵素當作分子的剪刀，將插入的這段基因從質體上剪下來。最後，就可以解讀這段基因的序列了。

解出這段基因的序列之後，她到國家醫學圖書館的網站中查詢，其中有一項「BLAST」服務，只要輸入基因的序列，電腦就會自動比對輸入的序列跟哪一段已知的基因最接近。很快的，結果出來了，這段基因序列跟一九五七年流行性感冒病毒的基質基因序列完全相同。

「剛開始，我們十分失望，」蕾德道：「我們以為我們所解讀出來的序列應該是屬於一九一八年的病毒，結果卻是一九五七年。」但是她和陶賓柏格很快地了解到這個結果的重要性，並且雀躍不已。蕾德說：「因為我們證明了這個方法是可行的。如果病毒基因能這樣保存了四十年，那麼沒有理由不能保存到八十年。」

沃恩的肺部組織

接著，實驗工作迅速進展。蕾德、克芙特和陶賓柏格再度從1918流行性感冒患者的肺部石蠟標本塊著手。這次，他們將注意力集中在沃恩的肺部組織。

沃恩是個二十一歲的士兵，在一九一八年九月死於南卡羅來納州的傑克森營區。當他們查閱沃恩的醫療紀錄時，「我們知道，這一定是流行性感冒，」陶賓柏格道：「他發病的過程相當迅速，高燒、胸痛，還有咳嗽。」而且最重要的是，他在發病不久後就突然死亡。

沃恩在九月十九日開始覺得不舒服，並且報了病號。他死於九月二十六日的清晨六點三十分。當天下午兩點，赫基福斯上尉為他進行了屍體解剖，在解剖紀錄中，記載著沃恩的胸腔裡面含有一又四分之一杯的澄清液體，而在他左邊的肺葉表面還滲著血水。沃恩的肺泡中積滿了液體；事實上，這個年輕人是被自己的體液給溺死的。最後，赫基福斯上尉從沃恩的肺部取下一塊組織，然後小心地將這塊組織用福馬林和石蠟保存起來。他將組織標本送到華盛頓妥善保管，就這樣一直到八十年後，陶賓柏格才將它發掘出來。

蕾德和克芙特小心翼翼地開始進行實驗，謹慎地處理從沃恩所保存下來的組織。再一次，克芙特將基因從肺部組織中分離出來，然後蕾德再從中尋找流行性感冒病毒的基因。

最後，真相大白的一刻終於到來。蕾德利用電泳將基因片段依照大小分離開來，然後將一張底片放在電泳膠上面，放射性標記就會在底片上造成一個黑點。

蕾德將這張片子掛在閱片箱上，然後她看到了１９１８流行性感冒病毒的基質基因，在底片上形成了一個黑點。她感到一陣寒意，從背脊流竄而下。現在，她知道這套設計確實能釣出１９１８流行性感冒病毒，她長久以來想要緝捕的兇手。「這是科學研究中少有的時刻。」她道。

病毒基因現形

接下來，蕾德開始一個接著一個尋找其他的病毒基因。很順利地，她找到每一個期待中的基因——神經胺酸酶的基因以及基質基因Ｍ１、Ｍ２。到了八月，蕾德覺得她應該跟家人到佛蒙特州的小木屋，好好地度一個月的長假，畢竟她已經為這個計畫辛苦了一年半。不過，至少她已經知道這個實驗設計是有效的。

陶賓柏格在一九九六年的八月初接手這個計畫，繼續尋找另一個關鍵性的基因——紅血球凝集素。在蕾德的度假木屋裡面是沒有電話的，所以一旦有任何結果，陶賓柏格就會用電話通知她住在附近的公婆，請他們將訊息傳達給蕾德。

蕾德感到受寵若驚。她知道大部分的科學家並不會把她當成合作的夥伴看待。畢竟她只是個技術員，沒有博士學位。可是在這個追蹤病毒的團隊裡，她是個關鍵性的人物。「這是一個階層分明的領域，」她道：「之前在別的地方，我曾經有過這樣的經驗，有人問我說：『妳是在哪裡進行博士後研究的？』當我告訴他們，我並不是博士後研究員，他們就轉身走開。」

然而之前處理石蠟包埋組織的經驗，讓蕾德有完美的預備。而這個團隊裡的其他成員似乎也恰好準備妥當，像克芙特就從處理海豚組織獲得經驗。還有實驗室裡的科學家湯瑪斯．芬尼（Thomas Fanning），他之前的研究主題剛好就是物種之間的基因比對，而這樣的專長正是尋找1918流行性感冒病毒所必備的。最後還有陶賓柏格，這位分子病理學家因為關於道耳吞的一篇文章而激起了想像，並堅持尋找1918流行性感冒病毒。

「真的很神奇，我們擁有完成這項工作所需的最適當人選，」蕾德道：「回想起來，這件事就像是註定要發生的。」

論文發表的遊戲規則

在一九九六年十月，這個團隊已經準備好要向全世界宣布，他們已經找到1918流行性感冒的基因證據。他們將這些發現寫成一篇科學論文，說明他們驚人的實驗結果。雖然他們還沒有找到這隻病毒的完整基因序列，但是他們已經「釣」到了這隻病毒的基因。也就是說，他們有機會可以知道這隻病毒的所有細節；他們可以揭露這個殺人兇手的真面目，甚至找出它的致命武器。

這些科學家打算將論文投稿到《自然》（*Nature*）期刊。他們相信這些發現將是令人激賞的，所以還特別通知該期刊的編輯，他們的論文已經快完成了。「我寫了封電子郵件給《自然》期刊的華盛頓辦公室，」陶賓柏格道：「一個半小時過後，我接到了一通從倫敦打來的電話，該期刊的編輯說：『這真是太偉大了！請盡快把論文寄過來。』」陶賓柏格很快地寄出論文，並且預期「這篇論文將會立刻被接受刊登」。然而，出乎陶賓柏格意料之外，《自然》期刊很快地退回了這篇論文，甚至沒有把論文送給任何專家審閱。在退回的稿件裡還附了一份標準的退稿原因，說明這篇論文並不值得送給任何專家審閱。

雖然感到挫敗，陶賓柏格還是把這篇論文投稿到另一家期刊《科學》，這份期刊是《自然》的主要競爭對手，在期刊界裡享有相同的聲望。

但是很顯然地，《科學》期刊的回應還是一樣冷漠。「我們將這篇論文寄到《科學》期刊，但他們卻將它擱置一旁。」陶賓柏格道。為什麼？也許只是因為這篇論文出自於陸軍病理研究院，讓他們對這個研究團隊有所質疑。「這對研究流行性感冒的專家是一個震撼，」陶賓柏格推測道：「因為他們可能完全沒有聽過我們的名字。」最後，在幾位資深的科學家替陶賓柏格說話之後，這篇論文才得以送交審閱。然後，這些審閱委員對這篇論文十分感興趣，而這篇論文也通過了審查。但是這次的經驗對陶賓柏格而言，仍然十分震撼。「我們所有的人都嚇壞了，」他道：「我還以為這篇論文永遠都不會發表了。」畢竟他從來沒有處理過影響這麼深遠的研究結果，他以為只要做出重要的研究結果，就一定可以刊登在知名的期刊上。

「這是非常奇特的經驗，」陶賓柏格反省道：「以往我們總是寫一些普通的論文，沒有任何驚人的結果。這是我第一次寫出可以讓人眼睛為之一亮的論文。」

如同陶賓柏格所經歷到的反覆無常，這些重要期刊經常很快地拒絕革命性的論文，而只是固定刊登一些隨波逐流的論文。這種事就曾經發生在夏威夷大學的科學家柳町龍三（Ryuzo Yanagimachi）身上。在一九九八年的夏天，他完成了複製鼠的工作，甚至從複製出的老鼠再複製一次。那正是許多頂尖的科學家大聲質疑桃莉羊的時候，桃莉羊是世界上第一隻利用成年綿羊的細胞所複製出的動物。他們怎麼知道桃莉真的是一隻複製羊？批評的言論這樣質疑，也許是實驗室裡的細胞混淆了。還有，什麼時候才能出現第二隻複製動物呢？單一次的成功只能說是奇文軼事，不能算是實驗，批評者這麼認為。

柳町完成了這個不可能的任務，他讓複製的過程更簡單，並複製出幾十隻動物。他將這篇論文投稿到《科學》期刊，很合理地，這樣重大的結果一定是選擇在《自然》和《科學》其中之一發表，而他是美國人，所以他選擇《科學》，因為《科學》是美國出版的。如同陶賓柏格的經驗，他也預期編輯一定會很快地將他的論文發表出來。但期刊的反應也同樣讓柳町感到挫敗。《科學》期刊直接退回了這篇論文，並沒有將它送交審查，同時也附上一份說明，解釋這項研究工作並沒有普遍性的價值。然後，柳町將這份論文改投到《自然》期刊，而這篇論文就懸置在那兒好幾個月，經過審閱委員一再反覆審查之後，終於，這篇論文發表了，也贏得了全世界的讚賞。

但是，陶賓柏格並不熟悉期刊界和審查委員的遊戲規則。這些審查委員有時候是幼稚而無知的，有時候是善妒的，有時候還有不為人知的利益衝突。當他的論文被這樣漫不經心地處理時，他感到十分訝異。

1918病毒的時空膠囊

抱持著前所未有的謹慎心情，直到他的論文最後終於被接受，陶賓柏格才跟寇斯比接觸，這位歷史學家的書，在連續一年半不斷的孤獨挫敗中，啟發了他和蕾德。他進入德州大學的網站，尋找這位歷史教授的電子郵件信箱，並且寄給他一封簡短的信函。陶賓柏格提醒寇斯比，在他的書中曾經寫道，除非在某個地方藏著時空膠囊，否則１９１８流行性感冒病毒將永遠消失。陶賓柏格告訴寇斯比，他已經發現了那個時空膠囊——在美國陸軍病理研究院的倉庫裡，一塊從一九一八年保存下來的肺部組織。

最後，陶賓柏格關於１９１８流行性感冒的論文終於發表在一九九七年三月份的《科學》期刊上。這個沒沒無聞的研究者，一夕之間成為媒體聚光燈的焦點。「電話響個不停。突然間有八十個人說要訪問我。我出現在電視上、廣播中。事情的發生是如此快速，真是一種奇特的經驗，簡直就是完全的瘋狂。」

但是，這只是所有奇特事物的開端。在兩個月之內，香港發生了神祕的死亡事件，讓科學家不寒而慄。所有的事情是如此突然，看起來好像是另一次致命的流行性感冒大流行正在醞釀。

第八章

一九九七年香港禽流感事件

當寇絲博士正在懷俄明州（Wyoming）度假時，她接到一通從亞特蘭大打來的電話。為了判定一隻流行性感冒病毒的品系，實驗室裡的病毒學家做了一個例行性的試驗。這隻流行性感冒病毒是從去年五月生病的一位病人身上分離出來的。由於送來進行化驗的檢體實在太多了，這個檢體在實驗室中保存了將近一個月才開始進行分析。當疾病防治中心流行性感冒病毒實驗室的領導者寇絲得知檢驗的結果時，她不禁心頭一震，感覺到大量的腎上腺素正湧過全身。這株病毒竟是屬於H5N1型的流行性感冒病毒，照理說這是決不該感染人類的病毒品系。更糟的是，寇絲得知：受到這株病毒感染的，是一個三歲的香港小男孩，而這名小男孩已經因病去世了。

那是一九九七年的八月。陶賓柏格剛發表了一份初步研究報告，針對1918流行性感冒病毒的基因進行分析。然而，這仍不足以教人理解，為什麼這隻1918流行性感冒病毒會如此危險而致命。所以寇絲研究小組中的流行性感冒病毒學家仍無從得知，這隻令香港小男孩死亡的病毒是否與1918流行性感冒病毒一樣致命；或是否這隻來自香港的病毒也會像1918流行性感冒病毒一樣席捲全球，造成疫情慘重的大流行。這樣的問題湧上寇絲心頭：這個病例會不會是另一次致命大流行的開端？在另一方面，她也知道，這可能只是另一次的假警報，就像一九七六年的豬流行性感冒的事件一樣。

寇絲博士花了大半個下午，用電話與她的研究小組成員及其他的科學家研討因應措施。一連好幾個晚上，她擔心地在床上輾轉難眠。身為世界的流行性感冒病毒學家，她承受不起任何錯誤。

不知名的流行性感冒病毒品系

在那個時候，實在沒有什麼理由對這次的病毒感染大驚小怪。是的，小男孩的疾病的確令人震驚，但是連他的醫師也不能確定，殺死他的真兇是否就是病毒。

這個小男孩是在五月九日去世的，在醫院的最後幾天，他需要仰賴呼吸器才能維持生命。一個曾經是完全健康、正常的小男孩，每天蹦蹦跳跳的去上幼稚園，和好朋友一起玩耍，除了一些小孩常見的流鼻水、耳朵痛等病症外，從來沒有生過什麼大病。然而就在五月初的某一天，他得到了呼吸道感染，接著迅速轉變為病毒性肺炎。很快地，他住院了，嚴重到無法靠自己呼吸。醫師診斷是病毒性肺炎併發雷氏症候群（Reye's syndrome）——一種有時會伴隨病毒感染（如流行性感冒或水痘）而產生的疾病。這是一種會襲擊小孩子和青少年的致命罕見疾病，病人的腦內會充滿組織液，造成頭顱內壓力過高，於是大腦開始擠壓顱底脆弱的腦幹神經細胞，腦幹是負責調控呼吸和心跳的。當腦幹受損時，雷氏症候群的患者就會死亡。

因此即使小男孩在病情惡化數天內就迅速死亡，醫師仍不清楚小男孩致死的原因是病毒性疾病，或是雷氏症候群。醫院的工作人員在震驚與悲傷之餘，決心要開始尋找答案。究竟是何種病毒造成了小男孩的死亡？為何一個原本健康又充滿活力的小孩，會如此迅速地惡化、死亡？醫師取出小男孩的喉嚨沖洗液作為檢體，送到政府的病毒實驗室去進行化驗分析。而化驗的結果顯示，檢體中只含有一種病毒，就是流行性感冒病毒。然而接下來的分析卻遭遇了困難，實驗室裡的研究人員試了又試，卻怎麼樣也無法確定這是哪個品系的流行性感冒病毒。

如同那個為三歲小男孩檢驗喉嚨沖洗液的香港實驗室，進行流行性感冒病毒檢驗的實驗室都有一套抗體，可以用來鑑識最常見的病毒表面蛋白質——紅血球凝集素和神經胺酸酶，根據這兩種蛋白質可以確認病毒的品系。科學家們將這些抗體結合上一些化學物質作為標記，當抗體辨識到特定的病毒表面蛋白質而結合上去時，這個化學物質便會發光。因此，科學家可以把這些特殊的抗體加入長有病毒的培養皿內。如果抗體可以辨認出這些病毒的話，培養皿中就會發出紅光。

然而，在鑑定這個小男孩的病毒品系時，卻從來沒有得到上述的結果。實驗室的工作人員已經試過所有的抗體，還是徒勞無功。沒有一種抗體可以辨識感染這個小男孩的病毒。

雖然如此，香港實驗室的工作人員並沒有感到驚慌。畢竟，在他們實驗室中的抗體只能辨識出幾種最常見的流行性感冒病毒，他們並沒有一套完整的抗體，可以辨識出所有的流行性感冒病毒。因此他們將這份檢體送往荷蘭鹿特丹（Rotterdam）的專門實驗室，去做更進一步的鑑定分析。

從鹿特丹到亞特蘭大

由於香港的科學家在送檢體時，並沒有註明這個檢體需要緊急分析，因此鹿特丹的科學家只將這個檢體安排在一般的程序。直到七月份，鹿特丹的實驗室送了一些檢體到疾病防治中心，請寇絲的研究小組幫忙分析。

「我們並沒有收到任何的書面報告，指出這個檢體有什麼不尋常的地方，」寇絲道：「就他們的認知，那只是另一種流行性感冒病毒。」所以她實驗室的研究員便按照順序，將這個檢體安排在眾多檢體之中。「這份檢體跟其他的病毒檢體一樣，照著標準作業流程處理。」寇絲說明道。

也就是說，當寇絲的研究小組開始分析這個檢體時，已經是一個月以後的事了。寇絲位於亞特蘭大的實驗室，是全球四個負責監測新出現的流行性感冒病毒的研究中心之一。這些研究中心經常被各種流行性感冒病毒檢體給淹沒，每年都會有數千個流行性感冒病毒檢體送到這些研究中心。同時，這個實驗室也是全球流行性感冒病毒監控網的一部分，病毒學家們可藉由這個監控網，預測下年度可能出現的流行性感冒病毒品系，以便及早開始研發疫苗，並隨時注意新品系流行性感冒病毒的出現。

這個全球監控網已經運作多年。目前在美國約有一百一十個地區性的流行性感冒病毒研究中心，分別在各地蒐集流行性感冒病毒並鑑定其品系。全球約有八十四個國家加入這個國際性的監控網，而疾病防治中心的這個研究團隊，則負責監控由各地研究中心送來的流行性感冒病毒。有些地方的研究中心只會將他們部分的病毒送到這裡，通常是一些較具代表性的檢體。而有些研究中心則是將他們蒐集到的病毒檢體全部送過來。

「我們會要求各個中心送來在流行性感冒流行季節早期和末期所分離出來的病毒，這樣可以提供我們一些線索，幫助我們預測下個季節流行的會是哪一個品系的病毒。我們也會要求各個中心送來在流行性感冒高峰期所分離出來的病毒，不論是典型的或是不常見的，任何一種病毒品系都不能放過。」寇絲道。

但是，這隻來自香港的病毒卻通過了監控網。

家禽流行性感冒

作為一個研究流行性感冒病毒的指標實驗室，寇絲的實驗室擁有一系列可辨識各種流行性感冒病毒品系的抗體，甚至還包含了從不被認為會出現在人類身上的品系。這些品系包括了家禽流行性感冒病毒，這是一種感染鳥類的病毒。大部分的家禽流行性感冒病毒是完全無害的，然而在很罕見的情況下，一旦病毒發生突變，便可能會使家禽死亡。家禽流行性感冒病毒並不會感染肺部細胞，造成疾病，而是安然地住在家禽的腸道細胞中，且不會產生任何症狀。理論上，家禽流行性感冒病毒是不會感染人類的，因為只有在鳥類的腸道細胞中，才有家禽流行性感冒病毒所需要的酵素，而那是在人類肺部細胞中所沒有的。然而萬一有一種家禽流行性感冒病毒能夠感染人類，那麼人體的免疫系統必然從未見過這種病毒，也就是說沒有人會對這隻病毒產生免疫力。因此，全世界的人類都將面臨危機。

更糟的是，若這隻家禽流行性感冒病毒真的感染了人類，並且又發生在亞洲，便應驗了由曼菲斯（memphis）聖猶大兒童研究醫院（St. Jude Children's Research Hospital）的羅伯特・韋伯斯特（Robert Webster）及香港大學的甘迺迪・修特里基（Kennedy Shortridge）這兩位科學家所預言的恐怖故事。

韋伯斯特認為，最嚴重的1918流行性感冒全球大流行，乃是起源於家禽流行性感冒病毒。然而在它能夠感染人體之前，必須先經歷一番改變——也就是說，這隻病毒不但保留了原有家禽流行性感冒病毒容易傳染的特徵，還進一步地獲得人類流行性感冒病毒的性質，可在人類肺部細胞內生存繁衍。韋伯斯特表示，此一關鍵步驟通常是在豬的體內上演。豬搭起了家禽與人之間的橋樑，跨越了家禽與人之間的鴻溝——因為不論是家禽或人類的流行性感冒病毒，都能夠在豬的體內生長。

想像當一隻倒楣的豬同時被家禽與人類流行性感冒病毒感染時，這隻豬就成為一只大熔爐，兩種類型的流行性感冒病毒基因在其細胞內重新組合，形成一種新型的混種病毒。這種病毒能夠感染人類，而且又擁有從家禽病毒而來的基因，使得這隻病毒成為前所未見的危險新品系。這時候舞台已經布置妥當，全球性的流行性感冒大流行正準備上演。

韋伯斯特進一步為他的假設提出證據。他斷言，１９１８流行性感冒病毒可能是由家禽傳染給豬隻，再感染至人類身上。這就是為什麼那些在大流行後存活下來的人，體內都產生了可以對抗豬流行性感冒病毒的抗體。此外，唯一兩次已分離辨識出病毒品系的流行性感冒大流行——一九五七年的「亞洲型」流行性感冒以及一九六八年的「香港型」流行性感冒——這兩隻病毒似乎都是間接由家禽而來。（早期的大流行在病毒學家知道如何分離、辨識病毒品系之後就再也沒有發生過。）

亞洲是病毒變種的溫床

而修特里基則繼續由此推敲。他說，亞洲是流行性感冒病毒的傳染中心。病毒在鴨子體內繁衍，特別是在華南地方，這種現象更是隨處可見。這些家禽便是這種危險病毒品系的溫床，而且經由一種由中國稻農獨創的設計，不經意地使這些流行性感冒病毒有很大的機會從鴨子散播到豬，最後搖身一變成為可以感染人類的病毒。

早在西元十七世紀，中國的稻農便發明了一種方法，可以幫助他們在種稻時清除雜草及害蟲，同時餵養出一群肥胖的鴨子。在稻子的生長期，稻農們把鴨子養在水田裡。鴨子會吃昆蟲，甚至是雜草，但不會去碰稻米。而當稻米開始結穗時，農夫們便將鴨子從稻田移到河邊或池塘。等到收成後，農夫們再將鴨子趕回收成後的旱地裡，讓牠們吃掉落在地上的穀粒。然後，這些鴨子也就到了待宰的時候。

然而，問題就出在農夫們同時也養了豬，而豬舍就在鴨寮的旁邊。因此，修特里基說：「當你飼養鴨子的時候，不知不覺也把病毒帶到了人類身上。」

修特里基發現，幾次的流行性感冒大流行似乎總是起始於亞洲，特別是華南地區——正是「稻米—鴨子—豬」這種系統盛行的地方。他說：「歷史紀錄總是指向世界的這個區域。」

而現在，當寇絲看著那個香港小男孩的檢驗報告時，她知道自己正在看著一個史無前例，而且可能會是相當恐怖的事件。這是一隻來自香港的家禽流行性感冒病毒，但它卻不像任何已知的家禽流行性感冒病毒。這隻病毒似乎跳過感染豬隻的階段，因為這隻病毒的紅血球凝集素和神經胺酸酶是屬於家禽而非豬的。這隻病毒感染了一個三歲小男孩，並且造成了小男孩的死亡。

實驗室的安全防護

寇絲認為：「我們先要保護實驗室裡的工作人員。」如果說，這隻病毒像1918流行性感冒病毒一樣致命，那麼在處理這隻病毒時，就不能依照一般程序。一般而言，流行性感冒病毒被認為是「生化安全性第二級」，意思是說實驗室中的工作人員必須在通氣櫥中操作實驗，這種通氣櫥可將氣體往上抽送，避免帶有病毒的空氣直接撲向研究員臉部。由於流行性感冒病毒是屬於一種經由呼吸道傳染的病毒，這種保護措施可阻擋絕大部分病毒感染的機會。

「當然，要進入我們的研究大樓還是有所管制的，」寇絲說：「實驗室裡的每個人在處理流行性感冒病毒時，都必須戴上手套並穿著實驗衣。」但流行性感冒病毒可說到處都有，經常不斷地由一個人傳染給另一個人，因此疾病防治中心裡的人員並不認為處理流行性感冒病毒是極度危險的事。寇絲說：「你比較可能在公共場所感染流行性感冒，而非在實驗室中，這是可以確定的。」

但是如果這隻香港病毒有可能是另一隻1918流行性感冒病毒的話，科學家就必須使用更上一級的防護措施。「我們立即升級到生化安全性三甲級的防護設備。」寇絲說。也就是研究人員必須再多加一層防護衣，而通氣櫥也必須多一層濾膜裝置，以確保有效地隔絕病毒。實驗室裡的研究人員需穿戴成彷彿在操作致命的瘟疫一般，而寇絲擔心這隻病毒可能就是這麼可怕。

排除檢體受到汙染的可能性

另一方面，這一切也可能是一場誤會。也許在這整個過程中的某個地方出了錯，那個小男孩並不是死於家禽流行性感冒。每當有不尋常的事件發生時，最可能的解釋就是當中必定發生了錯誤。

「我們想要確認這隻病毒真的是由人體分離出來的，而非污染所造成的結果，」寇絲說：「有太多地方必須持懷疑的態度。」

首先，寇絲的實驗室必須再做一次試驗。幸運地，香港的實驗室還保留有部分小男孩的喉嚨沖洗液，讓科學家可以重新分析這次的檢體。結果還是一樣，這是一隻H5N1的流行性感冒病毒，也就是家禽流行性感冒病毒。

大約在相同的時間，當亞特蘭大的實驗室重新檢驗時，鹿特丹的病毒實驗室碰巧也做了一次小男孩的病毒分析，雙方都得到了相同的結論。這是一隻H5N1型的病毒。

雖然如此，仍有可能是原始檢體受到家禽流行性感冒病毒的污染，才會出現這樣的結果，愚弄了寇絲和鹿特丹的科學家。每一個研究病毒的科學家都知道，首先該懷疑的便是污染的問題。污染是相當容易發生的，只要一隻病毒不巧飄入檢體細胞中，在那裡複製生長，就會讓科學家們被誤導。實際上，檢體受污染的可能性似乎比小男孩被H5N1型病毒感染的可能性要大。畢竟誠如寇絲的同事福田敬二所說，人類被家禽流行性感冒病毒感染是前所未有的事。

當然，還有另一個可能就是這個檢驗結果是真的。那麼，福田說：「問題就變成：這只是個別的事件，或是代表新的大流行即將爆發？」甚至，是否這就是1918流行性感冒的可怕事件重演的開端？我們實在很難排除這樣的可能性。

要判定是檢體受到污染，或是小男孩真的感染了家禽流行性感冒病毒，唯一的方法便是派一組科學家實地到香港進行調查。這個調查小組的成員包括：疾病防治中心的科學家福田、學術界的領導科學家韋伯斯特，以及世界衛生組織的調查員。他們一行人於八月抵達香港，就在寇絲得知那個令人不寒而慄的測試結果不久之後。

組成國際調查小組

他們帶著一連串的問題來到香港，每個問題都是精確而詳盡的。他們的任務便是要檢視每一種可能性，排除每個可能發生錯誤的環節。即使他們的檢查似乎是過分苛刻了些，但他們別無選擇，非得如此。如果還有其他理由，可以導致小男孩的喉嚨沖洗液中，出現家禽流行性感冒病毒，那麼他們就得把這個原因找出來。

這群科學家逐步往前回溯。首先，他們問，有沒有證據顯示這隻家禽流行性感冒病毒是來自於實驗室的污染？如果不是，那麼是否又有證據顯示，這隻家禽流行性感冒病毒是造成小男孩生病的元兇？換句話說，是否可能有其他的原因造成了小男孩生病，而家禽流行性感冒病毒只是剛好出現罷了？如果小男孩真的感染了家禽流行性感冒病毒，那麼這隻病毒從何而來？這個小男孩又是怎樣受到感染的？此外，在這一連串的問題當中最恐怖的是：是否有證據顯示，其他人也感染了同樣的家禽流行性感冒病毒？

「我們覺得這是了解問題真相的最好方法：是否有證據顯示這是大流行發生的預兆？」福田說。

他們針對一個一個問題開始著手調查，試圖釐清它們。為了檢視這隻家禽流行性感冒病毒是否源自於污染，調查小組的成員探訪了每一處可能會發生污染的地方，從為小男孩接上呼吸器的醫院開始，調查小組的成員與醫院的工作人員面談，詢問他們在那段時間是否有任何人生病。他們調查插管的過程，詢問那根插入小男孩咽喉的呼吸管的下落。是否在同一段時間內也有其他病人進行插管，並且得了類似的疾病？他們詢問醫院的工作人員之中，是否有人住在家禽養殖場附近。當小男孩進行插管時，是否有東西掉落在地上？調查人員同時也試著了解小男孩的喉嚨沖洗液是如何被送到實驗室的冷凍櫃進行保存的，之後又是如何送到政府的病毒實驗室進行初步化驗。他們詢問當時是否有新人進入實驗室，以及實驗室中是否有任何試劑可能被污染了。他們也調查了那個化驗小男孩喉嚨沖洗液的政府實驗室，是否在之前曾經進行過其他動物病毒的實驗。

科學家們發現，並沒有任何一個環節出錯。

「我們並沒有發現有任何技術上的問題，在加護病房中並沒有其他患有呼吸道疾病的病人，而工作人員中也沒有任何不尋常的曠職或罹病。政府機關的實驗室也相當乾淨，井然有序，管理運作得非常良好。」福田道。自始至終，調查小組的結論是，香港的研究員已正確無誤地做好了每一件事，並且盡可能做了各種處理，使得檢體被污染的可能性降到最低。

這個國際調查小組也發現了其他的證據，幾乎可以確定這個檢體並非遭受意外飄入的家禽流行性感冒病毒所污染。香港科學家在實驗室開始培養小男孩喉嚨沖洗液中的病毒時，他們也同時操作了其他八十五個病人的檢體。其中有四個檢體是含有流行性感冒病毒的，但這四個全部都是常見的人類流行性感冒病毒。若是實驗室發生污染，通常不會只發生於一個檢體。因此，只有在這個小男孩的檢體中發現H5N1病毒的事實顯示，這個檢體不太可能是在香港的實驗室中遭受污染的。

但是為了做更進一步的確認，調查人員又進一步尋找更多的證據，他們觀察了病毒在檢體中的哪個部分生長。他們將可以辨識H5蛋白質且帶有螢光標記的抗體加入喉嚨沖洗液中，發現這些抗體只會附著在呼吸道的表皮細胞上，而這些細胞是從肺部內層來的。如果家禽流行性感冒病毒是源自於污染，那麼病毒應該會出現在檢體的懸浮液中，而不是在肺部細胞上。

「當所有的證據擺在一起時，很明顯地，污染是不太可能的答案。」福田說。

釐清病毒的來源

調查小組繼續調查下一個問題：這隻家禽流行性感冒病毒是否與小男孩的疾病有關，或者只是無辜地湊巧出現在小男孩體內？要回答這個問題的唯一方法，就是重新檢閱小男孩的病歷資料，並且直接與照顧小男孩的醫師會談。於是他們得知，這個小男孩並沒有罹患其他的疾病。「他是一個正常、健康的小男孩。」福田道。他們也得知，這個小男孩出現了流行性感冒的所有症狀。

因此，如果說在小男孩喉嚨沖洗液中出現的家禽流行性感冒病毒並非污染，而且所有的事實也都指出小男孩是感染流行性感冒病毒而生病，調查人員便必須釐清下一個問題：這隻病毒從何而來？這個三歲小男孩又是如何遭到感染的？是經由與家禽的直接接觸，或是間接經由其他曾感染過這隻病毒的人所傳染的？

要找出答案的方法之一，便是詳細地檢視這隻H5N1病毒在亞特蘭大疾病防治中心的研究紀錄。有兩種可能性：這隻病毒是純粹的家禽流行性感冒病毒；或者這隻病毒是家禽和人類流行性感冒病毒的混合種，也就是說，這隻病毒可能經過適應，而可以在人體中複製生長。

以抗體測試鑑定這隻病毒為H5N1品系，並無法回答這個問題，因為那只是很粗略的鑑定測試，這種抗體鑑定只能辨識紅血球凝集素和神經胺酸酶這兩種蛋白質。若要知道這隻病毒的來源，必須靠分子生物學家詳細地檢視各個不同的基因。最後實驗結果顯示，H5N1病毒是一隻純粹的家禽流行性感冒病毒。這隻病毒的基因序列與之前發現的一些家禽流行性感冒病毒相同，但是與感染人類的病毒不同。

這段期間，在香港的國際小組也繼續進行調查，他們發現了病毒的可能來源：那個地方的雞隻曾經爆發一次可怕的家禽流行性感冒。就在小男孩患病的幾個月前，香港漁農自然護理署在雞的身上發現一種可怕的類流行性感冒疾病，稱為雞瘟。那次雞瘟發生在香港地區的三個養雞場，造成了一個養雞場所有的雞隻全數死亡，而其餘兩個遭到感染的養雞場也只剩四分之一的雞隻。總計有五千隻雞死於這場雞瘟，更令人膽顫心驚的是，科學家鑑定病毒品系的結果，禍首是一隻流行性感冒病毒，而且就是H5N1型病毒。這個小男孩可能是因為養了小雞當寵物而遭到感染，或是他曾經到過養雞場，碰觸或吸入了帶有家禽流行性感冒病毒的雞糞。

但這一切仍籠罩在一團迷霧當中。這個小男孩曾去過任何一個爆發雞瘟的養雞場嗎？調查人員詢問小男孩悲傷的家人。他們的回答是沒有。那麼在小男孩住家附近是否有養雞場？答案也是沒有。小男孩住家附近地上是否有雞的排泄物？科學家們徹底搜查了那個區域，發現那裡相當乾淨。小男孩家裡是否有其他人患流行性感冒？或許是小男孩的父母親曾經去過養雞場而受到感染，再將疾病傳染給小孩？但是，這些答案都是否定的。

此外還有一個可能的病毒來源：就是小男孩所就讀的幼稚園！尤其在他發病前不久，園內曾飼養了一些小雞和小鴨。可惜此時小組們已無法直接從動物身上取樣，因為其中的一隻小雞與兩隻小鴨在到達園內的幾天後，就莫名其妙地死亡，而剩餘的雞鴨也都不知去向了。研究小組只得退一步推想，會不會仍有一些H5N1病毒殘留在學校的地板上？而病毒來源是否又指向這些小動物呢？因此他們小心翼翼的從教室地板以及雞鴨們曾活動過的庭院中，刮取塵土作為檢體，再送到實驗室化驗。三個月後，報告出爐：病毒並非來自幼稚園。

幼稚園中有無其他小孩也同時患病？是否可能其中一個小孩曾到過被此病毒侵襲的農場，隨後傳染給這個死亡的可憐小男孩。研究小組調查後，也否定了這項可能，福田說明道：「在這小男孩發病的同一時期中，並沒有發現其餘幼稚園內的孩童或員工身上有異常的疾病。」

是否有其他禽流感的案例

這一連串的調查並沒有辦法歸結出小男孩究竟是由何處感染到這隻Ｈ５Ｎ１病毒。但緊接而來的，調查人員必須注意到下一個更重要的議題：有沒有證據顯示其他病人，也被這種原屬家禽的致命病毒所感染？流行性感冒的風暴，是否正在悄然醞釀中？

福田表示：「我們擔心流行性感冒實際上已經開始爆發。」科學家們到香港衛生署調出九家診所中，所有罹患呼吸道疾病門診病人的追蹤報告。然而在衛生署的病例報告中，並沒有顯示任何流行性感冒或呼吸道疾病的異常發病型態。除了這位死去小男孩的喉嚨沖洗液之外，在所有檢驗過的四千個呼吸道病毒檢體當中，無一發現存有這種Ｈ５Ｎ１病毒。

病源是否由境外傳入？為此，福田奔走至中國，利用一週的時間與當地的公共衛生官員會談。然而同樣的，在那裡也沒有爆發任何異常的呼吸道疾病流行。

調查至今，小組成員們仍無法明確斷言，這隻病毒不會造成威脅。如果小男孩已經將家禽流行性感冒病毒散播給其他人，那麼這群調查人員問道，有機會接觸到病毒的又會是那些人？這答案是顯而易見的：醫護人員、家庭成員，以及幼稚園的其他孩童。另外那些曾經處理過檢體的實驗室工作人員，可能也已經在不知不覺中染上了這病毒。而既然病毒的來源是養雞場，那麼養雞場的工人應該也有被感染的可能。只要在過去曾經受過病毒感染，就必然在其血液中留下痕跡。因為免疫系統在抵抗病毒攻擊的時候會產生抗體。這意味調查小組的當務之急，就是著手檢驗上述人們體內的抗體型態，是否與此病毒吻合。

福田說：「我們搜集了幾百個血液檢體。」他們發現，其中四人曾經感染過H5N1病毒。而這四例皆來自上述可能遭感染的族群，包括：一個實驗室的工作人員、一個養雞場工人、一個幼稚園班上的男孩，還有另一名班級孩童的家長。在這小男孩的近親中，並沒有人受到感染。而那些沒有理由會受到感染的人——像是健康的捐血者、參與其他疫苗研究的孩童——都沒有被感染的跡象。

最後，調查小組對於這樣的結果感到滿意。在九月份，調查小組做出了結論，在他們的報告中指出：這個病逝的小男孩確實受到了H5N1病毒感染，然而這隻病毒似乎不會在人群裡蔓延開來。儘管也發現其他少數零星感染的病例，目前看起來也不像是大流行的開端。

他們建議香港相關單位，應該加強對疫情的監測。在返回家鄉的途中，大家懷抱的是釋懷而滿意的心情。因為他們徹頭徹尾地完成了這個工作，而情況也都在掌握之中。

H5N1病毒再次出現

回到疾病防治中心，寇絲仍然忐忑不安。畢竟，香港小男孩的死亡事件是個極可怕的案例。她告訴自己別杞人憂天，「我們一再地檢視與回想：『這病例發生在五月，而現在已經九月了，我們並沒有看到其他更多的病例。這是好跡象。』當時我們推想，這大概是單一的事件。」

然而不久，就在感恩節前夕，寇絲接到一通來自香港的電話。她說：「他們通知我們，已經有更多的病例發生了！」寇絲感到非常震驚，她補充道：「事情像滾雪球般，從那時起越滾越大。」既然病毒已經再度出現，那令人毛骨悚然的恐懼也再度爬上心頭。難道一九一八年的悲劇會再度上演嗎？

「真正令我們擔憂的是，這只是冰山一角。」寇絲道：「實際上，可能存在著更多沒有被醫生診斷出來的病例。」當你在評估整個流行性感冒事件時，得同時想像一座金字塔。金字塔的最尖端是那些死亡的病例，而這個數目小於在醫院中接受治療的人數。而入院接受治療的人數，比起那些受到感染卻沒有發病的人們，又只能算是一小部分。有多少人可能已經帶有H5N1流行性感冒病毒？寇絲問道：「最根本的問題在於，這隻病毒有能力在人與人之間互相傳染嗎？」

當時國家衛生院過敏及傳染疾病研究所的副所長約翰．拉蒙塔恩（John LaMontagne）正在印度，與健康事務部的部長一同進行官方訪問。當他查看電子郵件時，看到了一件讓他恐懼的訊息。一位疾病防治中心的官員通知他，H5N1病毒已經再度出現。

「我感到非常憂心，」拉蒙塔恩道。「我記得在五月份有一個病例，但是現在已經過了六個月。這隻病毒卻在六個月後捲土重來，實在令人擔心。這意味著病毒正在某處流竄，有可能是在人類或動物身上。因此，我們可能面臨著更棘手的問題。」

拉蒙塔恩認為，解決問題已經是刻不容緩。他的團隊必須開始著手製造疫苗。第一批的疫苗應該要施打於實驗室人員，來保護他們。但是科學家還得為疫苗的大量生產做好基礎的準備工作，在必要時，這些疫苗必須足夠大量到可以保護全世界的人口。他們必須與藥廠合作，並為最壞的情況作準備。

再度組成跨國小組

同時流行病學家必須重新開始進行他們在香港的調查，只是這次必須更加詳盡。那年秋天前往香港的跨國小組規模更大了，包括疾病防治中心的七位成員以及一個香港的專家團隊。

發病的人數持續向上攀升。從十一月到十二月底，共計有十八人住院治療，其中有八人得仰賴呼吸器維生，而已經有六個人死亡。

「我們所看到的病例非常嚴重，」福田道：「我們看到小孩子住進醫院，也有原本健康無恙的年輕人生病住院，後來只能仰賴呼吸器維生，終究不治。」

福田表示，大部分流行性感冒的患者都是小孩，但是，「最怵目驚心的是，那些病重的患者大部分都是十八歲以上的年輕人。真是讓人不寒而慄。」事實上，這是不尋常的死亡型態，而且從一九一八年以後就不曾出現過。福田說：「我們看到年輕人受到感染，並且是死亡的最高危險群。這是一項警訊。」

那時正值秋天的尾聲，公共衛生官員朝兩方面同時著手調查。其中一個小組負責探究是否家禽流行感冒病毒已在香港境內的家禽間流竄開來；若真如此，傳播的速度有多快？範圍有多大？另一組人員則想知道，人類感染的情況如何；他們想要知道是哪些危險因子，使人類容易感染H5N1病毒。病毒仍需憑藉與家禽接觸來傳播，或是已經發展出其他的散播方式？他們想要知道，是否已經有新的跡象顯示，此種病毒可以在人與人之間相互傳染。有沒有證據可以看出這病毒本身正在改變，一步步使自己適應到能更輕易地在人與人之間傳染？

還有最後一個，也是最令人擔憂的問題。「大流行爆發的可能性有多大？是否有某種可怕的事情正要展開？」福田問道。

我們仍然沒有辦法知道這隻新病毒是否與1918流行性感冒病毒有相同的主要特徵。陶賓柏格仍然持續進行1918流行性感冒病毒的研究工作，但是能即時解決這個問題的希望十分渺茫。這隻H5N1病毒的來勢似乎太快了點。

在疾病防治中心及國家衛生院，疫苗研製的工作也正緊鑼密鼓的進行。此刻無暇等待香港的調查報告完成，因為如果H5N1病毒正在人與人之間傳播，而且這隻病毒是致命的殺手，那麼他們必須準備疫苗待命。到了一月底，他們已生產出足夠的疫苗，為實驗室的工作人員接種。

拉蒙塔恩請求藥廠開始製造H5N1疫苗，卻遭到婉拒。他說，因為藥廠擔心此病毒可能會在他們生產疫苗的工廠蔓延，污染他們原本培養的流行性感冒病毒。拉蒙塔恩表示，「藥廠擔心這樣會影響他們製造一般的疫苗，」他加上一句，「當然，如果此時正值大流行，又另當別論。」但是當時大流行還沒有發生，疫苗製造商仍裹足不前。然而科學家們深知，即使此刻開始製造疫苗，也需要九至十二個月才能製造出足夠的疫苗供全國使用。到時可能一切都太遲了。「這真是補給上的一大難題。」拉蒙塔恩道。

傳統市場的雞瘟

正當科學家在實驗室裡致力於研究H5N1病毒之際，修特里基則在香港整合一項家禽調查計畫。他擔心，如果家禽病毒與人類病毒在某個病人體內發生混合，以一種前所未見之姿出現，將會帶來多大的危機。

「我們面臨的是一種非常厲害的病毒，然而真正讓人憂心的是，一旦這隻病毒在人體內與一般的流行性感冒病毒重新組合，那麼我們將經歷一場浩劫。」修特里基道。

隨即浮上他心頭的是香港「傳統市場」的家禽販售情景。在香港，每天都有上百萬裝箱的雞隻從鄉間運抵市場。這些家禽活生生的在客人眼前被宰殺，而這些攤販通常因為需要，而設置在旅館與商業區中心內，在那裡受感染的人們容易把病毒傳播給旅客，造成全球性的大流行。

「這裡的人喜歡買新鮮的雞肉，」修特里基說：「而清洗雞糞的水構成了衛生問題。」由於家禽流行性感冒病毒會在雞的腸道內生長，傳統市場中當眾屠宰雞鴨的做法，等於是為H5N1病毒提供了一個絕佳的機會，可以從家禽散播到人類身上。

那年整個秋天，雞隻似乎都還是健康的。然而就在聖誕節過後不久，香港市場裡的某些雞隻開始出現奇怪的症狀，然後死亡。這些雞隻一開始是下痢，然後雞冠掉落。數天後就會開始出血，全身器官衰竭而死。肇因就是H5N1型的流行性感冒病毒。但究竟這場雞瘟已傳播了多遠？有多少已經販售的雞隻感染了這類型的病毒？

為了找出答案，修特里基和其他的調查人員開始蒐集這個城市傳統市場裡的雞糞，將這些檢體帶回實驗室注射到雞蛋裡，觀察是否有病毒生長。結果發現流行性感冒病毒在雞蛋裡大量繁衍。這個可靠的實驗技術與哈爾汀在一九五〇年代所用的技術一模一樣，當時哈爾汀企圖從阿拉斯加取得的冷凍屍體組織中，培養出1918流行性感冒病毒。雖然哈爾汀沒有從他發現的組織裡培養出病毒，但是修特里基卻相當成功地由雞隻的檢體中培養出病毒，每五隻雞裡就有一隻感染了H5N1型流行性感冒病毒。修特里基說：「這樣的結果多少暗示著，雞是這次香港家禽流行性感冒病毒的主要來源。」

他同時也了解到，這些受到感染的雞是從中國而來。香港的雞隻有百分之八十都是由中國供應的，平均一天就有八到十萬隻雞從中國用船運到香港。這些雞可能會先在市場裡養個幾天，而後才被送到攤販，在客人的眼前宰殺。這樣的做法等於是提供了一個絕佳的機會，讓流行性感冒病毒在雞群中散播開來，再傳染到人類身上。

此外，這些雞來自中國南方的廣東省，正是一九六八年香港型流行性感冒的發源地，這可能是另一次1918流行性感冒大流行的開端，他的腦海中始終縈繞著這樣的想法。他和其他科學家所做的抉擇，將可能決定這個世界是否即將再次進入疾病和死亡的陰影，或者是適時地阻止一場浩劫的發生。

「那是相當恐怖的。你感覺到身上背負著世界安危的沉重壓力。」修特里基說。

禽流感檢測

正當修特里基的團隊在調查那些雞隻的時候，福田的團隊則正在調查這隻病毒在人類當中傳播的狀況。他們重複著幾個月前調查那個三歲小男孩受到致命病毒感染時的研究步驟。

其中一項關鍵性的調查是針對醫院的工作人員。若照顧流行性感冒病患的人產生了H5N1病毒的抗體，那就表示他們也遭到了感染。於是福田的團隊對醫院的工作人員進行採血。「我們必須牢記，若是傳染性疾病擴散開來，必定會有許多醫院的工作人員遭殃。」寇絲說。「當然，如果又有一般的流行性感冒正在流行，那麼事情就會變得更混亂。在香港，剛好就有另一波流行性感冒正在流行。大量的病人湧入，而我們則必須逐一進行篩檢。社會大眾的憂慮持續升溫，每個感染呼吸道疾病的病人都擔心自己是得了家禽流行性感冒。」為了因應大眾的驚慌，有些醫院開始設置二十四小時的流行性感冒檢驗，不眠不休地為病人做檢測。

在此同時，研究人員也和家禽流行性感冒病患的家屬與朋友會談。他們採了一些檢體回去做H5N1的病毒及其抗體檢測。而同時他們也做了些更複雜的事。

福田解釋道：「我們做了一連串的分析研究。其中一個是比較病情嚴重和病情輕微的病患，試圖了解這些病患之間的差異。我們也檢視了那些患病的人與健康者的不同。同時，我們也比較那些曾經接觸過H5N1病毒和沒有接觸過病毒的病患族群。」

這是項龐大艱鉅的工作，福田發現，那些分析研究也遠比他們一開始預期的還困難許多。問題在於，那些遭到感染的人可能是透過直接與感染H5N1病毒的病人接觸，也可能是間接接觸到被病人傳染的人。根據一份詳實可靠的文件記載，至少有百分之七的人在感染流行性感冒病毒後，不會出現症狀——他們遭到感染並且也會把病毒傳染給別人，但是表面上卻看不出有任何患病的徵兆，甚至連自己都不知道自己體內已住有流行性感冒病毒。還有最後一個可能性，就是透過與家禽的接觸而遭到感染。「這些研究可幫助我們逐一檢視這幾種可能性。」福田說。

在恐慌持續加溫的情況下，科學家盡可能以最快的速度完成調查研究。「每個人都相當地驚恐。」修特里基回憶道。

「香港進入空前緊張的焦慮狀態，」福田說：「全世界都睜大著雙眼，緊盯著香港發生的這一切。」

完成這諸多研究需要花點時間；事實上，有些研究甚至要花上一年。然而，當各個證據逐漸顯露時，結果都是一致的：不論是旅遊、食用家禽、到過家禽養殖場，或飼養其他寵物，都沒有證據顯示這些行為會增加感染H5N1病毒的危險性。「唯一會遭感染的高危險因子就是在患病的一週前，曾經接觸過生病的家禽。」福田解釋道。

全面屠雞行動

兩組調查團隊最後的矛頭都指向傳統市場，他們得到一致的結論：這些雞必須全數殺掉。

有一天，當修特里基漫步過傳統市場時，看到了一幅恐怖的景象。「我們看到一隻雞站在那裡，正在啄食飼料，而下一秒鐘身體就慢慢傾斜，緩緩地倒下去，看起來像是死了，鮮血從泄殖腔淌出來。那真是不尋常的現象，我從來沒見過像這樣的事情。」而後，他又親眼目睹一隻接著一隻的雞倒了下去。「我們彷彿見到了雞的伊波拉病毒。」修特里基道。他指的伊波拉病毒，是在人類身上引起致命出血熱的一種恐怖病毒。

「當我看見雞那樣死去時，不禁想到一九一八年的大流行，」修特里基道：「我心裡想：『天啊，若是這隻病毒從傳統市場流出，散播到其他地方，那是多麼可怕的事？』這是無法想像的可怕場景。我的心幾乎要崩潰了。」

屠雞行動於一九九七年十二月二十九日展開，香港經濟局的局長史蒂芬．葉（Steven Ip）宣布：「我們將開始銷毀香港、九龍和新界地區所有的家禽。」

那意謂來自一百六十個養雞場以及一千多個零售攤販，總計超過一百二十萬隻雞要被宰殺。有些雞由飼主自行屠殺，有些則是由政府機構以毒氣集體銷毀，再消毒後送往掩埋場。

那真是令人難忘的景象。在一處傳統市場，工作人員從早上八點就開始把雞、鴨、鴿子和鵪鶉，從成堆的籠子裡抓出來。然後他們用鋒利的刀子切開這些家禽的喉管，再將屍體丟到塑膠垃圾桶中。整個過程只花了十分鐘，就殺了一百隻家禽。

僅僅一天內，香港地區就殺了七十七萬隻家禽。其他的則在隔天接近傍晚時，全數屠殺完畢。即使如此，香港政府仍宣稱整個過程花了太長的時間。此外，集體銷毀所用的毒氣罐也發生短缺。雖然香港漁農自然護理署徵召了一千三百多人來幫忙這次的行動，但是他們原本的工作都是補犬員或公園管理員。「我們的工作人員大多不曾碰過活生生的雞，」漁農自然護理署的署長黎希．韋（Lessie Wei）說：「經過那次的學習，有些人已經變成殺雞專家了。」

香港家禽市場休市一個月，而香港政府也開始對中國進口的家禽進行檢疫，以確保這些動物在進入香港時，體內沒有H5N1型流行性感冒病毒。政府堅持不可再將這些家禽養在木製的籠子裡，現在雞隻已改用塑膠籠來飼養，以方便消毒。整個疫情似乎控制住了。超過二十萬隻雞接受檢驗，皆無發現H5N1病毒。

在這段期間，修特里基和韋伯斯特發展出一套針對香港家禽和豬隻的家禽流行性感冒病毒監控系統。到目前為止，韋伯斯特說：「全世界的其他地方，都沒有H5N1病毒存在的紀錄。」

至於英國，病毒學家約翰．奧斯佛（John Oxford）道，各個醫院都開始推動「傳染病流行防治計畫」。每一個從香港進入倫敦希思羅機場且帶有呼吸道感染疾病的人，都必須接受檢疫，以防萬一。

寇絲終於鬆了一口氣，但是仍然抱持著謹慎的態度。這個故事可說是為流行病學寫下一頁大勝利，因為原本可能是一次致命的大流行，就這麼被控制住。

「在香港，二月是典型流行性感冒的高峰期，」寇絲說：「我們最害怕的情況，就是有人同時感染了H5N1病毒和某種人類流行性感冒病毒，這麼一來就會產生混種病毒。透過這種『基因洗牌』的過程，我們擔心會出現某種新型病毒，可以在人體內大量複製，並在人與人之間傳染蔓延開來，就像這次的家禽流行性感冒病毒一樣凶狠。」

對於這次家禽流行性感冒事件，寇絲的結論是：「這次的事件好比是個警鐘，驚醒了許多早已遺忘流行性感冒可能具有毀滅性的人。我想所有的人都必須留意，並重新擬定傳染病防治計畫。」

第九章

從阿拉斯加到挪威

一九九六年春天，正當陶賓柏格和蕾德為了久久無法從沃恩的肺部細胞分離出病毒基因而挫敗不已的時候，關鍵性的一幕即將展開。這一年，同時也是香港的小男孩，即將因為流行性感冒而死亡的前一年。

這段故事要從克絲蒂．丹肯（Kirsty Duncan）說起，她是一位性格堅毅的年輕女性，也是一位令人不知如何歸類的病毒學家；一般的病毒學家若不是專精於病毒學，就是精通流行病學，但是她在這兩方面都沒有特別的訓練。相反地，她只是對解開1918流行性感冒大流行當中的奧祕充滿熱情。一九九六年五月，在離北極圈不到八百英哩的斯畢伯爾根島（Spitsbergen）上，丹肯一人獨自跋涉在山邊的碎石徑上，為的是瞻仰一座孤寂的墓園。儘管漫長的白晝透露春天已經到來，但大地仍是一片蒼茫，寒冬的凜冽仍未消退。光禿禿的大地，連一顆樹也沒有，卻因此讓丹肯望見遠方的墓碑。成列的十字架就在山邊。

「我從溪谷緩步上行，走到最陡峻處，我知道他們就在那最後幾排的十字架。」丹肯說道。然後，她站在他們面前，六座白色的十字架和一座墓碑。埋葬在這冰封大地、遙遠小島上的是七位年輕人。在一九一八年九月，他們從挪威出發，跨越冰冷的挪威海域，為的是尋找一份挖礦的工作。不幸地，他們在旅途中都生病了。而且在距離他們的煤礦工作只有一步之遙時，他們全部死於流行性感冒。

丹肯佇立在他們墓前，虔誠地低聲祝禱。在年輕歲月的精華時期，這些礦工卻被疾病所擊倒。其中最年輕的不過十八歲，而最大的跟丹肯一樣，只有二十八歲。這些年來丹肯一直在找尋這些人的墳墓，她相信，被冰封在這片大地下的，除了這幾位年輕人的屍體之外，還有一九一八年那隻令人不寒而慄的流行性感冒病毒。如果說還有可能找到這隻病毒的話，那麼應該就在這些陳年冰封的年輕人屍體中。

要打開死者的墳墓，丹肯在道德上仍有許多掙扎。「墓園是個神聖的地方，沒有人有權力去擾動他人的最後安息之所。」當丹肯這麼說時，她的聲音仍帶有些許哽咽。但是如果能找到這些病毒的話，科學家便能夠發展疫苗，並測試對抗病毒的藥物。萬一某天病毒捲土重來，全世界便可免掉一場大災難。「這是一個困難的決定，我的內心不斷地掙扎。」

由於道德上的兩難，丹肯和她的父母及家人商量。最後，她的父親幫助她做了決定，他告訴她：「如果我身上擁有這致命疾病的秘密，我會希望有人跟我一起來解開這個秘密。」

於是丹肯踏上了這段旅程，來到島嶼星羅棋布的挪威海域，前往冷岸群島（Svalbard）的首府隆宜爾市（Longyearbyen）。

被遺忘的大流行

丹肯是加拿大的多倫多大學及溫莎大學（University of Windsor）的地理學家。她主要研究氣候變遷，以及其對人類健康的影響。她給人的印象鮮明而深刻：瘦小，卻有著及腰的棕髮，喜好慢跑和蘇格蘭舞蹈。她的生命，在一九九二年因為和她前夫一場不經意的談話而改變。

「我的前夫是一位小兒科醫師，有一次我們談到1918流行性感冒，我說我正要讀寇斯比的書，」丹肯回憶道，她指的是《美國被遺忘的大流行》。「我想探討氣候和流行性感冒的關聯。」

當丹肯念到這本書的時候，她為當時流行性感冒所造成的慘劇感到驚駭。她嚴肅地背誦一些統計數字，「當時在美國有五十萬人死於流行性感冒，單單紐約市就有一萬九千人死亡。而在魁北克有五十萬人罹病，一萬四千人死亡。」

「當時的殯葬業完全無法應付突如其來的需求，連運屍車都不敷使用，所以只好改用貨車代替，一輛貨車載運著十具屍體。」丹肯說。這樣的景象令人印象深刻。「我回到家，對我的家人說，我一定要找出造成這場疾病的元兇。」

於是她開始從醫學文獻資料庫（Medline）著手；這是一個電子資料庫，包含許多歷年來的醫學期刊文獻。丹肯從資料庫中找出每一篇和1918流行性感冒相關的文獻。陶賓柏格的名字並不在其中，因為那時他的研究結果尚未發表。接著，她和每個流行性感冒專家聯絡，詢問他們是否有保存樣本，是否有任何從1918流行性感冒患者身上取得的組織。「結果我得到的答案是：『沒有，這些東西都沒有保留下來。』」丹肯說道。

她不願就此放棄，丹肯思考著是否還有其他的方法可找到解答。「我本身的研究背景是地理學和人類學，所以我問自己，什麼地方可以保存這樣的生物組織。」她說，答案是極度乾燥、寒冷的地方。「我想，如果往寒帶尋找，應該有較大的機會。」她想要尋找因為1918流行性感冒死亡，然後埋葬在凍土層的屍體。

從阿拉斯加到挪威

丹肯從當年疫情極為慘烈的阿拉斯加開始尋找。寇斯比在他的書中寫道，當年病毒橫掃每個愛斯基摩村落，展開近似屠城的殺戮，將近百分之九十的成年人都因病死亡，只有厲行隔離和防疫措施的少數村落倖免於難。她假設，如同四十年前哈爾汀的假設，如果她能在凍土層找到一九一八年死於流行性感冒的愛斯基摩人，她就有可能找到這隻病毒。

她寫信給阿拉斯加人口資料統計局，索取一九一八年的死亡名單。她得到的回覆十分驚人，卻沒有什麼幫助。丹肯收到兩千份死亡證明書，可是她卻不知道要把焦點放在哪些死者身上。「我無法知道哪些患者是埋葬在凍土層，」她道：「我們並沒有足夠的資訊。」

如果在阿拉斯加不能進行這樣的研究，那麼冰島呢？丹肯想。但是她又考慮到，地理位置所帶來的溫度變化，可能無法讓遺體妥善地保存。

還有西伯利亞和俄羅斯，但這兩個地方同樣行不通。「我寫信給俄羅斯和西伯利亞當局，可是沒有得到任何回應。」丹肯解釋道。

到了一九九四年，丹肯將目標轉向挪威群島。因為她的一位好友曾經走過冷岸群島的冰河探險之旅，這些群島屬於挪威，分布在挪威本土北方六百英哩遠的海域。當這位朋友向丹肯述說這段旅程時，他提到了凍土層。「我想這就是我要找的地方。」丹肯道。她到多倫多大學的圖書館查閱這個地方的資料，還特別尋找隆宜爾市的資訊，那是一個位於極地的港口城市。她發現，關於這個地區的書只有兩本是用英文寫的。她查到，斯畢伯爾根島自古以來就是是捕鯨的交易中心，在十七世紀末期，約有兩三百艘船隻，一萬到兩萬的人口在那個地方活動。而煤礦開採的工作是從一九〇六年開始的，當時有一個美國人叫約翰．隆宜爾（John Monroe Longyear），在這個島上成立極地礦務公司（Arctic Coal Company）。不過十年的光景，這個地區就有了六處煤礦工場，這些礦工還有他們的家屬就在這個新興的城鎮落腳。這個小鎮同時也吸引了一些季節性的工人，像是挪威本土的農夫和漁民，在寒冷的冬季時分，就會到隆宜爾市來採煤打工。

七位年輕的礦工

丹肯猜想：既然流行性感冒曾經在挪威肆虐，而有些挪威人會來斯畢伯爾根島挖煤，那麼流行性感冒也可能會流竄到這個地方來。如果這個假設是對的，那麼應該會有些患者的遺體埋葬凍土層。而丹肯所需要的，就是找出流行性感冒患者的名單。

她寫了封信到挪威極地協會（Norwegian Polar Institute），但是卻沒有得到任何正面的回應。當地並沒有留下任何醫療紀錄，因為醫院曾毀於第二次世界大戰。同時，教堂也沒有紀錄，因為直到一九二〇年，才有牧師來到這個地區。「前景看來希望渺茫。」丹肯道。但是，該協會也給了丹肯一絲希望：在礦務公司裡，可能還保留了當年的日誌。

丹肯打了通電話到礦務公司。「他們說：『當年的日誌都已經失散了。』我幾乎要絕望了。」她回憶道。然後礦務公司的人告訴她，隆宜爾市有位老師還保留著這些東西。丹肯打電話給這位老師，凱傑爾・莫克（Kjell Mork），他同意幫丹肯翻譯這些日誌，然後告訴丹肯，有七位年輕的礦工死於當年的流行性感冒。

這些人是在一九一八年九月二十四日從挪威本土出發，經過三天的航程，來到這個地方尋找冬季的採礦工作，這個航次是那年最後一個航班，因為接下來，嚴寒的天氣就會將航道冰封，再也無法通行。而流行性感冒病毒就在船上開始蔓延。在登岸後的幾天內，七位年輕人就死於這個恐怖的疾病。他們的屍體就放置在外面，室外的溫度低於零下。他們被埋葬時，他們的名字、出生日期、死亡日期就寫在六隻十字架和一座墓碑上面，以標示他們的墓地。當時的習俗是將死者裝在簡單木頭棺材後埋葬，並沒有使用任何的液體來防腐。

「經過兩年的調查之後，我終於找到這七位年輕人。」丹肯道。但是，她能找到墓園嗎？墓園會不會已經受到破壞？她寫信給當地的牧師，而牧師也告訴她這座墓園十分醒目，而且從一九一八年以來，沒有人擾動過這座墓園。

凍土層上的墓園

沒有人可以肯定這些人到底埋葬在多深的地方，而這是一個關鍵。儘管在冷岸群島的某些地區，凍土層可以往下延伸到地底五百公尺深，可是在凍土層的表面，約有半公尺厚的土壤，每年都會融化再重新結凍，這一層稱為活土層（active layer）。丹肯跟考古學家、歷史學家以及冷岸群島的政府官員聯絡，甚至還跟當地的殯葬業者接觸，以了解當時的殯葬習慣。她知道在一般的情況下，遺體會埋葬在地底兩公尺深的地方，儘管這並不能保證一九一八年的冷岸群島也使用與挪威相同的殯葬規矩。「當地的政府官員告訴我，當時的冷岸群島是個三不管地帶，」丹肯道：「沒有一定的規矩。我們無法知道那裡的情形。」

從另外一個角度來看，丹肯推測這些礦工很可能是被埋葬在凍土層。因為他們在十月份死亡，當時正是凍土層融化最深的時候，所以這是一年裡頭最容易挖深的時候。在其他遭受流行性感冒侵襲的地方，由於害怕的緣故，居民會盡可能地將死者埋葬在最深的地方。在像冷岸群島這樣的凍土地帶，如果屍體埋葬在太淺的地方，有時候可能會浮出地表。因為活土層在經過多次的融化又凍結之後，會將屍體舉到地表。丹肯知道，在隆宜爾市的墓園裡，並沒有任何屍體是浮出地表的，所以她認為這些礦工應該是埋葬在深部。「他們都是礦工，應該知道如何挖掘。」她道。

集結各領域的科學家團隊

丹肯找出了這些流行性感冒的死者。而現在，她需要組織一個團隊，尋找這冰封的墓園裡是否還有完整的遺體，並取出他們的肺部和其他組織，看看其中是否藏有1918流行性感冒病毒。她開始跟許多科學家接觸，告訴他們這個神奇的發現，並且邀請這些科學家加入團隊。同時，她也等待挪威當局同意她進行挖掘的工作。

在一九九六年二月，她獲得許可。冷岸群島的政府官員告訴她說，她所接觸過的相關團體，包括挪威醫學研究界、教會、市政委員會，還有礦工的家屬，都同意她繼續進行這項計畫。

「我簡直不敢相信，」丹肯道。「我是個門外漢，而且我所提出的要求可能會帶來很大的傷害。」這些家屬的決定讓丹肯深深地感動，他們決定讓丹肯打開親人的墳墓。「我不禁懷疑，我們當中有多少人可以做出這麼偉大的決定，」她道：「我很認真地將他們的允許當作珍貴的禮物。」

該是開始認真計畫這項探險行動的時候了。

第一個加入的是小兒科醫生及醫學考古學家彼得．魯文（Peter Lewin），他任職於多倫多病童醫院。魯文描述自己在醫學考古學的工作就像是種「怪異的嗜好」。他曾經解剖過木乃伊，利用現代的電腦斷層掃描科技，探索古埃及法老王的醫學奧祕。他曾經在拉姆西斯五世（Ramses V）的木乃伊上，發現天花病毒存在的證據。他也曾經參與調查一八四〇年代，加拿大北極探險隊的災難事件，檢驗死去水手的身體組織。他還曾經在加拿大的冰原，從埋葬在凍土層的屍體裡面找尋天花病毒。雖然沒有找到，但是他相信病毒可能存在長年冰封的屍體裡面。然而直到他跟丹肯談過之前，他從沒有想到1918流行性感冒病毒。

丹肯走進魯文的辦公室，告訴他關於流行性感冒、這些礦工，以及尋找致命病毒的可能性。魯文立刻答應了。「我們決不退縮。」他道。

「我非常的興奮，」魯文道：「丹肯的計畫與我的想法不謀而合。」有機會參與分離1918流行性感冒病毒的工作，讓魯文興奮不已。

整個團隊逐漸成形，吸納了各個領域的專家。包括：加拿大的地理學家亞倫．赫基波頓（Alan Heginbottom）、英國的病毒學家奧斯佛、美國的病毒學家韋伯斯特，還有英國米爾丘（Mill Hill）國家醫學研究所的所長約翰．史凱爾爵士（Sir John Skehel）。

微妙的情愫

不過這個團隊在感情生活上，也發生了微妙的情愫。丹肯有一頭長髮、迷人的雙眼、單純的個性，這對工作團隊裡的某些男士而言，確實是無可抵擋的魅力。奧斯佛的女兒伊瑟（Esther Oxford）曾經描述她父親對這個團隊的投入情形，她指出，她的母親吉莉安（Gillian Oxford）曾說，她的父親在跟丹肯接觸之後，就時常通電話和傳真。用餐的時間常常被中斷，平時則不斷地往返訊息、電話和傳真，而內容充斥著感性的字眼，像是「無可扼抑的」、「真切的」、「深刻的」。丹肯還告訴奧斯佛的女兒說：「我和妳的父親深深地為彼此所激勵。」

而當丹肯的婚姻破裂時，她哭著打電話告訴奧斯佛。那時，伊瑟寫道，她的父親獲得了一筆地底探測雷達的研究經費，他把半數的經費用來進行屍體挖掘的工作。同時她的父親還介紹一位病毒學家羅德．丹尼爾（Rod Daniel）給丹肯認識，並找到了大墓地公司（Necropolis Company）來進行墓園的開挖工作。

七朵玫瑰

然而對丹肯而言，這趟探險還有很大的經費缺口。在過去的兩年裡，丹肯用的是自己的錢，她已經花費了六萬美元，在調查發現流行性感冒病毒的可行性以及計畫這次的探險。她從沒有親自到過隆宜爾市，也沒有實際看過這些礦工的墳墓。在那年五月出發之後，丹肯的心裡既興奮又惶恐。

「我感到相當害怕，擔心自己是否會傷害到當地的人。住在哪裡的人們會怎麼想？這樣的問題一直困擾著我。」她道。第二天，她前往隆宜爾市的教會裡找牧師談。

「我先做了自我介紹，然後說：『希望沒有冒犯到你和教會。』」丹肯回憶道，那位牧師說，他們並沒有冒犯任何人，這是一件重要的工作，而且需要有人去完成。然後牧師問丹肯，她是否去過墓園。她說：「沒有你的祝福，我恐怕沒有資格去墓園。」牧師接著告訴她，她已經有了牧師的祝福，而且她應該要到墓園一趟。

「在我的生命中，那真是最漫長、最艱難的一段路程，」丹肯道：「走到墓園需要一段距離，然後你就可以看見白色的十字架佇立在藹藹白雪中。」

在這段莊嚴的旅程之後，她回到旅館。在她離開這個小島之前，她又去了墓園一趟。那是在夜半時分，極地的太陽還在稀薄、寒冷的天空中映照著。丹肯走在墓園的小徑中，走到墓園的最後一列、埋葬著年輕礦工的地方。她用手在雪地裡挖了七個淺淺的小洞，每個墳墓前一個，然後在這七個洞裡埋入了七朵玫瑰。

群眾的支持

當丹肯一返回加拿大，她認為應該要公開說明這個計畫，然後評估大眾對這個計畫的反應。「身為群體的一分子，我不想要只是有些科學家到了那個地方，然後完成了工作，」她解釋道：「我希望知道我們的工作是肩負責任、而且是正確的。我希望公眾可以評估這些工作所帶來的利益，以及任何潛在的危險。如果出現了任何質疑的呼聲，我會立刻中止這項工作。」

但是，事情恰好相反。群眾們深深地感動，而且為這個計畫感到興奮。許多親身經歷過可怕的１９１８流行性感冒大流行的人，寫信或打電話給丹肯，希望她能繼續努力。「在三年內，我收到上百封九十多歲的民眾所寫來的信，拜託我一定要找到這隻病毒。」她道。而有些電話相當感人，丹肯是在淚水中聽完電話的。丹肯在書桌上還保留著流行性感冒倖存者所寄來的信。「這些信可以提醒我，為什麼我要做這樣的工作，為什麼我要繼續堅持下去。」

質疑的呼聲

同時，陶賓柏格正在美國陸軍病理研究院裡擁擠的一角，默默地埋首研究，希望能從肺部組織標本中，找到病毒的基因片段。而這個時候，他們正陷入進退兩難的困境。

對陶賓柏格而言，那年春天看著媒體對丹肯的歡呼，而他自己手邊就有藏著１９１８流行性感冒病毒的人類肺部組織。但是，什麼時候才是向公眾宣布的最佳時機呢？當丹肯對著科學家和媒體述說她的計畫時，陶賓柏格和蕾德正在奮力改進分子生物學的檢驗方法，他們希望能夠從沃恩的肺部組織切片中，釣到流行性感冒病毒的基因片段。

漸漸地，在那個夏天，他們有了新的發現。陶賓柏格決定公布他的流行性感冒病毒研究，但不是向公眾發表演說和聲明，而是採取學術界裡比較保守的路線。陶賓柏格要將他的研究成果，發表在科學界裡首屈一指的期刊。他要讓全世界知道他正在進行的研究，而且現在他已經獲得了初步的成果。同時，他也提出了一個問題：丹肯的計畫應該繼續進行嗎？這項計畫可能會釋放出活生生的流行性感冒病毒，而這隻病毒是我們所知的病毒當中最致命的。既然他可以用絕對安全方法來獲得相同的資訊，丹肯的計畫還有執行的必要嗎？

在那年的十月，陶賓柏格將他的論文送到《科學》期刊發表。「如果不是為了比他們早一步，我們不會在那時發表我們的論文，」陶賓柏格道：「我們必須證明我們是最先找到病毒的團隊。」

直到第二年的三月份，陶賓柏格的論文刊登在《科學》期刊上，丹肯才知道陶賓柏格的研究成果。突然間，陶賓柏格所提出的類似問題此起彼落：丹肯的計畫還要繼續進行嗎？既然陶賓柏格已經有更安全的方法，可以知道病毒的基因密碼，為什麼還要冒著讓病毒從礦工身上散出的危險，讓丹肯進行她的計畫？

但是丹肯依然相信，她的計畫仍然有存在的必要。畢竟陶賓柏格的組織泡在福馬林裡面已經將近八十年了，有誰可以知道病毒的基因究竟會發生什麼變化。而且，我們也不清楚陶賓柏格是否有足夠的病毒，能完整地解出１９１８流行性感冒病毒的所有基因序列。在丹肯的網站上寫道：「陶賓柏格在一九九七年三月發表的論文，顯示他只能找到病毒的部分基因序列。」

兩位年輕科學家的會面

疾病防治中心流行性感冒組的主任寇絲認為，該是讓陶賓柏格和丹肯會面的時候了。她夾在兩者之間，她曾經同意給予丹肯科學上的建議，也曾經跟陶賓柏格討論過流行性感冒的分子生物學，但是陶賓柏格和丹肯彼此卻沒有見過面。如果這兩個人可以坐下來好好地談論彼此的工作，也許他們可以協調出最好的方案。

這次的會面是在一九九七年四月。這兩位年輕的科學家發現他們有許多共通之處：他們都喜好音樂，丹肯會演奏鋼琴、小提琴，還有風笛，而陶賓柏格也答應送給丹肯自己創作音樂的錄音帶。他們都不為流行性感冒研究學界所認識，也都同樣地進行令人屏息的研究計畫。兩個人都曾經讀過寇斯比的著作，也都因為寇斯比書中的描述，而啟發他們堅持繼續研究。

決定是否該繼續丹肯的計畫變得不是那麼困難。陶賓柏格也同意，他的研究工作的盲點在於，他只有一個樣本。也許他找到的病毒事實上只是無辜的旁觀者，剛好出現在肺部組織裡，而真正致命的病毒反而沒有被釣出來。只有從不同的1918流行性感冒死者身上取出來的樣本，才能平息這樣的問題。而丹肯的探險正可以提供更多的組織樣本。

所以他們達成共識，同意丹肯繼續進行她的計畫，而陶賓柏格則獨立進行他自己的計畫，繼續解開病毒的基因序列。不過，他也同意參與丹肯的團隊，利用他實驗室裡發展出來的分子生物學檢驗技術，從這些礦工的肺部組織裡面釣出病毒的基因。「我們都覺得自己應該繼續自己的研究計畫，如果能找到更多的樣本，將會更有幫助。」陶賓柏格道。

可是在一個月以後，寇絲和其他疾病管制預防中心的官員撤回了對丹肯計畫的補助，而且只給了一個空泛的理由：既然陶賓柏格的計畫已經順利地進行，斯畢伯爾根島計畫在科學上就顯得沒有那麼必要，而疾病防治中心的資源有限。「我們還有很多研究計畫要進行，我們不可能參與每個計畫。」寇絲道。

另一個組織標本

然而陶賓柏格仍然是這個團隊的成員之一，雖然他在繼續自己的研究工作之後，就沒有跟丹肯保持聯絡。他在流行性感冒病毒的研究工作上，遭遇到越來越多的挫敗。因為在沃恩的肺部組織中，只有少許的病毒，陶賓柏格開始懷疑，在知道了部分的基因序列之後，是否還有可能進一步地知道更多序列。

「我們所擁有的材料實在太少了，」陶賓柏格說：「在實驗的過程中，不能出任何錯誤。」由於沃恩的肺部組織可能不夠，陶賓柏格又回到組織儲藏庫，找出另外三十五個樣本，測試有沒有病毒的足跡。其中一個樣本有了正面的結果，那是從士兵唐斯的屍體所取下的肺部組織樣本，他是來自紐約亞普頓營區的三十歲士兵。在沃恩死於南卡羅來納州之前兩個小時，唐斯也過世了。唐斯是在一九一八年九月二十三日進入營區裡的基地醫院，而在九月二十六日的凌晨四點三十分死亡。根據屍體解剖報告指出，他的肺部沉重、充滿液體，滲著「帶血的泡沫」。

發現唐斯的肺部組織含有病毒，給這個團隊帶來莫大的鼓舞。陶賓柏格回到家，並放了兩個星期的陪產假——他的妻子剛剛為他生下了第二個孩子。他十分有信心，當他休假完畢回到工作崗位時，唐斯的肺部組織將會為整個研究帶來更多的進展。同時，在他辦公室的信箱裡，也累積著越來越多未讀的信件。

重返阿拉斯加

當陶賓柏格在七月底回到工作崗位時，有封信正等著他。這封信上的郵戳顯示，它是從舊金山寄來的，信中裝著一份個人履歷，還有幾頁從寇斯比那本《美國被遺忘的大流行》所影印下來的資料。然後，就是信件的內容了。這封信是一位陶賓柏格從來沒有聽過的人所寫來的，他是一位七十二歲的退休病理學家——哈爾汀醫師。

在信中，哈爾汀用著相當謹慎的文字，告訴陶賓柏格自己在一九五一年所做過的探險。他告訴陶賓柏格，他曾經到過阿拉斯加，在一個叫做貝立格的小村落，從集體墳墓中挖掘出一九一八年罹難者冰封的屍體。並解釋道，一直到今天，他仍然跟阿拉斯加保持聯繫。如果陶賓柏格有興趣的話，他可以再回到貝立格，從這些流行性感冒罹難者的屍體當中取出一些肺部組織；這些罹難者的屍體至今仍冰封在墳墓中。信中也顯露出哈爾汀小心翼翼的態度。「他相當在意我們會不會把他當成瘋子。」陶賓柏格道。

雖然興奮異常，陶賓柏格還是以相同慎重的態度來回覆這封信。此後，這兩個人開始用電話聯絡，十分謹慎地規劃一次探險。不同於丹肯的計畫，他們的探險相當低調，而且完全由哈爾汀個人負擔經費。在行前，他們完全不對外公布，在事後，如果哈爾汀沒有成功地取得組織，他們也不準備公開說明。哈爾汀告訴陶賓柏格，他還記得一九五一年他從阿拉斯加的探險返回時，發生的不愉快經驗：他在返航班機上遇到了《生活》（*Life*）雜誌的記者。而現在的媒體只會更加誇大渲染、窮追不捨，一想到他的探險會為那個與世無爭的小鎮，帶來外界的狂熱與喧鬧，哈爾汀就不禁感到退卻。所以，他堅持不公開、不通知、不邀請任何媒體。他會徵求村落領導人的同意，重新打開1918流行性感冒罹難者的集體墳墓。同時，如果他們同意的話，哈爾汀會親自進行挖掘的工作。他告訴陶賓柏格，如果他成功地取到肺部組織的話，他會送一份給陸軍病理研究院當作禮物。

相較於斯畢伯爾根島的探險計畫，這兩者的對比相當明顯。丹肯告訴全世界她準備要進行的工作，而且不遺餘力地保證她將會採取最安全的防護措施。她的計畫所費不貲，而且應經過深思熟慮，吸引了全世界的目光。她的工作團隊耗費了無數的時間來計畫，組織國際性的團隊，招募各個可能相關領域的專家。而哈爾汀只有孤身一人，自己負擔探險的經費——一次在飛機上所計畫出來的探險。

然而，陶賓柏格很快地了解到，在挖掘流行性感冒罹難者的遺體方面，世界上沒有人比哈爾汀更有經驗了。而且他是唯一成功過的人。唯一的問題是，為什麼要冒險讓沉寂的病毒再度甦醒過來呢？

「流行性感冒病毒是一種相當脆弱的病毒，」陶賓柏格說：「只要在室溫下一個小時，病毒就會死亡。所以，取得活病毒的機會等於是零。」但是處理任何可能致命的病毒，都必須要在精心設計的生物毒性防護實驗室，工作人員必須穿著太空防護裝。為什麼要做這麼危險的實驗呢？「只要將冷凍的切片標本放進福馬林裡面固定，我們便可以尋找病毒的ＲＮＡ。」病毒本身將會因為固定而死亡，但是病毒的基因仍然是完整的。

哈爾汀欣喜莫名。從一九五一年第一次到阿拉斯加探險之後，他就一直夢想著重返阿拉斯加。這麼多年過去了，身為一個病理學家，哈爾汀成功地建立了自己的事業。這些年來，他密切地關心分子生物學革命性的進展，期待著正確的時刻，有個適當的人出現，然後告訴他貝立格所發生的一切。「我逐漸看見分子遺傳學的進展。」到了一九八〇年代，他說：「我知道，有一天我一定有機會回到阿拉斯加。」他看到了一篇論文，描述了一種新方法，也就是ＰＣＲ，這種方法可以讓分子生物學家利用微量的基因材料進行分析。而且他了解到，也許可以利用這種方法對貝立格的樣本進行病毒的基因分析，不管病毒是否還活著，只要裡面有病毒的基因就可以了。「我閱讀著PCR的相關資料，我發現這就是我所等待的，」哈爾汀道：「我最好多注意這方面的訊息。」

到了一九九七年三月，哈爾汀讀到陶賓柏格那篇刊登在《科學》期刊的論文。他知道，他等候已久的時刻已經到來。他試著讓陶賓柏格以較沒有壓力的方式接受自己的建議，因為他也了解，陶賓柏格一定會懷疑這樣一個七十二歲的退休病理學家，怎麼可能曾經完成過如此非比尋常的任務。哈爾汀提議說，他可以自己去貝立格，然後將肺部組織標本送給陶賓柏格。這是為了讓陶賓柏格不會懷疑，而且比較容易接受。畢竟，萬一哈爾汀讓這些組織出土，然後釋放出活病毒的話，將會導致一場災難大流行。但哈爾汀十分確定這樣的事情不會發生。「我根本不會擔心這樣的事情，因為我知道這些病毒是死的。」他自己承擔這樣的風險，讓陶賓柏格在法律上或官僚制度的繁文縟節上，沒有一絲一毫的負擔。

「我們之間，除了組織樣本之外，將不會有任何關聯，」哈爾汀說：「我急切地想要完成這件工作，所以我會掃除一切可能的障礙。我不想失去這次機會。」

他重新審視了一次自己的計畫。他打算自己負擔探險的費用，所以他不用向任何單位申請經費。如果他向政府或私人單位申請補助，這些單位會擔心萬一他找到活的病毒，他們就必須負責任；這些單位可能會造成他探險的阻礙。

除了陶賓柏格之外，他沒有告訴任何人。所以在他向貝立格的村民說明這一切之前，不會出現永無止盡的公共爭辯。以他對貝立格的了解，加上自己的說服力，應該可以獲得許可，再次挖開這些古老的墳墓。

他一面仔細地規劃這次的探險，心裡越覺得「所有的瑣事加起來，更說服我應該可以獨力完成這次的探險。除了陶賓柏格之外，我不用問任何人任何問題。而我唯一要問他的問題就是，『你收到我的組織標本了嗎？』」

「我所關心的問題是速度，」哈爾汀說：「在我們等待官僚系統的公文程序時，流行性感冒病毒可能已經捲土重來。」

前往貝立格

陶賓柏格告訴哈爾汀，丹肯也有一個類似的計畫，要挖掘挪威礦工的墳墓。這項計畫已經規劃了四年，根據之前對地表的探勘，挖掘行動即將在一九九八年的秋天展開。陶賓柏格問哈爾汀什麼時候可以動身前往阿拉斯加，習慣了一般研究者慢步調的陶賓柏格，本來預期哈爾汀會需要幾個月的時間規劃行程。但是，哈爾汀的回答讓他大吃一驚。

「我說：『我沒有辦法在這個星期出發，但是下個星期應該沒問題。我會通知旅行社幫我訂機票。』」哈爾汀回憶道。

哈爾汀的回答讓陶賓柏格十分驚訝，以至於他根本忘了問哈爾汀為什麼這個星期不能動身，而哈爾汀也沒有主動告訴他。原因是哈爾汀在優勝美地和太浩湖（Tahoe）之間的內華達山脈中，建造了一棟佔地一千三百平方呎的十四世紀挪威式木屋。在經過二十九年的努力後，這棟木屋除了細部的木工及特別的紅木裝潢之外，幾乎都已經完成了。「我還有些細部的工作要做，這就是我為什麼不能在那個星期出發的原因，」哈爾汀道：「可是，我並不想告訴陶賓柏格，以免他覺得我是個怪人。」

隔週，哈爾汀動身出發。他沒有告訴任何人，甚至也沒有通知貝立格的村民。他獨自出發，而且決定到了貝立格之後，再跟當地的村民討論他的任務。

「你不可能用電話跟愛斯基摩人討論這麼敏感的話題，」哈爾汀說：「你必須慢慢地，用十分低調的方式跟他們談。」

在飛到貝立格之前，哈爾汀唯一打過的一通電話是給當地的接線生，他負責聯繫並回應貝立格兩百四十名居民的電話。哈爾汀只問了兩個問題：有沒有人曾經開挖過那個集體墳墓？還有另一個問題，他可以睡在哪兒？

這位接線生告訴哈爾汀，自從他四十六年前離開之後，就再也沒有任何人動過這個墳墓。他同時也告訴哈爾汀，在學校有四個氣墊，還有一個廚房，可以讓哈爾汀烹煮食物。而且氣墊是可以加溫的，即使哈爾汀是在八月到達，加溫的功能還是相當必要的。其中兩個氣墊已經被

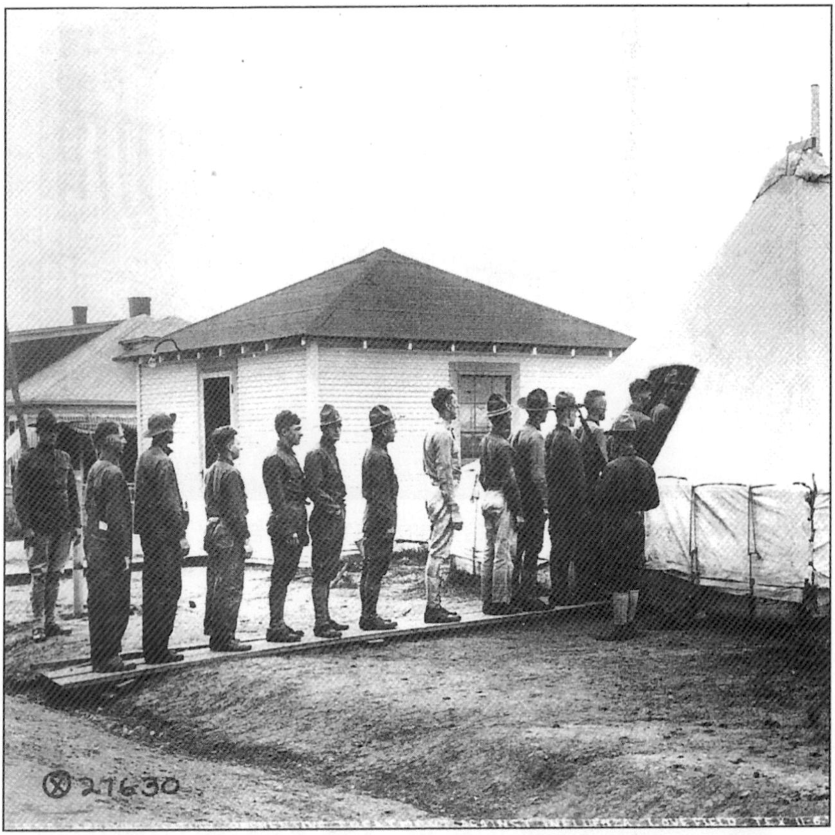

一九一八年在德州的愛田（Love Field），人們排隊接受防腐劑喉嚨噴霧，預防流行性感冒的感染（National Archives, 165-WW 269 B-36）。

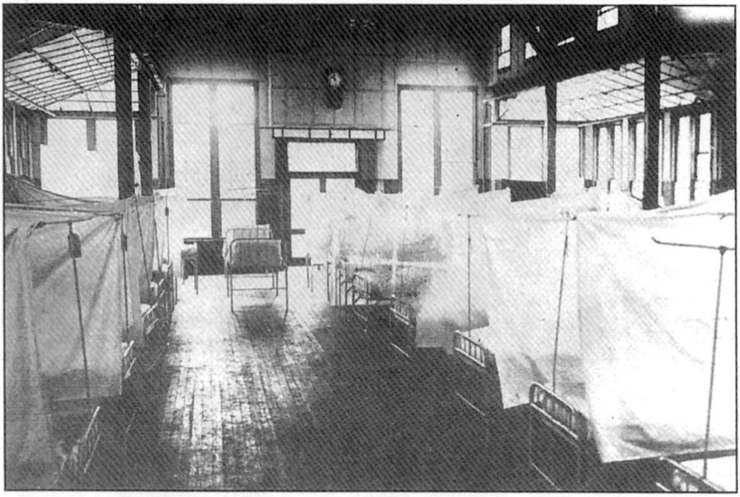

一九一八年美國康乃狄克州新哈芬市的聯邦第十六綜合醫院（U.S. General Hospital #16）的流行性感冒病房。病床上架著帳幕，試圖防止病毒散布（National Archives, 165-WW 269 B-40）。

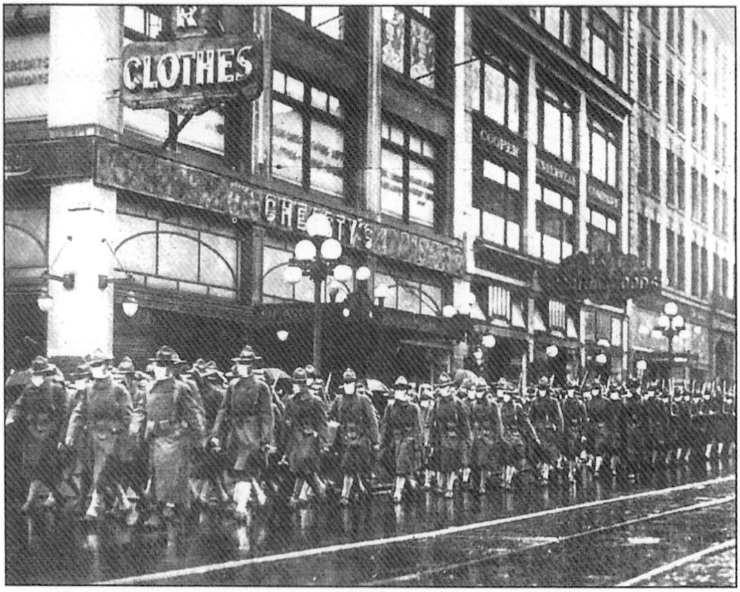

美國公共衛生部發送口罩，以防止病毒的散播。圖為美國第三十九軍團出發前往法國時，行經西雅圖的街道的情景，他們戴著美國紅十字會所提供的口罩（National Archives, 165-WW 269 B-8）。

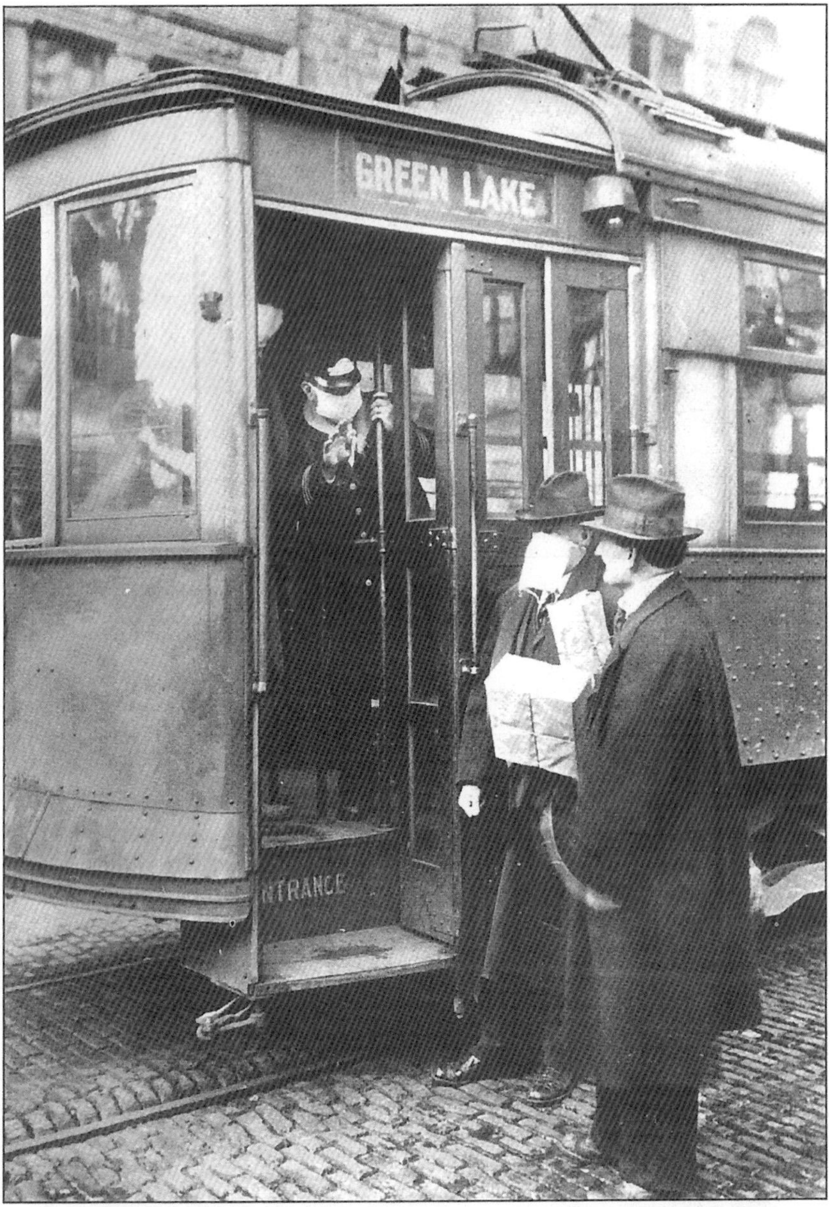

一位男士被車掌拒絕上車，因為他沒有戴上口罩（National Archives, 165-WW 269 B-11）。

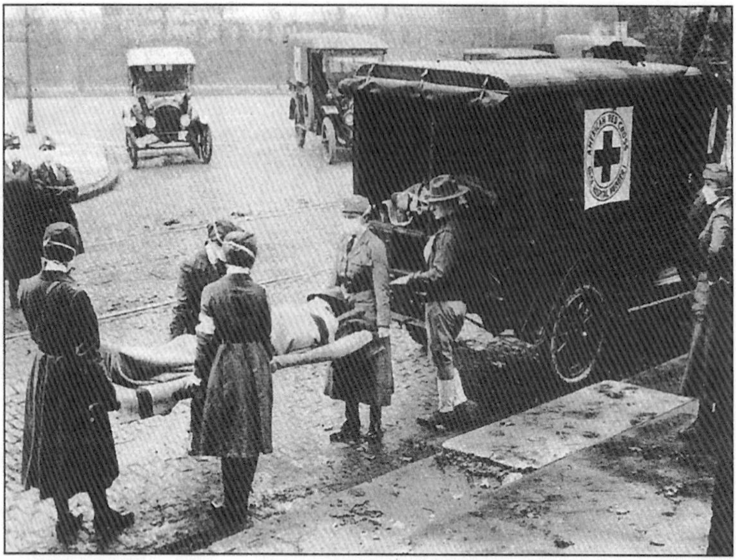

在密蘇里州的聖路易市，紅十字會的車隊協助運送流行性感冒的患者（National Archives，165-WW 269-B-3）。

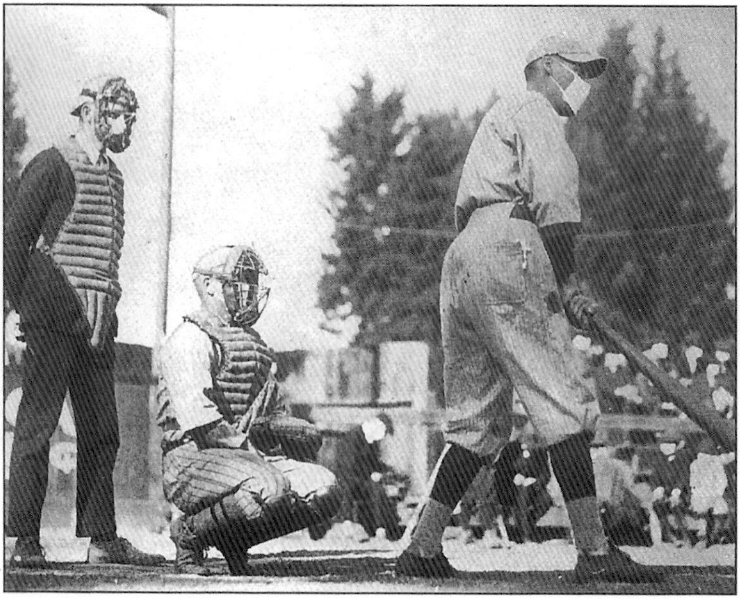

一九一八年的棒球聯賽（伯恩醫師收藏）。

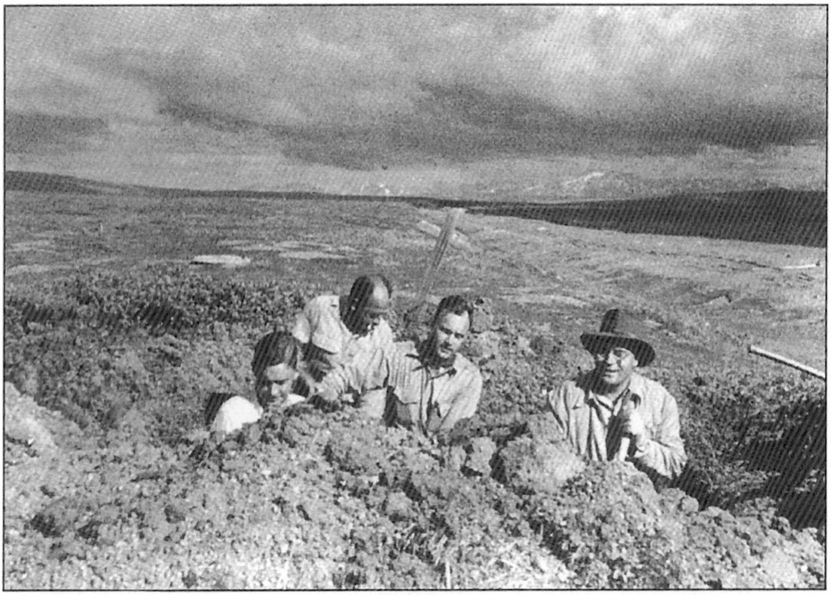

一九五一年六月，哈爾汀和他的同事在阿拉斯加的貝立格合影。他們站在1918流行性感冒受難者的集體墳墓前，這些屍體原封不動地被保存在凍土層中。圖中由左而右為哈爾汀、吉斯特、雷頓、麥基（哈爾汀提供）。

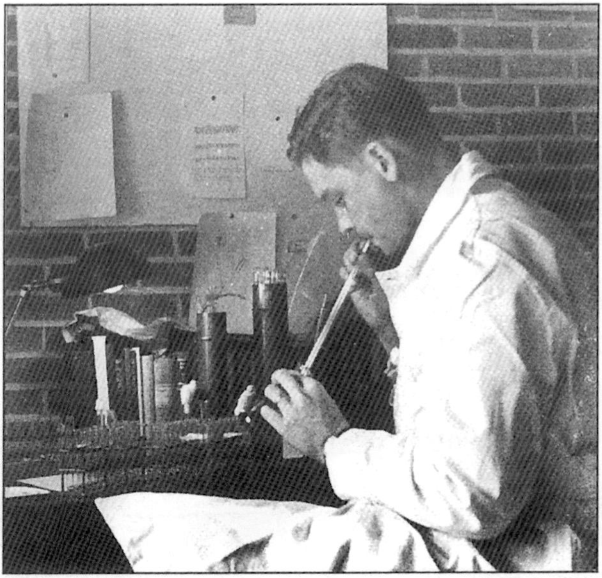

一九五一年，哈爾汀在愛荷華大學微生物學系做實驗的情形。他希望能從受精雞蛋的羊膜液中培養出病毒（哈爾汀提供）。

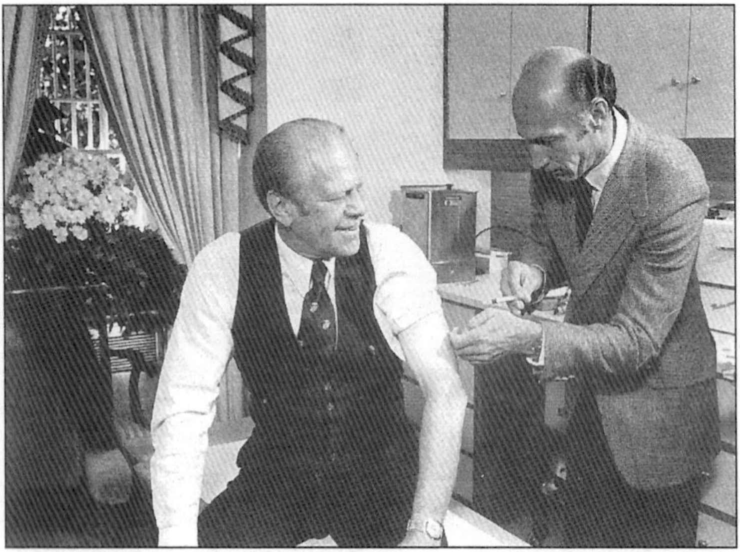

一九七六年，為了防止豬流行性感冒重演1918大流行的悲劇，聯邦政府推動全國預防接種計畫。當時有些人因為注射疫苗而死亡，為了安撫人心，福特總統在鏡頭前接受流行性感冒預防注射。為他注射疫苗的是威廉．盧卡西（William Lukash）醫師（喬瑞德．福特圖書館提供）。

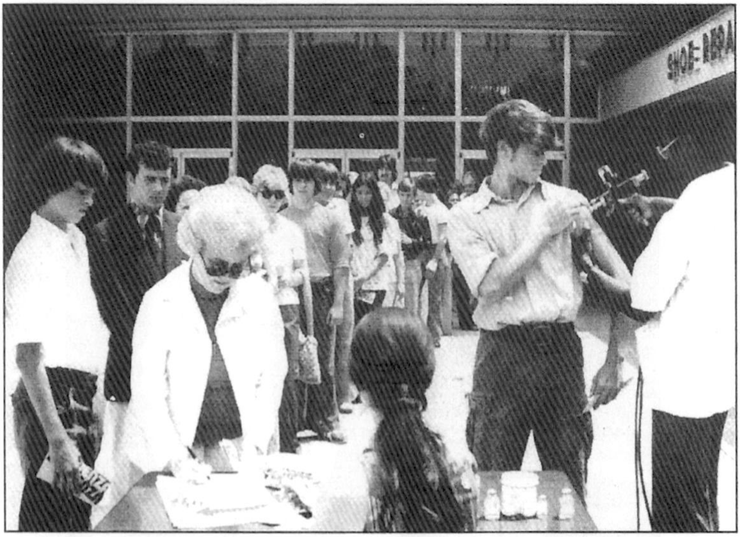

一九七六年，紐澤西州的民眾排隊接種流行性感冒疫苗（疾病防制中心提供）。

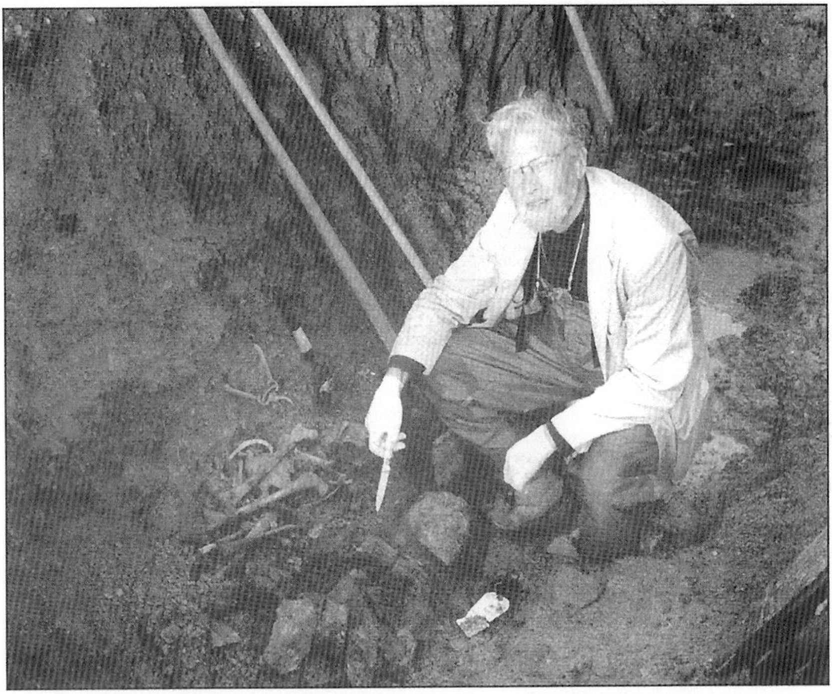

一九九七年八月，哈爾汀重返阿拉斯加貝立格的集體墳墓尋找完整的肺部組織。他發現一具女性屍體的肺臟仍然保存完好。圖中他蹲在那位女性骸骨旁（哈爾汀提供）。

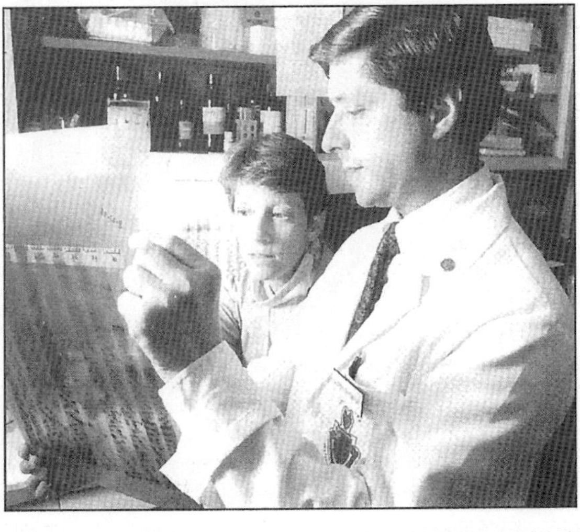

陶賓柏格和蕾德在華盛頓特區的美國陸軍病理研究院，檢視DNA序列的實驗結果。他們希望能從1918流行性感冒患者的組織樣本中，找出為什麼病毒如此致命的原因（艾瑞克・赫斯〔Eric Haase〕提供）。

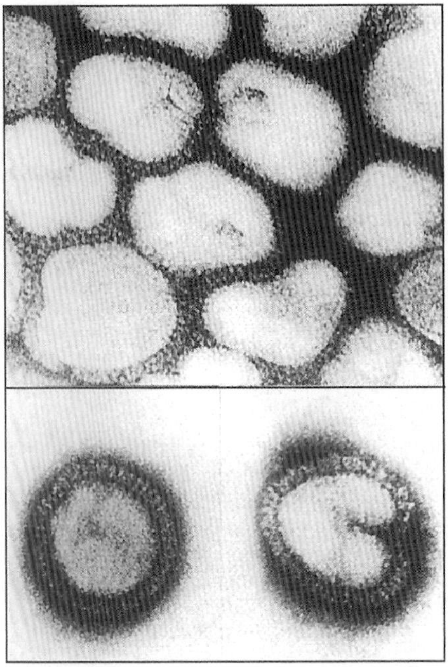

在電子顯微鏡下的流行性感冒病毒A/PR/8/34品系，一九三四年分離自波多黎各（M-T. Hsu和帕里斯提供）。

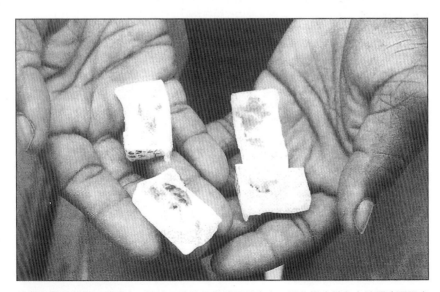

石蠟塊中的肺部組織樣本，取自1918流行性感冒受害者。這些樣本儲存在陸軍病理研究院的國家組織儲藏庫中（赫斯提供）。

替村子裝設衛星天線的工程師借走了，但是還剩下兩個，一個可以給哈爾汀使用，而另外一個可以備用。

景物依舊，人事全非

當哈爾汀抵達貝立格的時候，他深深地為當地居民的生活感到難過。那裡跟一九五一年時的樣子已經大不相同。在那個時候，村民自給自足，許多人利用祖先所留下來的技術捕鯨、狩獵。可是到了一九九七年，所有的傳統已經流失，這些村民只是靠社會福利生活。現在的村落還是隔著冰冷的灰色海洋與世隔絕，但卻已荒蕪，變成一個不再有驕傲、只剩下絕望的地方。

「這真是一場悲劇，」哈爾汀說明道。「他們生活在這裡，養育很多孩子，而政府負擔這一切。」這裡的家族十分龐大，哈爾汀說道，有部分原因是因為每個村民、嬰兒、孩童，每年都可以收到一千八百美元——這是一九九六年的行情——石油公司為了使用他們的土地所付出的補償金。可是，那裡沒有工作，沒有事情可以做。

因為有了社會福利金和石油公司的補償金，這些居民可以買雪車和四輪傳動車。「每個家庭都至少有一輛。我還有雪車跟在狗拉的雪橇後面跑的照片。」哈爾汀道。但是大部分的雪橇都已經朽壞，成為一種古老、簡樸生活的遺跡。

取得村民同意

然而，哈爾汀在村民面前並沒有流露對過去生活的惋惜。相反地，他開始尋求村民的同意，讓他可以從集體墳墓中挖掘屍體。這個集體墳墓埋有七十二位在一九一八年十一月死於流行性感冒大流行的遺體。首先，他向布萊恩．克羅克特（Brian Crockett）尋求協助，他是村子裡路德會的傳道人。克羅克特的妻子金吉兒（Ginger）是貝立格學校裡的老師，他們將哈爾汀介紹給利塔．歐拉娜（Rita Olanna）。歐拉娜是村子裡相當重要的人物，她是村子裡最大家族的家長，也是村委會的成員。

「我給她看了一些照片，是在我上次造訪時所留下的。還有那時候的宣教士李所寫的信件副本，以及一九一八年傳道人的信件副本。」哈爾汀道。歐拉娜發現信中有提到她的阿姨和叔叔，看到這些名字，她感到非常親切。她有些親人死於1918流行性感冒，並且葬在這個集體墳墓當中。

緩慢而謹慎地，哈爾汀開始訴說自己造訪的原因。「我說，在一九一八年的十一月，發生了一件很可怕的事情，而我來到這裡，就是為了徵求同意，讓我再次挖開這個墳墓。因為科學已經有所進展，我們現在可以分析這些死去的流行性感冒病毒，並且用來製造疫苗。所以當病毒捲土重來的時候，你們所有的人都會有抵抗力，再也不會有如此大量的死亡。」

歐拉娜告訴哈爾汀，她了解哈爾汀所說的，並且支持哈爾汀。克羅克特牧師也支持他。所以歐拉娜召開了村委會，決定是否同意哈爾汀繼續進行挖掘的工作。

「我們在那天下午開會，我把之前跟歐拉娜說過的故事重新敘述一遍。」哈爾汀回憶道。村委會決定同意他的計畫。而出乎哈爾汀意料之外的，還有一位村中的長者詢問哈爾汀是否需要幫忙。當四十六年前哈爾汀抵達貝立格的時候，並沒有村民願意幫忙。哈爾汀當然是萬分感激地答應，他當然可以幫得上忙。同時，還有四位年輕人願意協助。

毫無防範的徒手挖掘

一九九七年八月十九日，哈爾汀來到墓園，清理了四周的矮灌木叢之後，他們開始除去墓園上的草。然後這四位年輕人將幾呎平方的泥土刮除，置在一旁，等到工作完成之後，再回復原狀。

哈爾汀和他的助手們開始挖掘，剛開始一兩呎的泥土還算簡單，而底下就是凍土層了。他們挖了一個六呎寬，二十八呎長的長方形。這次，挖掘的工作容易多了。「這次我們除了十字鎬和圓鍬，還有年輕人的體力，」哈爾汀說：「他們熟練地劈開、鏟土、劈開、鏟土。」

到了第三天的下午，這群人已經進展到第一具遺體。那是一具骨頭，沒有任何軟組織留下。哈爾汀告訴自己，不要太在意。畢竟自從一九五一年開挖過這塊地方之後，這個墓園已經被擾動過了。而這些屍體慢慢地分解，這是過去四十六年裡很自然的變化。

這些人挖掘的時候，並沒有任何防範措施，但是哈爾汀認為不需要擔心。「這些病毒早在四十六年前就已經死亡。現在，它們只會死得更徹底。」他帶著手套，不過這只是為了讓他在拍照的時候，有乾淨的手可以拿像機。哈爾汀和他的助手們就這樣毫無戒備地挖出碎石泥土。「我很訝異這些年輕人竟然能忍受墳墓裡的氣味，」哈爾汀道：「我是個老病理學家，我已經習慣了。」到了隔天，他們有了新發現。

完整冰封的肺臟

接近傍晚的時候，哈爾汀看到在七呎深的洞裡，躺著一個年輕女性的屍體，大約三十多歲。這具屍體雖然有些腐壞，不過大致上是完整的，而她的肺部仍然冰封著，而且保存良好。哈爾汀不禁心生畏懼。為什麼這具屍體沒有腐壞成一堆骨頭？

「我坐在一個桶子上，由上而下俯視著她的屍體，」哈爾汀說：「然後，我突然懂了。她是個肥胖的婦人；在她的皮膚和器官周圍有著很厚的脂肪，在凍土層短暫的融化時間裡，這些脂肪有隔熱保護的功能。」哈爾汀解釋道：「我看著這具保存良好的屍體，我知道這就是解開1918流行性感冒病毒奧祕的曙光。我替她取了一個名字，叫做露西（Lucy）。露西在拉丁文中，就是露出光明的意思。一九七四年，唐納．強森（Donald Johanson）在衣索比亞發現了一具骨骸，為人類的演化史揭露曙光，他也為這具骨骸取名為露西。」

他將這個婦人兩邊的肺臟小心翼翼地切下，然後將冰封的肺臟放在砧板上，用解剖刀細心地切成薄片。他將這些組織樣本放進陶賓柏格提供給他的保存液當中，這些保存液可以防止病毒分解變質。他也從露西附近的屍體取下一些組織。不過這些屍體已經嚴重腐敗了，所以哈爾汀也只抱持著些微的希望。

哈爾汀知道他必須讓這些組織標本保持在低溫的狀態，但是他沒有辦法接受將這些組織樣本保存在學校的冰箱。所以他在墓地周圍挖了一個深洞，把凍土層當做他的冰箱。這個洞大約有兩呎深，哈爾汀在洞上蓋了一塊板子。隔天，也就是開始工作後的第五天，哈爾汀和他的助手開始關閉這個墳墓。

哈爾汀決定不再繼續挖掘，「我們發現了七具骨骸，以及三具保存狀況相當不好的屍體，」他說：「但是恰好有一具肥胖婦人的遺體，她的脂肪提供了良好的保護。要發現像這樣的遺體，機會是微乎其微。我取得了相當好的肺部組織標本。」此時此刻，哈爾汀所達到的已經遠超乎自己的想像。

哈爾汀和這些年輕人將一旁的土壤覆蓋回去，將墓園回復成原來的樣子。哈爾汀知道自己還有一件事情要完成。一九五一年他來到這個墓園時，他在這裡立了兩個大型的木製十字架。但是到了一九九七年，這兩具十字架已經朽壞了。「我對村委會說：『如果有時間，而你們也同意的話，在離開的時候，我希望能送給你們兩個新的十字架。』我徵得了學校的同意，在木工房利用晚上的時間做出兩個新的十字架。」

在完成這些十字架之後，哈爾汀啟程回家。他總花了三千兩百元美元，包含了他的旅費，以及付給那四個助手的九百美元。而陶賓柏格提供了價值五美元的保存——福馬林、酒精、胺基甲脈（guanidine）的混合液。

分析病毒基因

而在華盛頓，陶賓柏格正焦急地等待哈爾汀的消息。每天晚上，哈爾汀都會捎來一封傳真，像是：「睡在學校的氣墊上面。」、「當地人賣給我一條兩美元的鮭魚，讓我填飽肚子。」、「取得同意。」、「打開墳墓。」、「發現骸骨。發現露西。」

事情進展的如此迅速。「基本上，他沒有浪費任何時間。」陶賓柏格道。丹肯的團隊光是尋找最有經驗的掘墓工人，就花了六個月的時間。「而哈爾汀就只有一隻十字鎬，他在三天之內，就在堅硬的冰上挖出一個洞——真是個令人難以置信的傢伙，這真的太神奇了。」陶賓柏格道。

哈爾汀將這些標本保存在冷凍的隔熱包裡，帶回舊金山。他不知道該怎麼將這些標本寄給陶賓柏格。如果在運送的過程中，包裹搞丟了，那將是無可彌補的錯誤。因此他將這些標本分成四份，分別放在四個不同的包裹裡。他將其中的一個包裹，利用聯邦快遞從舊金山寄發。隔天，他將另一個包裹用ＵＰＳ快遞送出去。第三天，他用美國郵局的快遞服務寄出另一個包裹。第四天，他再利用聯邦快遞寄送第四個包裹，不過這次是從舊金山和史塔克頓（Stockton）之間的翠西鎮（Tracy）寄出去的，他剛好開車經過那個地方。這四份包裹後來都到了陶賓柏格的實驗室。

哈爾汀幾乎完成了他在這個計畫裡該扮演的角色。唯一欠缺的，就是紀念這些流行性感冒的患者。「我找到蘇華德半島諾姆鎮的路德傳道會辦公室，在跟當地的秘書聯絡過後，我得知這七十二位罹難者的姓名，還有他們去世時的年紀。」他做了兩塊銅製的匾額，將它們固定在他一九九八年十月所做的十字架上。

在此同時，陶賓柏格興奮地打開這些珍貴的包裹。蕾德開始實驗室的工作。在一個星期以內，他們就獲得了成果。這是世界上第一個確切的證據，證明流行性感冒病毒的基因片段，確實存在於哈爾汀所發現的露西的肺部組織中。如同哈爾汀所推測的，在那些嚴重腐壞的流行性感冒患者屍體中，並沒有找到任何的病毒基因片段。

陶賓柏格打了通電話給哈爾汀，並且告訴他這個好消息。同時，他也徵詢哈爾汀，如何公開這次的計畫，或者，是否要把這件事情公開？

「我們謹慎地處理這件事，貝立格的居民有權利知道這一切。」經由哈爾汀的轉達，陶賓柏格詢問這些村民如何進行後續的步驟。「我們問他們：『你們想要怎麼做？你們希望召開記者會嗎？還是要等我們完成論文？或是其他的選擇？』」他告訴這些村民，如果他們想要召開記者會，那麼他們將會被全世界的媒體所包圍。「也許，你們並不喜歡這樣。」哈爾汀提醒道。

從九月到十一月，這些貝立格的居民思索著該如何決定。哈爾汀用電話、信件、傳真提醒這些居民，他必須知道他們的決定。在這段期間，丹肯繼續準備挖開那些挪威礦工的墳墓。

地底探測雷達

丹肯並不知道哈爾汀已經到過阿拉斯加，而且已經從流行性感冒患者的屍體，取出冰封的肺部組織。陶賓柏格遲疑著要不要告訴丹肯，他覺得在得到貝立格居民的回應之前，他應該要保持沉默。丹肯只知道陶賓柏格的組織樣本是從陸軍病理研究院的倉庫裡找出來的，而陶賓柏格正努力尋找這些病毒的基因片段。但事實上，陶賓柏格和蕾德已經從沃恩、唐斯，還有露西的肺部組織裡，確定了病毒的紅血球凝集素的基因序列。然而這些資料都尚未發表，陶賓柏格遵循著科學界的遊戲規則：除非你的研究成果已經被期刊接受，否則不可以公開。

丹肯並不知道陶賓柏格的工作進展，她還是繼續費心地準備挖掘工作。舉例來說，魯文致力於設計一種特別的螺旋鑽子，專門用來從這些冰封的屍體上取下組織，而不至於釋放出病毒。他們的想法是利用一種類似鑽取樹木年輪的方法，用一隻中空的管子鑽入冰封的屍體採集組織。可是也有人認為，在將管子鑽入的過程中，會產生能量將組織溶化，而可能釋放出含有病毒的氣體。所以他們決定用手緩慢地將管子鑽入屍體；他們利用冷凍的豬隻屍體練習。

在一九九七年十月，丹肯的團隊針對斯畢伯爾根島的墳墓展開第一次的探勘工作，他們還帶了地底探測雷達。這種雷達可以發出探測波，鑽入隆宜爾市墓園的地下，在遇到棺木的時候，就會產生反射的訊號。然而傳回來的影像並沒有顯示棺木中的屍體，相反地，影像顯示墓園中有些地區已經被擾動過了，可能是因為後續的埋葬工作，或是棺木本身，甚至是因為動物的挖掘。所以當中的奧祕變成要如何解讀這些影像，才能找到埋葬這些礦工屍體的大約位置，才能確定凍土層的深度，才能確定礦工們的屍體是不是還在永凍層裡面，或者是在活土層裡。也就是說，如果他們的屍體沒有在永凍層裡，而是在永凍層之上的活土層，那麼，他們的屍體將會隨著季節的改變而解凍，再重新冰封。

「如果這些屍體埋得夠深，」魯文說：「我們就能確定這些屍體還在冰封狀態。」這次的雷達探測任務，將決定他們第二年還要不要回到斯畢伯爾根島，或是就此放棄整個計畫。

假設這些屍體還是冰封的，科學家們已經計畫好要如何保護自己以及全世界，以防這隻致命的病毒逃逸出來。他們將穿著太空衣，魯文道，而這些組織樣本將會放置在「一種特殊的容器當中，以確定在挖掘的過程中，病毒沒有任何機會逸散出來。」

「這是相當危險的，」魯文說：「在冰封的狀態下，病毒仍然有可能活著，也就有引發感染的可能。這就是為什麼我們在處理這些屍體時，需要注意這麼多的事項。」

如同之前所計畫，地底探測雷達的工作先行展開，這是由探測器軟體公司（Sensor & Software, Inc.）所進行。這是一家加拿大的公司。他們平時的工作就是協助美國、加拿大、英國、印度的警方在無名公墓裡探查屍體。這家公司的技術也應用在考古學的領域，包括了協助尋找「失落的艦隊」——埋葬在格陵蘭冰原底下的戰鬥機。當這家公司將他們的雷達波對準挪威礦工的墳墓時，研究人員發現他們的墳墓是完整的。雷達回傳的影像顯示「棺木離地表約有兩公尺」，丹肯道。也就是說，這些屍體是埋葬在永凍層裡。

國家衛生院的經費審查會議

從丹肯獲准挖掘礦工的屍體到現在，已經將近兩年了。而從雷達探測工作，這個已經耗費丹肯太多時間、精力，還有感情的計畫才像正式開始。即使美國政府也考慮要支持部分的經費。但是在一開始的時候，丹肯和韋伯斯特博士，這位工作於曼菲斯聖猶大兒童研究醫院的流行性感冒病毒學家，還是得出席國家衛生院在一九九七年十二月四日舉行的一項會議，在衛生院提供資金補助之前，他們還必須回答幾個問題。

雖然陶賓柏格在九月七日已經利用傳真，向丹肯表示辭去團隊中的工作，那天他還是出現在會議裡面。他向丹肯解釋道，他不能再參與丹肯團隊的工作，因為他聽到幾位記者反應，丹肯要求記者採訪時必須要付費——對於這項指控，丹肯當然是極力否認。然而一旦談論起這個話題，就讓陶賓柏格覺得自己別無選擇。對要求採訪斯畢伯爾根島團隊的媒體收費，「這相當不符合我身為一個美國政府研究單位的科學家身分。」他道。

會議室裡擠滿了顯赫的科學家——有著名的病毒學家、流行病學家及呼吸道疾病專家。除了丹肯、韋伯斯特、陶賓柏格、蕾德，與會的人員還有：貝勒醫學院的微生物及流行性感冒專家寇奇、疾病防治中心流行性感冒組的主任寇絲、約翰霍普金斯大學公共衛生學院的教授唐納・韓德森（Donald A. Henderson）、馬里蘭州美國陸軍感染性疾病醫學研究中心的科學顧問彼得・賈林（Peter B. Jahrling）、國家衛生院過敏及傳染疾病研究所的感染症專家威廉・喬登（William Jordan）、紐約醫學院的流行性感冒專家基爾本、疾病防治中心病毒疾病組的主任布萊恩・梅（Brian Mahy）、國家過敏及傳染疾病研究所的所長拉蒙塔恩、國家過敏及傳染疾病研究所呼吸疾病組的主任帕米拉・麥克尼斯（Pamela McInnes）、美國陸軍病理研究院細胞病理部的主任歐雷利，以及渥太華傳染疾病管制局的流行病學家約翰・史畢卡（John S. Spika）。

會議的議程十分聳人聽聞：「生物安全性的通盤考量」，韋伯斯特，十分鐘。「暴露人員的感染預防」，寇區，十分鐘。其他的主題還有「島嶼上的感染預防」，以及「如何設計災難的處理程序」。

隨著午後時光的流逝，整個團隊的成員將焦點放在斯畢伯爾根島的任務，如何增進我們對1918流行性感冒病毒的認識與科學上的了解。陶賓柏格的問題再度困擾團隊的成員；陶賓柏格已經從他的石蠟塊中，得知病毒的基因序列，他們還期待能找到什麼東西，來合理化他們打開墳墓的行為呢？還有，打開礦工們的墳墓會有什麼樣的風險？

斯畢伯爾根島的團隊主張，關於流行性感冒病毒的唯一確切資料，就只有陶賓柏格發現的單一個案，就是從沃恩身上所取下的組織——那篇已經發表在三月份《科學》期刊上的論文。

陶賓柏格感受到撕裂般的煎熬，因為貝立格的居民還沒有決定是否公開這一切。但是很明顯地，斯畢伯爾根島的團隊並沒有獲得正確的資訊，所以他決定站出來說話。

「我說，不，我們已經有了三個病例資料。我們已經完成紅血球凝集素的基因定序，而這三個病例的序列是相同的。這就像在會議上投下一顆炸彈。過去從來沒有人知道這些消息，研究流行性感冒的學界人士以為《科學》上的論文，就是我唯一的一發子彈。而事實上，我已經完成三個病例的紅血球凝集素基因定序，更是讓他們跌破眼鏡。會議就像這樣沉寂了一陣子。然後，我說這三個病例都是從秋天的那一波大流行來的。這是個重要的訊息，而我只是認為他們有必要知道。」陶賓柏格道。但是，就在一開始震驚的沉默之後，丹肯的團隊繼續談論他們的計畫，陶賓柏格說：「就好像我從來沒有說過什麼似的。他們對我的發言視若無睹。」

「這是你所能想像最怪異的會議，」陶賓柏格回憶道：「他們要我交出紅血球凝集素的序列，讓他們製造疫苗，以免他們在打開墳墓時，有病毒散逸出來。」

安全性考量

「有些人建議，也許應該建造特製的帳棚，覆蓋在整個墳墓之上，而帳棚必須達到生物安全性第四級的生物防護要求，也就是目前所能達到最安全的工作環境，通常是針對最致命的微生物設計的，像是伊波拉病毒或是拉薩熱（Lassa fever）。」

會議中，有人就是這種設備的專家。賈林的實驗室就是世界上少數符合這種生物防護的實驗室，他說，當丹肯團隊中的韋伯斯特第一次告訴他斯畢伯爾根島的計畫時，他感到十分訝異。「不過，這樣的計畫相當類似俄羅斯正在從事的計畫—挖掘凍土層裡的屍體來尋找天花病毒。」這是個從一九九〇年代中期開始的計畫。「我所聽到的第二個類似的計畫，就是為了找尋流行性感冒病毒，這時就比較沒那麼奇特了。」雖然流行性感冒病毒遠較天花病毒來的不穩定，「但是我預期找到的可能性並不是零。」所以，這個團隊可能成功，賈林道。

但是當賈林聽到這個團隊準備在礦工的墳墓上，建造安全的生物防護帳棚，他簡直不敢相信自己的耳朵。這樣的設備稱為ＢＬ４，也就是最高級的生物安全防護，是一個巨大的設備。「我告訴他們建構一個生物防護設備所需要的工程和操作控制，我給他們看這種實驗室的圖片。很顯然地，我們沒有辦法在原野上複製出這樣的設備。在凍原上，到底做到什麼程度才是合理的？」賈林解釋道，這些研究人員可以帶著頭罩，以過濾呼吸的空氣，並穿戴拋棄式的實驗衣及外科手套，再加上大量的漂白水。但是，這個團隊的人員追問道，是否還有更好的設施？

「他們不斷地談論著一點，就是他們可不可以做到接近第四級要求的帳棚，那簡直太荒唐、太不可思議了。不，你們不可能做到的。」

另一方面，與會的成員並不認為感染1918流行性感冒的機率會很大。有些科學家認為，這些礦工屍體含有活病毒的機會是億萬分之一，而這個數字讓丹肯感到相當的迷惑，怎麼有人能夠講出這麼精確的數據呢？

雷達探測結果的爭議

接著，丹肯的團隊提出地底探測雷達所得到的影像。陶賓柏格質疑道，這些雷達照片，就他看來，並不能顯示這些屍體就在凍土層當中。當他看到這些照片時，他覺得這些屍體相當接近每年都會融化的地表。但是韋伯斯特說，只有地底探測雷達的專家才有辦法解讀這些照片，很不幸地，在場的並沒有這樣的專家，而陶賓柏格也不是專家。

只有基爾本，這位季節性流行性感冒研究者，聲援陶賓柏格，質疑在這些斯畢伯爾根島的礦工身上，還能發現到任何流行性感冒病毒的基因物質，更別提活病毒了。和陶賓柏格一樣，基爾本也懷疑在每年融化的凍原裡，會有任何病毒的基因物質留下。「我認為就算有機會的話，可能性也是微乎其微。」基爾本道。他還質問這個團隊，如果一九一八年的掘墓工人是用圓鍬和十字鎬埋葬這些礦工，為什麼今天要動用到強力的挖掘機器，才能發現這些屍體呢？如果在一九一八年這片土地還鬆軟到可以用十字鎬挖掘，那麼這些礦工的屍體會是保存在凍土層嗎？

如果從一九一八年，這些礦工的屍體就開始融化，那麼在他們身上根本沒有發現病毒的希望，基爾本這樣告訴這個團隊。他還記得那些無所不在的細菌所分泌的酵素，這些酵素將會讓屍體腐敗。而同樣的酵素，也會分解在細胞裡的病毒，除非這些組織是保存在冰封的狀態，那麼這些酵素就會失去活性而不會分解病毒。

基爾本越聽他們的說辭，就越加擔心，但他還是不禁問自己，是不是太小看這個團隊了。「在會議的最後結論裡，我們逐漸了解到，他們到底計畫到什麼程度。」基爾本道，以地底探測雷達為例，這是探險中相當耗費心力的一項準備工作，他盡量讓自己尖銳的言詞和緩些。「我覺得，如果有任何機會找到什麼東西的話，那就繼續進行吧。但是對我而言，這並不是一個精心規劃後的提議。」在回家之後，基爾本寫了一封長信給會議的主持人拉蒙塔因，「這封信更明確地表明我持反對意見的立場。」

丹肯和韋伯斯特獲得了這筆聯邦經費：十五萬美元的補助款。而陶賓柏格也在會議中留下一團迷霧，不過他卻為自己所受到的回應感到憤怒。寇絲和基爾本的確有注意到他的聲明，注意到他宣稱自己已經獲得了三個流行性感冒病毒的標本。可是他覺得，丹肯和韋伯斯特卻沒有。（韋伯斯特堅稱自己並沒有聽到陶賓柏格提到自己有三個樣本這件事。）陶賓柏格回到實驗室，繼續自己的工作。他想，到底要繼續保守哈爾汀的秘密到什麼時候？

公開阿拉斯加的探險

在香港，家禽流行性感冒的危機達到頂點。幾乎要到了殺盡這個城市所有雞隻的時間了，韋伯斯特、基爾本、寇絲都機警地注意到，在這個殺手品系的流行性感冒病毒之下，這世界是多麼地脆弱不堪。

隔了一個月，當丹肯即將出發前往倫敦和他的團隊開會時，陶賓柏格決定告訴丹肯關於哈爾汀的阿拉斯加探險，以及哈爾汀所帶回來的組織標本。丹肯對於這件事驚訝地說不出話來。

「陶賓柏格大約是在星期五的下午三點打電話給我，一開始他說：『丹肯，我希望你在聽到這些話以後，不要認為我是蓄意要傷害你，但是我真的有些話要對你說。』」他接著說到哈爾汀所做的一切。

「那真是個晴天霹靂，」丹肯道。她覺得被陶賓柏格的保密行為所背叛。「我認為我們是朋友，從來沒有人這樣對我。」

在這種微妙的局面，陶賓柏格覺得自己已經盡可能地做到坦率和誠實，而他也希望丹肯能重新思考是否還要進行這項探險。他建議丹肯在倫敦召開一次電話會議，讓他和整個團隊的成員討論哈爾汀所完成的工作。丹肯從倫敦打電話告訴哈爾汀說，這是不可能的。陶賓柏格以為丹肯的意思是說，在技術上，電話會議是不可能的。然而，丹肯說，事實上是團隊裡的成員不願意跟陶賓柏格說話。

在倫敦會議的五天前，貝立格的居民剛好做出結論。他們決定發出新聞稿，讓媒體知道貝立格所發生的事情。而陶賓柏格的團隊也接著決定發表自己的新聞稿。

在發出這些新聞稿之前，陶賓柏格打了通電話給疾病防治中心的寇絲、基爾本，還有國家衛生院的多明尼克·艾庫吉歐（Dominick Iacuzio），讓這些流行性感冒研究的領導團隊能預先知道新聞稿的發表與內容。陶賓柏格當然也傳真了一份新聞稿給丹肯。

出發前往斯畢伯爾根島

同時，在倫敦，丹肯的團隊決定繼續進行斯畢伯爾根島之旅。哈爾汀探險成功所帶來的打擊，並沒有阻擋他們繼續前進的決心。

但是這並不包括奧斯佛，這位來自倫敦皇家醫院（Royal London Hospital）的病毒學家，在丹肯的團隊當中，他主張要停止這項探險。團隊裡的其他成員決定要從世界上的另一個角落，取得流行性感冒患者的組織樣本；他們計畫不要像哈爾汀那樣子保存組織樣本，他們決定要保留新鮮的組織，而且他們也打算不僅是要取下肺部組織，還要取下其他的器官。「我們認為，我們可以收集到更多的資訊。」奧斯佛道。

一九九八年八月十四日，丹肯出發前往斯畢伯爾根島。在經過五年的計畫和期待之後，這一刻終於來臨。而科學研究的結果總是跟運氣有關。雖然哈爾汀發現了露西，但是他也可能只發現了一堆骸骨而一無所得。丹肯也是如此，她可能一無所得，也可能發現保存良好完整的礦工屍體。這一切都和運氣有關。

丹肯不斷地以自己的指導原則提醒自己：除非你真正去做，否則你永遠不會知道真相。「即使在歷史學、考古學、當地教會的紀錄，還有雷達上的所有證據顯示，的確有東西存在那裡，我還是有充分的心理準備面對空無一物。我的家人也是如此，他們問我：『你感到興奮嗎？』我告訴他們：『不。我只是覺得我快到旅途的終點了』。」丹肯道，「從人性的觀點來看，這真是一項艱難的工作。」

在安全方面，計畫裡面的每一個細微步驟都沒有被省略。團隊裡的成員決定在計畫的每一個階段，都要採取最嚴格的預防措施。舉例來說，當研究人員將鑽子鑽入冰封的屍體時，必須慢慢地鑽取，以免引起任何煙霧。而且他們也都應該穿戴特製的防護裝備。

丹肯也堅持在對待這些屍體時，必須保有敬意，讓死者保有尊嚴。當研究團隊的成員抵達斯畢伯爾根島時，他們集合在墓園，鞠躬、低頭默禱來紀念埋葬在當地的年輕礦工。「感謝這些年輕礦工的家屬，感謝挪威人民，感謝他們賜予這麼偉大的禮物。」丹肯道。

但是，這很難單純是個人的時刻。世界性的媒體都在場，他們是丹肯邀請來的，包括了記者、紀錄片工作者、Nova 電視節目的攝影師，記錄著他們的每一滴眼淚、每個沉默的時刻。在整個挖掘過程當中，他們將會停留在斯畢伯爾根島。他們會在丹肯公布的墳墓界線之外，但是這些新聞工作者已經準備好採訪團隊中的每一個人，並且準備好用照片記錄探險中每一天的生活。

奧斯佛的女兒伊瑟也在那兒，用她敏銳的雙眼看著所有事物的進行。

「在墓園裡，我們有病理學家一邊讚美上帝偉大的創造，然後穿戴上附有呼吸器的生物防護衣，擺出姿勢讓攝影機照相。我們有微生物學家，試著教導我們病毒學。但是最有趣的應該是丹肯博士（或者該稱她為丹肯教授，她現在已經是教授了）。有五天長的時間裡，我們一直聽著丹肯滔滔不絕地訴說自己的傷痛、希望和恐懼。那天，丹肯穿著短裙、橡膠綁腿、性感的皮衣，還有高跟鞋，在墓園裡走來走去。然後，丹肯擺上了一個花圈，要大家在墓園裡靜默片刻。『下一步我們還要做什麼呢？』一位攝影師開玩笑地問。結果丹肯拿了一把奧林匹克的火把。」

雖然對丹肯有著十足犬儒式的嘲諷，伊瑟還是不得不承認，「我蠻喜歡她的，」她在科學家實際、追求客觀中立的臉上所展露的熱情，著實令人欣賞。伊瑟坦言，「我也為她著迷。」

正式開始挖掘工作

在費心繁瑣的前置作業後，挖掘工作終於開始進行。工作團隊在挖掘工作進行的周圍立起圍籬，盡可能地保留隱私。他們細心地從墳墓上取出十字架，將這些十字架好好地包裹、放置在保管區。然後，他們鋪上藍色的保護墊，保護脆弱的極地地表。最後，他們運來十七噸的補給品堆置在山邊。他們耗費好幾捲的底片記錄每塊岩石，每塊路邊石角的位置，當這些挖掘工作完成之後，工作團隊就能將這些東西復原到原來的位置。

他們並不獲許攜帶任何輪式或履式的動力機械，所以團隊裡十六個男人和丹肯，就只能用手及絞盤來搬運這些設備。他們帶了兩個帳棚到墓地，一個重達半噸，另外一個重四分之一噸，總共花了十個人用了五個小時的時間，才完成這項搬運工作。然後一個巨大的天藍色帳棚就架設在墓地上方，準備好在第二天充氣；這個團隊同時也架設了一個化學緊急沖洗設備。接著他們打開醫療補給品，架設好一個備用的丙烷發電機。進行解剖工作的研究人員練習穿戴和脫除防護衣；這是一種太空衣，還附有空氣過濾系統、防針扎手套、全罩式圍裙、護膝、保溫襪，以及長靴。

到了第四天，研究團隊在凜冽澈骨的雨中醒來，繼續完成墓園的防護走道鋪設。他們還建立了一個儲存區，專門放置他們所移動過的草皮和石頭。然後他們將木頭、夾板及工具移動到工作區。接近傍晚的時刻，在鎮上路德會的珍．霍夫德（Jan Hoifodt）牧師帶領整個團隊進行禱告之後，他們進入帳棚，刨起年輕礦工墳墓上的一塊草皮。然後由來自倫敦的大墓地公司接手，他們小心地從墓園的地表上一塊一塊地挖起凍土，接著將這些凍土存放在一旁，等待挖掘工作完成時，將這些凍土回復到原來的地方。

謎底揭曉

隔天是星期天，大部分的成員選擇一大早到教堂作禮拜；一直到了下午，他們才展開工作。雨勢持續著，研究團隊將一台冷凍櫃搬到山丘上的帳棚裡。

過了一天，工作團隊發現了棺木。

一切來的那麼突然。他們根本還沒往地底深處挖去，就在地表附近的活土層發現了簡單的木製箱子。每個人都不禁往後退了一步，丹肯瞬間成為媒體的焦點。這究竟代表什麼意思？對這次的任務而言，會是一個打擊嗎？對媒體而言，是不是一場徒勞無功、毫無意義的荒謬劇？既然地底探測雷達已經確定棺木是在凍土層，為什麼會發生這種事？魯文自己在一年多以前就曾經說過，如果這些屍體是在活土層裡發現的話，很可能已經腐敗了。

丹肯在給新聞界的敘述聲明裡，看不到一絲一毫失望的痕跡。「科學家和工作人員所組成的團隊，對於這樣的發現感到相當興奮。」她報告道。在七個月後的一次訪談裡，她仍強調，她並不以找到完整冰封的屍體，來作為評斷此次任務成功與否的依據。「我早就準備好面對一無所獲的困境。」丹肯道。

在聚集了眾多媒體（包括十支紀錄片的工作團隊）的情況下，丹肯只能經由新聞稿和永無止盡的電話訪談來訴說自己的心情。她可能在早上七點十五分起床，就開始撰寫新聞稿來面對九點鐘的記者會。在工作一整天之後，她可能還得應付記者所留下的一大疊電話留言條。回到臥室，她還要打電話給媒體。直到晚上，她必須故意將話筒拿離電話，以免整晚都有媒體打電話來。

在挖出棺木之後，她只有進到帳棚裡跟這些礦工屍體在一起的時候，才能得到個人的平靜。原本，她並不應該出現在解剖的現場。原先的計畫裡，只有一位病理學家、他的助手，還有另一位收取樣本的人才可以進到帳棚裡面，這是為了減少致命病毒散逸的機會。他們還準備了實驗性的抗病毒藥物——羅氏（Roche）藥廠所生產的神經胺酸酶抑制劑，萬一發生事故的時候，他們可以保護自己。但是現在這些棺木是那麼靠近地表，病毒還存在的機會趨近於零，也就不再需要什麼藥物來保護自己了。「我覺得自己應該在那裡。」她道。帳棚裡安靜而肅穆。丹肯跪在墳墓旁，感謝這些礦工。

雖敗猶榮

丹肯道，病理學家採下了礦工身上的軟組織，但是她婉謝說明這些軟組織究竟是什麼樣子。「我不能釋放這些消息，」她堅持。「這些家屬給了我這麼貴重的禮物。如果這是我的祖父的話，我不會希望外人來談論這些組織看起來是什麼樣子。」她在一九九九年三月時這麼說，而實驗室的分析才剛開始進行，所以說這些組織裡面究竟有沒有病毒的基因物質都太早了。但是她補充道，她相當為這個任務感到驕傲，因為他們展現了同時兼顧到安全及倫理上的考量。

丹肯說，這次的任務花費了將近五十萬美元，大部分的經費都是補助款而來。但是她堅持，「為了安全上的考量，這是值得的。」

而魯文也宣稱這次的任務獲得莫大的成功。

「我們覺得，我們只花了很短的時間就到達這樣的結果，」魯文說：「這個計畫運作的就像鐘錶一樣完美。這是一個精美的計畫，可以作為未來計畫的範本。」他還特別對這個團隊所展現出來的人性關懷，以及對人性的尊重感到驕傲。「最重要的是，我們所採取的預防措施，贏得了當地社區居民的感謝，」魯文道：「不僅是我們對待週遭環境的態度，還包括了我們盡其可能地確定，不管發生什麼樣的問題，當地的居民都不會因此受到傷害。儘管我們並不知道我們究竟發現了什麼，但是對我而言，這仍然是十分令人振奮的一件事情。」

科學就是一連串嘗試的過程

但是，他們到底發現了什麼呢？魯文說，問題在於這是有史以來最炎熱的夏天，而整個地區都融化了。放置在棺材裡的屍體也因此被擠出凍土層。「這些屍體是徹底的腐壞了。」

然而，這個團隊還是取得了一些軟組織的樣本。「我們取得了上百件的標本，很多軟組織與實驗材料。現在這些才開始在分析當中。這是一項很複雜的研究工作。」在被問到究竟是取得了什麼樣的組織時，魯文回答說，大部分是腦部的組織，但是也包含了部分的肌肉和肺臟。

「你能想得到的組織都有。」

「這些組織看起來並不像你在停屍間所看到的新鮮組織，它們都已經嚴重地分解了。」魯文解釋道。他補充說，這些屍體並不是在冰封的狀態。至少在過去半年到三年的時間裡，這些屍體已經反覆地解凍再結凍。

但是這些組織裡面還有病毒嗎？魯文沉默不語。「我們決定，除非我們有了明確的結果，不然我們不會再提供任何更進一步的訊息。」同時，這個團隊也還沒有決定要和其他的科學家分享這些組織標本。「除非我們可以確定這些組織沒有造成感染的危險，否則我們不會分享這些組織樣本。」

不過，奧斯佛對於這次任務所達到的成效，有著截然不同的看法。

「說實在的，我們感受到嚴重的打擊。」這位病毒學家徹底地感到失望。「在我的期待裡，我們會發現七具保存良好的年輕礦工屍體。而我們發現的，卻只是七具腐壞的骨骸。」他們收集到的檢體被送到英國政府的生物安全防護實驗室進行研究。

但是，奧斯佛對於研究結果並不抱太大的希望。

「我們所能得到最好的組織標本是腦部的組織，可是你實在難以想像，從這六個腦部組織裡可以得到什麼樣的病毒資訊。」

丹肯還沒有放棄。「科學就是一連串嘗試的過程，」她道：「有時候你可以得到解答，有時則否。而我們現在還不知道答案。」

但是，她還是有些苦水要傾吐，特別是針對那些在一開始擁護她，後來卻翻臉不認人的科學家，她仍然感到難過。

「每個人都有自己所要追求的主題，」丹肯說：「對於大多數的流行性感冒專家而言，他們有很多不同的研究主題。而我所要的就只有一個答案。」

「我曾經被許多人欺騙，從政府官員到科學家。這真是我生命中一段最不愉快的經驗。」

第十章

未解的奧祕及假說

在千禧年來臨的一刻，1918流行性感冒還是留給科學家兩個未解的奧祕和少量的假說。

第一個未解的奧祕就是，究竟流行性感冒從何而來？1918流行性感冒神祕地出現，屠滅了世界上的生靈。沒有人知道這個致命的流行性感冒病毒品系的來源。而那些解釋病毒如何出現的故事，在流行性感冒專家眼中看來，不過是荒誕不經的傳奇。最廣為人知的說法，曾經拍攝成了電視紀錄片〈1918流行性感冒〉，在一九九八年播出。在這部紀錄片裡，認為流行性感冒是從堪薩斯州的雷利基地傳出來的，那裡的士兵居住在農場附近，距離飼養豬隻的地方不遠。根據節目中說法，由於焚燒豬隻的糞便的結果，造成了巨大的烏雲，流行性感冒也就因此蔓延開來。

流行性感冒專家對於這種說法嗤之以鼻。「從焚燒豬屎引起來的這種說法，真是豬屎。」陶賓柏格回應道。

專家認為流行性感冒病毒不可能是經由這種方式蔓延，因為流行性感冒病毒是一種非常脆弱的病毒，病毒一旦離開人體，很快就會死亡。同時，證據也顯示，這隻致命的病毒可能是從歐洲或其他地方傳染到美國。

所以，要怎樣解開這團迷霧？

奧斯佛永遠不會忘記他自以為已經解開這個奧祕的時刻。那是在一九九八年八月的下旬，當時他隨著丹肯的團隊前往斯畢伯爾根島，打開礦工墳墓時他也在場。那時與其說他是參與者，毋寧說他多半是扮演一個觀察者的角色。奧斯佛向著成群的記者發表談話，還有無所不在的電視鏡頭，一大堆的紀錄片工作者、廣播播音員，以及世界性的文字媒體工作者，這些人擠滿了這個孤寂的挪威島嶼。但是到了最後，他發現自己得離開群眾，細細思考琢磨這次任務的意義，還有尋求重新了解1918流行性感冒。

重新思考1918流行性感冒的意義

這群年輕人在他們有機會開始斯畢伯爾根島的採煤工作之前，就被流行性感冒給擊倒而死亡。這樣的故事深深地攫取奧斯佛的心靈。他可以想像，這七位年輕人所遭遇到的陰鬱天色、濕冷天氣，他們因為生病而發高燒，跌跌晃晃地走下將他們從挪威載到斯畢伯爾根島的船隻。他可以想像這七位年輕人是如何費力地喘息，因為流行性感冒擒住他們的肺部，整個肺部已經充塞著液體。而他也可以想像壯志未酬的死亡，還有莊嚴的葬禮，就在他們死後的幾天，就在這冰封的墓園，就在這寂靜的山邊舉行。

奧斯佛，這位有著精靈般淘氣臉龐的大男人，卻流露出哀思的神情，這些想法一直縈繞心頭，揮之不去。如果，流行性感冒病毒又捲土重來，會是什麼情景？當病毒已經來臨的時候，你怎麼知道？病毒可能無聲無息地潛進歐洲的寂靜小鎮，也可能走入人口眾多的中國城市，或者是在航空客機裡的一位乘客咳嗽、打噴嚏時蔓延開來。怎樣你才能及時知道，並且阻止這一切？奧斯佛回想起上個冬天，香港才從鬼門關裡回來，那時致命的家禽流行性感冒剛剛浮現。一想到這個世界有多靠近一場恐怖的瘟疫大流行，他就不禁臉色發白。儘管從一九一八年以來，分子生物學和遺傳學已經有顯著的進步，但人類似乎還是因著基因螺旋的慈悲，才得以存活至今。如果願意的話，隨時都可能從一般的流行性感冒病毒裡，衍生出致命的殺手病毒。

當冰冷的雨水開始下在斯畢伯爾根島，奧斯佛在山腳下的一間小屋躲雨，一邊看著墓園，一邊喝著濃茶，讀著關於一九一八年的書籍，想著1918流行性感冒大流行及當中的罹難者。他想到了自己曾經寫過一首關於斯畢伯爾根島礦工的詩〈他贏了，不是嗎？〉

現在，我可以描繪出你們在旅途中的樣子，

深思，進取，堅強。

你們是礦工。

你們將會在永遠冰封的大地上開鑿。

有著齊全裝備的你們在一九一八年的漢希艾提克港（Hanseatic port）道別離。

但在旅途上，神祕的瘟疫朋友一路陪著你們，潛伏在你們之中，而到最後，他贏了，不是嗎？

當你們一開始覺得痠痛，你們不以為意——不過是暈船而已。
但是最後，他贏了，不是嗎？
在你們第一個朋友死亡時，你們震驚，然後又是下一個。
最後，你們七個人躺在山邊小鎮，只有搖曳閃爍的燭光，和無盡的風雪陪著你們。
所以，他們選擇了公墓的邊緣，讓你們安息在深深的水裡，直到世界的末了，完整地保存你們的軀體，永遠地冰封。
所以，你們會怎樣看待我們，嚴謹的真理探索家？
你們會愉悅，還是悲傷？
你們會恐懼？你們會抵抗？或是流露驕傲的光芒？
我想，你們會樂於有這樣的貢獻。
你們將不會有任何苦痛，我們保證。
當我們打開墳墓時，只會透進短暫光線。
你們知道的，我們希望你們能永遠地冰封著。如同你們現在的樣子。
你們將不會看到我，你們只會見到我的朋友，穿著白色的衣裳，戴著口罩，如同外科醫師。不過，別擔心。
只是輕輕地刺一下而已，就像是肺穿刺切片一樣，真的，我們只是拿一小塊的肺部組織。

你們不會介意的吧？

因著你們的貢獻，他將不會得到最後的勝利。

最後，丹肯的計畫證明是不成功的，奧斯佛了解到，要解開一九一八年病毒的秘密，就只能依賴陶賓柏格研究從病理資料庫及阿拉斯加得來的組織標本。想到命運的捉弄，使得挪威礦工的屍體這麼接近地表，奧斯佛又寫了另一首詩〈草率的葬禮，一九一八年〉。

所以，最後分析起來，你們的葬禮是倉促的。

炸藥炸出一個大洞，可是，在零下二十度的黑暗中，你們的朋友並沒有深深地往下挖掘。

他們將你們七個人葬在一起，肩併著肩，一同作伴。

他們當中的一個人，走到海邊，提了一桶沙到你們的墳上，

「塵歸塵，土歸土。」

在八十年過後，這是我們在你們的墳前發現的第一樣東西。

年復一年，你們的臉望著天空，期待有重見天日的一天。

有了你們的協助，可是，我們所發現的仍不足以重塑當年的你們。

病理學家的報告只能顯示你們是健康年輕人的骨骼。

是的，不過，你們並沒有那麼健康。

不過，一切都結束了。

直到世界的末了，直到復活的一天，再也不會有任何擾動。

奧斯佛坐在山邊的小屋，想著1918流行性感冒患者，突然間，一個念頭，「就像岩石般擊中我。」

「這一群年輕人彼此不認識，且來自不同的大陸。而一隻病毒襲擊了他們。」奧斯佛這樣想著。那種在人體外只能存活幾個小時、只能經由唾液與黏液直接傳染的病毒，為什麼突然間就在同一天，傳染給世界上的每一個人呢？也許，奧斯佛想，這隻病毒早已潛藏在世界上的每個大城、小鎮。也許，他想，早在一九一八年以前，這隻病毒早就已經出現。有點像是雞生蛋、蛋生雞的問題。很明顯地，這隻病毒必定是從某個地方來的。很明顯地，這隻病毒一定是在某個時間出現。如果這隻病毒不是在一九一八年出現的，那麼，是在什麼時候出現的呢？

一九一八年十一月十一日十一時

奧斯佛是個傳統的病毒學家，在他的學術生涯裡，他急切地想要知道了解關於1918流行性感冒的一切。與陶賓柏格和哈爾汀不同，奧斯佛一直主修病毒學，而且他早年的學術生涯就以研究1918流行性感冒研究著名。

奧斯佛出生於一九四二年，他的父親是第一次世界大戰中的飛行員，而且從一九一八年與法國的戰爭中生還歸來。幾乎每一年，他的父親都會帶著年幼的奧斯佛參加第一次世界大戰的終戰紀念活動，那是在十一月十一日的十一點鐘。在稍後的歲月裡，女王還會帶者皇室成員參加在倫敦舉行的典禮。倫敦的大笨鐘會響起。所有聚集的人會低著頭，靜默兩分鐘，以紀念死於第一次世界大戰的人們，並且紀念最後在一九一八年十一月十一日十一時，終於來臨的和平。

「一九一八年是值得紀念的一年。」奧斯佛道。對他而言，讓他對這一年產生相當敬意的是流行性感冒，還有從戰爭的灰燼中重新站起來。

屬於他那一個世代的病毒學家都知道1918流行性感冒。奧斯佛說：「畢竟，那是所有爆發過的傳染病大流行當中，最嚴重的一次，甚至比黑死病還嚴重。」他估計，全世界的死亡總數大約是一億人，這個數目遠較傳統所估計的兩千萬到四千萬來的多。但是，他道，單單印度就有兩千萬人死亡，所以兩千萬到四千萬這個數字不可能是正確的。這麼多的死亡人數使得流行性感冒大流行深深地影響到一般大眾的生活，沒有機會發聲的一般大眾。

有個婦人送給奧斯佛一張她的雙親——湯瑪斯（Thomas）和葛蕾蒂（Gladys）——在一九一八年的九月七日結婚那天的照片。在他們結婚過後幾個月，湯瑪斯染上了流行性感冒，留下葛蕾蒂孤身一人照顧自己，幾十年過後，葛蕾蒂過世了，那張婚禮的照片依然留在她的床邊。

「一個人死亡所造成的影響會延伸到下一代。再乘上一億個生命的死亡，你就可以看到流行性感冒所造成的影響。」奧斯佛道。這張照片影響了奧斯佛，提醒他身為一個科學家的責任——找出病毒是從何而來，並且阻止病毒捲土重來。然而他最後卻沒有成功，驅使他必須尋找另一個研究重點。

研究焦點轉向愛滋病毒

奧斯佛一開始是在雪菲爾大學（University of Sheffield）跟著史都華—哈里斯學習病毒學。史都華—哈里斯是一九三三年在倫敦分離出第一隻人類流行性感冒病毒團隊的成員。那時英國的團隊發現白鼬這種殘暴的嚙齒類動物，幾乎是實驗動物裡，獨一無二地可以受到人類流行性感冒病毒感染時，史都華—哈里斯每天得檢查白鼬，看看這些白鼬有沒有產生罹病患者的所有症狀，發燒、流鼻水、肌肉痠痛、全身無力。

奧斯佛知道關於史都華—哈里斯的這一切經歷，不過，他那時候太年輕了——當他還是史都華—哈里斯的學生時，他只有十九歲到二十歲——他不好意思詳細詢問史都華—哈里斯細節，關於探索1918流行性感冒奧祕的實驗細節。而現在已經太遲了。史都華—哈里斯於一九九七年過世。「有數以百萬計的事情我想要問他，但是他已經走了。」奧斯佛道。

相較於1918流行性感冒，當奧斯佛還跟著史都華—哈里斯的時候，他的研究焦點主要是在一九六八年的大流行。當那年的流行性感冒大流行席捲世界的時候，他是發展疫苗團隊的一員，這個團隊急著能製造出疫苗，好用來作為對抗病毒的藥物。

「就像是救火隊一樣。」奧斯佛道。當然，最後那次的流行性感冒大流行平息了，而在愛滋病病毒出現之後，流行性感冒不再受到重視。

「流行性感冒這個疾病變的越來越沒有人在意。」奧斯佛道。流行性感冒病毒在一九三三年被史密斯、安德魯及雷洛發現，而流行性感冒的基因在一九六八年被解開。流行性感冒看起來已經不再是那麼恐怖的疾病，而且流行性感冒引起的大流行也越來越少。

「很多流行性感冒的病毒學家，包括我自己，開始將研究方向轉向愛滋病病毒。」奧斯佛觀察道。愛滋病病毒是一種科學家從來沒有見過的病毒，而且也沒有人知道這隻病毒是循著什麼樣的路徑，蔓延到人類的世界。一個年輕男子病了，受到痛苦的折磨，然後就這樣死去。不管是在科學上或是道德上，我們都必須了解這隻病毒，並且找到阻止這隻病毒的辦法。當這隻病毒開始殺戮百分之九十的非洲國家，毀滅歐洲或是亞洲的一個世代時，像是同性戀、靜脈毒品成癮者，還有他們的性伴侶也都被擊倒，這時就會有越來越多的醫生及科學家，投入愛滋病的研究，作為個人的職志。他們會申請突然增加的豐裕經費，將他們的實驗室轉變為研究愛滋病病毒，著手尋找可以消滅這個恐怖殺手的方法。

奧斯佛也是其中之一，他也是信心滿滿地認為現今的知識和分子生物學的進展，可以讓我們有足夠的工具來發展醫藥和疫苗。所以科學家們就能找到愛滋病病毒，進而拯救百萬生靈。

「每個病毒學家都喜歡新病毒的出現。」」奧斯佛強調。「流行性感冒病毒學家認為：『流行性感冒不過是一隻可以被輕易擊倒的病毒，就像是保齡球道上的球瓶。這是個簡單的病毒。』」當然，他們是錯的。

平凡中的奧祕

流行性感冒病毒再度引起奧斯佛的興趣。

他將焦點回到研究1918流行性感冒病毒，雖然他知道自己將走向一條孤寂的道路，而且路上將沒有任何明顯的指標。大部分的病毒學家都在研究愛滋病病毒，或是奧斯佛所謂的「醫院病毒」，像是皰疹病毒或是肝炎病毒，這些病毒會將病人送往醫院。而流行性感冒病毒，並不是醫院病毒。

但是奧斯佛也理解到，真正的挑戰在於了解普通平凡的流行性感冒病毒，是怎麼轉變成醫院病毒的，也就是思考1918流行性感冒病毒為何會如此致命的原因。有天奧斯佛的同事丹尼爾提醒他，在倫敦皇家醫院裡有一間獨一無二的展覽室，雖然這間展覽室這幾年來仍在運作，卻甚少有人注意到。這間展覽室位於病理大樓的深處，裡面存放著大量的臨床病理標本，有些標本的歷史甚至可以追溯到一九〇〇年。丹尼爾告訴奧斯佛，「你為什麼不去看看這些陳年的標本收藏呢？在這些標本收藏裡面，也許有會一些有趣的流行性感冒相關收藏。你實在不應該錯失自己家門口的寶藏。」

這間展覽室是一間悶熱陰暗的房間，裡頭有著可以沿著軌道移動的儲藏櫃。在這些木櫃裡放著成千上萬個的硬紙盒，紙盒上都有寫著病人的名字和病歷號碼。這些紙盒裡裝著的是這間醫院病人的組織保存標本。當然這些病理標本裡，也有死於1918流行性感冒患者的組織樣本。所以這間展覽室等於是一個小規模的英國病理資料庫，相當於陶賓柏格找到肺部組織樣本的病理標本庫。在不知情的狀況下，奧斯佛也跟陶賓柏格進行著同樣的實驗。

英國的病理資料庫

這些一九一八年的組織樣本，是由湯柏（H. M. Turnbull）醫師所收集的。在第一次世界大戰期間，湯柏醫師任職於這家醫院，那時他只能無助地看著年輕的士兵病倒，然後就被病毒攫去生命。由於無找到這個疾病致命的原因，湯柏只能盡其所能地收集組織標本。在他進行遺體解剖的時候，會留下這些士兵的肺部和腦部的組織，然後將這些組織封存在蠟塊中。科學的研究就像是接力賽，一九一八年的病理醫師是第一棒，他們的任務就是把組織標本保存起來，好讓後代的醫師可以繼續研究，奧斯佛這樣說。

受到這樣的靈感啟發，奧斯佛開始找尋一九一八年患者的組織樣本。「單單一九一八年屍體解剖的號碼登記簿就已經是厚厚的一本，像聖經一樣。」每個屍體解剖的編號都有一份詳盡的病理解剖報告。

「每個進行病理解剖的病人，都會有一份屍體檢驗報告，說明病人的死亡時間、職業、年齡以及當時所認為的死亡原因。病理醫師會取下病人的重要器官，將這些器官固定、切片，然後在顯微鏡底下觀察、檢視。最後，病理醫師就會作出一個最終的病理診斷。病理醫師會將這些檢查的結果記錄下來，還會畫出顯微鏡底下所觀察到的結果。」這些工作是非常繁重的。「對於性子急的科學家而言，沒有人會喜歡看到這麼多死於肺炎的年輕人。我必須從頭到尾把解剖號碼登記簿給看了一遍，找出當中死於肺炎的病人，將這些病人挑選出來，記下他們的解剖編號，然後跑到地下樓的展覽室找尋這些標本。」

奧斯佛聘請了一些學生，利用暑假的時間在醫院的地下室裡翻箱倒櫃，尋找1918流行性感冒患者的組織標本。陶賓柏格只要利用電腦查詢病理資料庫，輸入他所需要的關鍵字，幾天過後，結果就會出現在他的桌上。但奧斯佛的助理們必須一頁一頁地翻著陳年舊書，還要到醫院的地下室裡，經過冗長繁瑣的尋找，才能發現裝著組織標本的硬紙盒。最後，還得小心翼翼地確定這些盒子的標籤是正確的，裡頭所裝的是正確的組織標本。

好不容易，這些工讀的學生找到了八件組織標本——都是從死於1918流行性感冒患者所取下，泡在福馬林、包埋在石蠟塊中的小塊肺部組織。他們並不知道陶賓柏格也在進行相同的研究。但是他們的組織標本裡看起來並沒有流行性感冒病毒的碎片。

加入探險隊

處理過醫院地下室的病理標本之後，奧斯佛成了少數的1918流行性感冒專家。在丹肯與團隊前往斯畢伯爾根島的前一年，她寫了一封短信並且打了通電話給奧斯佛。奧斯佛邀請丹肯前往倫敦，仔細地討論這項計畫。很快地，他們感覺十分契合，所以奧斯佛立刻成為丹肯探險隊的一員。他也同意，進行這樣的探險必須十分地謹慎小心。

「如果這七個礦工的屍體是在保存良好的狀況下發現的，我們就必須非常地謹慎。這隻病毒曾經屠戮了一億人的生命，我們可不想造成另一次大流行的爆發。」奧斯佛說。「我們做了詳盡的安全分析。雖然我們不認為有任何人會真的感染，不過科學上，我們還是該採取我們所能想到的每一種預防措施。」

這樣的預防措施表示，探險隊在斯畢伯爾根島的挖掘工作會是漫長而繁瑣的。這也表示，奧斯佛將會有很充裕的時間啜飲他的紅茶，並且細細地思考。這時候墳墓已經打開，奧斯佛正坐在小屋，寫著他的詩，然後突然有個關於1918流行性感冒的念頭就這樣出現——也許在一九一八年，這隻病毒已經在全世界散下種子。然後他的念頭跳到了下一步。首先，他得查閱醫學的文獻，看是否有任何證據指出，在一九一八年前就已經有人感染了這隻病毒。如果他找到了這樣的證據，他還得去找尋一九一八年前死於流行性感冒患者的屍體，看看這些屍體的肺部裡面有沒有病毒的存在。「我所談論的並不只是一九一八年的病毒，」奧斯佛道。「還包括一九一六年到一九一七年的病毒。」

類似的致命流行病

奧斯佛一回到家，就衝到圖書館。在圖書館裡，他急忙地從古老的陳年期刊裡找尋病例報告。不久，他就找到他所要的資料。在一九一六年和一九一七年間，他發現，有報告指出英國部隊裡流行一種疾病，這種疾病就像是致命的呼吸道病毒所引起的。這個部隊位於阿德修特・巴瑞克（Aldershot Barracks），在倫敦的郊外。同時，類似的流行也在英國駐紮於法國的部隊裡發現。當時這樣的疾病稱為黏膜炎（catarrh），而非流行性感冒，可是這個疾病的症狀跟1918流行性感冒非常相似。患者會有發紺的症狀，他們的耳朵和嘴唇會因為缺氧而發青，大部分的患者會因此死亡。奧斯佛指出，在一九一八年，當流行性感冒的患者送到醫院病房時，醫生和護士可以從病人發紺的耳朵和嘴唇判斷哪些病患就快死了。

當時，有篇病例報告發表在一九一七年七月十四日的《大不列顛醫學期刊》。標題是〈化膿性支氣管炎：駐紮在法國基地的英國部隊個案研究〉。作者是位英國陸軍的醫官，他報告了這個疾病的臨床表現以及病理學上的特徵。

這個疾病是在一九一六年的十二月出現在這個營區，一個月之後，這個疾病造成了「小規模的流行」，他們寫道。這個疾病所表現出來的症狀，是奧斯佛難以抹滅地熟悉——這些英國醫師一定也會這樣描述1918流行性感冒：這些病患來到醫院時，通常已經發燒到華氏溫度一百零三度，咳著帶有血絲的濃痰。這些病人的脈搏十分快速，還有發紺的現象。他們因為肺部裡積滿液體，窒息而死。其他症狀比較輕微的患者，會在幾個星期的高燒和極度衰弱之後，慢慢復原。

奧斯佛也開始收集到一些不那麼科學，但是卻十分難忘的個人經歷。舉例來說，有個婦人告訴奧斯佛說，在第一次世界大戰開始的時候，他的父親原本在多倫多，由於自願參戰，所以在一九一五年到了英格蘭。他曾經多次訴說在軍營裡所看到的殘酷疾病，很多年輕人感染流行性感冒，許多人就此死亡。但是因為戰時的消息封鎖，士兵對於這些傷病和死亡只能三緘其口。

昏睡性腦炎

當奧斯佛越了解這個疾病，它看起來就越像是1918流行性感冒的前身。這樣的說法也跟醫學歷史的的另一個未解之謎相當吻合。在一九一六年到一九二六年間，歐洲和北美爆發了一種新型的恐怖腦部疾病。這是一種昏睡疾病，稱之為昏睡性腦炎（encephalitis lethargica）。根據估計，約有五百萬人死於這樣的疾病，然後這個疾病就突然消失不見。有些人認為，這種疾病是流行性感冒的後遺症，但如果是這樣子的話，這個疾病怎麼可能在一九一八年的大流行之前，就出現了呢？除非，這個大流行在一九一八年之前就已經開始。

這種昏睡疾病首先是由一位名叫巴隆．依柯諾摩（Baron Constantin von Economo）的維也納醫師所描述。他在一九一七年發表了一篇論文〈從聖誕節開始〉，依柯諾摩寫道：「我們在精神科診所觀察到了一連串的病人，這些病人所表現出來的症狀部並不像目前已知的所有疾病。然而這些病人的發病模式，還有他們所表現出來的症狀卻是相當類似的，令人不由得認為這些病人罹患的是相同的疾病。我們所面對的是一種昏睡疾病，有著不尋常的漫長病程。」病人整天昏睡，儘管這些病人叫得醒，他們還能回答問題，聽從指令來動作。可是，他們彷彿就在夢遊一樣。

「如果置之不理，病人就會回到昏睡、恍惚的狀態。」依柯諾摩是這樣描述病人的。有些病人在幾個星期後死亡，而有些病人就會在這樣的狀況下度過好幾個星期，甚至幾個月。然後他們就會陷入深度睡眠和昏迷的狀態。漫長病程的某些病人可能會存活下來，但他們好像永遠都不能復原到原來的景況。當這個疾病的危險期過去之後，他們可能就不會病得這麼嚴重。但是他們常會坐著一動也不動。他們可以察覺到週遭的環境，可是他們整天倦怠，而且沒有反應，就像是熄滅的火山。

許多病人變成某種形式的帕金森氏症，這是一種腦部運動中樞受損所產生的疾病。病患可能會保持僵直，無法移動、無法回應，在面具般的臉龐背後，他們的思想和情感令人無法理解。

在調查究竟是什麼原因引發這些疾病時，依柯諾摩同時也在死後解剖的病人腦部裡面，尋找微生物的蹤跡。他發現有病毒在這些腦部組織裡面，而這種病毒可以把疾病傳染給猴子。但是他並沒有辦法分離這些病毒，也沒有辦法確定這是哪一種病毒。

依柯諾摩也注意到，有些病人是在某種呼吸道疾病之後才發病的，但是也有很多病人並不如此。他特別指出，他並不認為這樣的疾病是當時遍佈歐洲的「流行性感冒」所造成的後遺症。但是當年其他的醫學研究人員，卻堅持這樣的昏睡疾病是1918流行性感冒所造成的一種特殊後遺症。

西雅圖的病例

在一九八二年，兩位疾病防治中心的科學家瑞蒙厚特（R. T. Ravenholt）和威廉・佛吉（William H. Foege），根據華盛頓西雅圖及薩摩亞群島的流行病學資料，發表了一篇報告。

科學家在西雅圖發現流行性感冒和死於昏睡性腦炎的一百四十二位病人有著直接的關聯，當地的報社計者就將這兩種疾病連結起來。在一九一九年的十一月二十九日，《西雅圖時報》的一篇專欄中寫道：「這種在英格蘭十分盛行的疾病，第一次出現在本地，且在美國不同的地區也都有這樣的病例報告。目前還不是很能確定這樣的疾病是不是西班牙流行性感冒所以引起的後遺症，不過這兩位李文頓（Riverton）的居民在一年前都曾經罹患過流行性感冒。」這篇報導中所指的就是西雅圖郊區的兩位居民。

除了這一百四十二位死於昏睡性腦炎的患者在發病之前曾經罹患過流行性感冒之外，其他十八名昏睡性腦炎死者的發病時間並不是很確定。然而在這些患者裡面，有時候還是可以發現微妙的關係。有舉例來說，一個六十一歲的婦人死於一九二四年，在她的訃聞裡面就描述道，「一九一八年到一九二四年期間，這位婦人因流行性感冒癱瘓。」

大部分的科學家聽到這樣的證據，都會發出質疑。就像掉入了一個古老的邏輯陷阱——我們不能因為一件事發生在另外一件事之前，就認為第一件事情是後面這件事情的原因。就像是那些宣稱豬流行性感冒會造成醫療問題的人所掉入的陷阱。如果你為上百萬的人實施預防接種，單單是機率的因素，就會有部分的人在接種疫苗後死亡，而其他的人可能會發生中風或是心臟病。這並不表示是疫苗造成了這些結果。即使昏睡性腦炎和流行性感冒一點關係也沒有，可是就只從機率的角度來看，許多罹患昏睡性腦炎的病人，一定得過流行性感冒。為了平息這樣的爭議，科學家不只是要在曾經被流行性感冒所蹂躪的族群裡，找尋流行性感冒和昏睡性腦炎的相關性。他們還需要找到其他的方法，來驗證這種假說。

薩摩亞群島的證據

結果地球上有一個地方，剛好不經意地進行了實驗，而這個實驗剛好就是驗證這種說法所需要的。這個實驗發生在薩摩亞群島。

流行性感冒是在一九一八年的十一月七日，隨著一艘名為「太倫號」（Talune）汽輪上的群眾，一同來到西薩摩亞群島。這艘船是從奧克蘭（Auckland）出發，來到這個熱帶天堂。在這之後的兩個月之內，島上有八千名居民死於流行性感冒，占了島上人口的五分之一。

西薩摩亞群島的事件，對美屬薩摩亞群島的居民無啻是個晴天霹靂，這個群島距離西薩摩亞群島大約是一百英哩遠。島上的居民十分懼怕這樣的疾病也會臨到他們身上，為了阻止這樣的事情發生，他們阻絕了所有與外面世界的接觸。有了嚴格的隔離措施，美屬薩摩亞群島希望能逃過流行性感冒的襲劫。

現在問題在於：昏睡性腦炎會有什麼樣的變化？在沒有1918流行性感冒時，還會產生這樣的疾病嗎？結果統計資料支持這樣的假說：這個品系的流行性感冒病毒會引發這樣腦部病變。在西薩摩亞，從一九一九年到一九二二年期間，有七十二人死於昏睡性腦炎。而在美屬薩摩亞，只有兩個人死於這樣的疾病。

這個證據令人興奮，但是卻不夠明確，奧斯佛說，這個問題還是難以釐清，所以他又回到醫院裡的地下室，找尋其中的病理標本。這些病理標本可能可以提供解答。1918流行性感冒在更早以前就出現了嗎？這種病毒會感染腦部嗎？

奧斯佛請他的學生尋找一九一六年到一九一八年期間，死於流行性感冒的病人的肺部組織。他找到了一些有可能的組織，然後他要請陶賓柏格為他進行分析。而同時，陶賓柏格也在陸軍病理研究院的病理資料庫裡搜尋，看看能不能找到一九一六年到一九一七年的組織樣本，不過這次陶賓柏格卻一無所獲。

香港禽流感與1918流感的關聯

當奧斯佛的學生在倫敦醫院滿是塵埃的地下室儲藏庫裡，翻箱倒櫃地尋找病理標本時，香港的修特里基（Shortridge）也同樣懷疑1918流行性感冒早在一九一八年以前就開始了。他並沒有任何前人所留下的組織標本，但是他利用其他的方法來探索這個問題。他認為，線索就在陶賓柏格和蕾德所進行的分子遺傳學實驗裡。

修特里基的興趣是由一九九七年的香港禽流感事件所引發，那年H5N1型的家禽流行性感冒病毒傳染到人類身上，並且造成死亡。1918流行性感冒病毒可能也是這樣子的嗎？在一九九七年的家禽流行性感冒事件當中，最值得慶幸的事情，就是香港政府採取了快速的行動，來阻止疾病的蔓延。然而，修特里基寫道，「如果不是犧牲了一百五十萬隻雞隻和其他的家禽」，這個世界可能就會遭遇另外一次的全面大流行。

修特里基強調關於流行性感冒大流行的關鍵性事實，就是所有的科學家都將這個疾病的來源指向中國的廣東省。廣東省就在中國的南邊，接近香港。甚至第一個有紀錄可查的家禽流行性感冒病例，就是在一八八八年的九月到十月間，發生在廣東。那麼1918流行性感冒會不會就是從華南地區開始的，就像是家禽流行性感冒一樣？

陶賓柏格和蕾德所做的研究似乎可以解答這個問題。當陶賓柏格和蕾德釣到病毒的基因片段時，他們決定先針對一個基因進行研究。他們選擇了最明顯的目標——紅血球凝集素。因為它會在受到感染的病人身上，引發免疫反應，而病毒學家也認為這個基因當中，隱藏了1918病毒如此致命的線索。同時，這個基因也可以回答修特里基所提出來的問題：1918病毒是從哪裡來的？和H5N1的香港型流行性感冒一樣，是從家禽來的嗎？或者，像是一九七六年的豬流行性感冒一樣，來自於豬？

為了要回答這個問題，陶賓柏格的團隊將1918流行性感冒病毒的紅血球凝集素基因序列，和其他只會感染家禽和豬隻的病毒比較。然後利用電腦程式來決定，從家禽病毒轉變成1918流行性感冒病毒基因的最簡單路徑，以及從豬病毒轉變成1918病毒的路徑。完成這種轉變，最少需要發生多少突變？

從基因的序列來看，電腦程式計算建構出一個理論上的病毒家族樹。「你可以用許多不同的方法來進行這樣的運算。」陶賓柏格道。然而不管是哪種方法建構出來的路徑，都有相同的基本結果：1918流行性感冒病毒類似一種家禽流行性感冒病毒，但是這並不是直接從家禽過來的——這種病毒必須在人體或是豬隻身上經過適應和特化。

修特里基認為，一九一八年的病毒可能是逐漸轉變過來的，也許是經過了五十年的時間，才從家禽的病毒轉變成可以感染人類的病毒。最後，這隻病毒變成對世界上每個人都十分致命的品系——除了生活在華南地區的居民以外，因為這個地方的居民已經跟這個品系的病毒，生活在一起很長的時間了。事實上，當他回到華南地區並且查閱一九一八年的紀錄時，他發現，與其他地方比較起來，1918流行性感冒病毒在這個地區並不特別致命。

「這隻病毒已經到處跑來跑去很久了，」修特里基說：「也許還跟其他的病毒一起傳播。」

如果修特里基是正確的，那麼這隻病毒是怎麼到達歐洲的呢？修特里基同樣也有一番解釋。在第一次世界大戰期間，中國的勞工遠征法國，為盟軍挖掘戰壕。他們很輕易地就把流行性感冒病毒帶在身上，引爆了橫掃世界的大流行。

1918流行性感冒源起於中國？

並不是每一個人都信服於奧斯佛和修特里基的假說。

舉例來說，根據紅血球凝集素的基因序列分析資料，陶賓柏格也認為1918流行性感冒病毒在一九一八年以前就已經在人群當中傳播。陶賓柏格的研究團隊認為，這隻病毒可能在一九〇〇到一九一五年之間出現，然後開始造成人類的感染。而且，從一九一五年開始，美國死於流行性感冒的比例逐年上升，一直持續到一九一七年，那年的死亡率略為下降，接著流行性感冒的死亡率在一九一八年形成了一個陡峭的尖峰。然而他並不能回答說，在一九一八年以前緩步上升的死亡率，究竟是代表1918流行性感冒大流行的開端，或只是另外一種比較不危險的病毒品系變化。

而且陶賓柏格並不為奧斯佛所發現的論文所折服，那篇論文裡講述的是英國部隊裡的死亡。「奧斯佛所提出來的〈化膿性支氣管炎〉這篇文章，裡面所描述的病情聽起來不像是流行性感冒，而且這篇文章當中所提到的病理變化，並不十分符合1918流行性感冒。」他道。

陶賓柏格同樣也對修特里基的假說持質疑的態度，修特里基認為1918流行性感冒源自於中國廣東。「我看不到任何支持這項說法的證據。」陶賓柏格補充道。事實上在一九一九年有一篇用英文發表的論文刊登在《中國國際醫學期刊》（*National Medical Journal of China*），當中指出，至少在中國的哈爾濱，1918流行性感冒大流行所造成的死傷模式跟美國和歐洲的完全一樣：也就是說在一九一八年的春天出現第一波的流行，當時的病毒具有相當的傳染力，可是並不致命。而秋天的第二波流行造成了嚴重的傷亡。在一九一八年秋天這波流行當中的病毒，也和在美國一樣造成了豬隻的感染、死亡。

「根據上面的說法，我的結論是，在春季的那波流行裡，病毒已經蔓延到全世界，」陶賓柏格道。「也就是說，沒有明顯的證據可以說這個品系的病毒是起源自中國，而不是美國。反之亦然。」他補充說。

流行性感冒的起源之謎，以及如果這個病毒在一九一八年前就出現了，為什麼此前卻不為人知？對陶賓柏格而言，還有太多懸而未決的疑問。而關鍵的線索可能就隱藏在保存下來的肺部組織裡，他希望能再一次地從陸軍的軍事病理資料庫裡找到這樣的寶藏。

第二個未解之謎

第二個未解之謎是，為什麼流行性感冒特別會造成年輕人的死亡，這群年輕人多半在二十歲到四十歲之間。這是一個困擾許多病毒學家的問題，因為一般流行性感冒多半是造成年長和年幼的病人死亡。

這個謎底很簡單，紐約西奈山醫學院的微生物學系主任彼得．帕里斯（Peter Palease）這麼認為。

帕里斯這位嚴謹的中年男子，有著淡藍色的眼睛，戴著一副細框眼鏡，言談間仍保有祖籍奧地利的紳士風範。在一個晴朗的春日，他坐在辦公室的桌前述說自己對於流行性感冒的想法，從他背後的大窗戶可以鳥瞰紐約市的東河。

帕里斯將自己的科學生涯都投注在流行性感冒的研究。他是一位著名的化學家，專門研究神經胺酸酶的抑制物。有了神經胺酸酶的作用，流行性感冒病毒才能從細胞中爆裂出來。這項研究工作成為他一輩子的興趣——了解流行性感冒病毒，認識這些病毒是怎麼運作的。

一九七六年，他來到西奈山醫學院的微生物系，基爾本是當時的系主任。當時他看到這個領域的前輩們，致力於鼓吹美國展開一場對抗豬流行性感冒的預防接種計畫，他不禁感到迷惑。帕里斯覺得這是一個錯誤。他認為這是一隻豬流行性感冒病毒，在豬流行性感冒病毒可以感染到人類前必須要經過一些基因上的變化，才能緊密地在人體的肺部繁殖。帕里斯認為，最好的策略就是先製造豬流行性感冒的疫苗，並將這些疫苗儲存起來，以備萬一發生大流行之用。然而當時身為一個年輕的科學家，他實在沒有什麼地位可以給予政府任何建議。

「我只是個助理教授，」帕里斯道。「沒有多少人會跟我討論這件事。」所以他將研究工作專注在了解流行性感冒病毒的基因以及病毒的生化學。

當帕里斯被問到，為什麼1918流行性感冒為什麼會造成年輕人的死亡時，他開始注意到一個眾人皆知的現象：幾乎每一種病毒性的傳染病在青少年人所造成的死亡，總是較在兒童所造成的為多，而在成年人所造成的死亡，又較在青少年的為多。想想看，痲疹、水痘、天花都是如此。這些疾病橫掃美洲原住民和愛斯基摩人，就像野火般毫不留情地帶走成年人的性命。但是感染這些疾病的小孩，病情就輕微許多。所以流行性感冒所造成的死亡率相對於年齡，是一條直線函數。當年紀越大，一隻新型病毒所造成的殺傷力也就越大。

唯一要解釋的問題是，為什麼死亡率在超過四十歲以後的病人身上就急速下降？帕里斯說，最有可能的解釋是，之前有類似但沒那麼致命的病毒曾經造訪這個世界，讓這些感染過的人對病毒有免疫力。

為什麼1918病毒如此致命？

陶賓柏格也得到相同的結論。但他還有一個更基本的問題，也就是這團奧祕的核心：到底是什麼原因讓一九一八年的病毒如此致命？

陶賓柏格提出了三個假說。

首先是是病毒的紅血球凝集素基因序列提供的線索。紅血球凝集素是伸展在病毒表面的兩種蛋白質之一，病毒利用紅血球凝集素來鑽入細胞。免疫系統可以借用破壞病毒的紅血球凝集素，來阻斷病毒的感染。

為什麼流行性感冒病毒只能在人類的肺部生存？這和紅血球凝集素有關。當流行性感冒感染細胞時，會製造大量紅血球凝集素的前驅物，然後再經由一種細胞的酵素將這個前驅物切成兩半。而只有在人類的肺部細胞裡面才會產生這種酵素，所以這種病毒就只能在肺部細胞裡生長。

有一種假說認為１９１８流行性感冒病毒的紅血球凝集素基因發生突變，使得紅血球凝集素的前驅物可以在肺部以外的細胞中切割。如果流行性感冒病毒可以感染其他的組織和器官，便可能有致命的危險。舉例來說，病毒可能可以感染腦部細胞，造成昏睡性腦炎。

當陶賓柏格和蕾德將１９１８流行性感冒病毒的紅血球凝集素基因序列整理出來比對時，結果是讓他們失望的。紅血球凝集素的切割位置跟一般病毒的切割位置是完全相同。在一九九九年的二月六日，他們的論文發表在《國家科學會刊》（*Proceedings of National Academy of Sciences*）上，他們在論文中公布了基因的序列。如果病毒真的能感染腦部或其他的身體組織，一定不是經由紅血球凝集素突變。

排除了這種說法，陶賓柏格將目標轉移到另一個比較熱門的假說：神經胺酸酶的突變，導致病毒可能蔓延到肺部以外的組織。這個假說的想法是從老鼠的實驗而來的。老鼠在正常情況下可以抵禦流行性感冒病毒的攻擊。可是當科學家有系統地反覆將人類的流行性感冒病毒直接注入老鼠的腦部，最後病毒的神經胺酸酶基因就會突變，導致嚴重的腦炎。所以１９１８流行性感冒可能也有類似的突變，使病毒能在人類的腦部生長。這是一種頗有說服力的說法，這種說法可以把依柯諾摩觀察的腦部疾病和１９１８流行性感冒所造成的死亡連結在一起。

然而在被病毒感染的老鼠裡面，神經胺酸酶的突變並不常見，且從來沒有在自然界的病毒裡發現這樣的突變。當然在1918流行性感冒病毒裡，還是有可能發生，而這個可能的突變也可以解釋病毒為什麼如此致命。所以在完成紅血球凝集素的基因序列之後，陶賓柏格和蕾德很快地將目標轉往這個基因。

然而，陶賓柏格和蕾德並沒有發現神經胺酸酶的基因突變。「我們並沒有分子生物學上的證據支持病毒可以感染至肺部外面的說法，」陶賓柏格說：「在尋找已知的突變方面，我們似乎缺乏運氣，所以我們現在要尋找獨特的因子。」

所以，下一步就是驗證帕里斯說提出來的假說。

NS1基因

帕里斯之所以會有這個想法，完全可以說是意外。那個時候，帕里斯正和他的同事利用一種人工的流行性感冒病毒進行實驗。他們讓病毒的某個基因突變，然後構成一隻新的病毒。這並不是要創造出新的怪物病毒，這種技術在研發病毒疫苗的過程當中是很重要的。藉由改變病毒的基因，科學家可以製造出一隻沒有感染力但可以引發免疫反應的病毒。

在這項研究工作中，帕里斯和他的工作夥伴——西奈山醫學院的阿道夫・賈西亞—薩斯特雷（Adolfo Garcia-Sastre）和維吉尼亞大學醫學院的湯瑪斯・馬斯特（Thomas Muster）——決定要研究一種少了NS1基因的病毒，NS1可以讓病毒製造出一種在病毒顆粒裡面的蛋白質。沒有人知道NS1蛋白質的功能是什麼，他們希望藉由這個實驗發現這個蛋白質的作用。

實驗的結果大大出乎這些科學家意料之外，沒有NS1基因功能的流行性感冒病毒不但可以繁殖，還能殺死一種特殊品系的老鼠。這種品系的老鼠無法製造干擾素，干擾素是白血球所製造的、身體對抗病毒的武器之一。在正常狀況下，當一個細胞感染病毒時，干擾素會進入細胞裡中抑制病毒的生長，協助細胞對抗病毒的感染。

看起來，流行性感冒病毒就是利用NS1蛋白質來阻斷干擾素的作用。如果干擾素是人體內的反病毒飛彈，那麼NS1蛋白質就是病毒的反彈道飛彈。

帕里斯歸納出一個很明顯的結論：如果流行性感冒病毒有一種超級NS1蛋白質，這隻病毒便有可能成為超級殺手，因為它可以阻斷干擾素的作用。所以帕里斯認為，這就是1918流行性感冒的奧祕。

「我打了通電話給陶賓柏格，然後告訴他我想要1918流行性感冒病毒的NS1基因序列。」帕里斯道。

然而，陶賓柏格還是對NS1的假說抱持懷疑的態度。他盡可能快速地找到這個基因的序列，然後將這些資料送給帕里斯。不過，他看到了這種說法的漏洞。

如果一九一八年的病毒只是因為有了一個簡單的基因突變，就可以突破人體的免疫防禦系統，為什麼這樣的改變會在後來的病毒裡卻消失了呢？根據達爾文的理論，既然這樣的突變可以讓病毒保有競爭優勢，所有的病毒應該要保留這樣的突變。

「如果一九一八年的ＮＳ１蛋白質真的能阻斷干擾素的反應，為什麼後來的病毒會失去這種『優勢』呢？」陶賓柏格問道。

病毒的致命武器

陶賓柏格自己有一套假說，他並不認為單一種致命武器就可以讓１９１８流行性感冒變成史上最強的殺手。

他的第一個解釋，也是他比較偏好的假設是，這隻病毒是新的，跟年輕人之前所遇過的任何病毒都不相同，所以他們就沒有可以保護自己的抗體。且這種病毒在人體細胞中生長特別良好，繁殖特別快速，所以在人體肺部裡面會出現巨量的病毒。如果病毒殺死大量的肺部細胞，就會導致體液流入、累積以及肺部出血，因而引發肺炎。在短時間內，就會出現１９１８流行性感冒的每一種症狀。

如果這樣的解釋是對的，陶賓柏格道，那麼讓流行性感冒變成殺手的便不太可能是單一的突變，比較可能的是「病毒裡有許多微小的差異，而且病毒的每一個基因產物都良好地運作」。但是，他補充道：「問題在於我們不了解這些基因產物大部分的交互作用，這些在序列上的細微變化沒有辦法立刻辨識出來，尤其當我們只考量一個基因的時候。」

而另一方面，陶賓柏格道，對流行性感冒而言，一隻如此怪異的完美殺人病毒，其實很罕見，這隻病毒幾乎要達到流行性感冒的極致了。也就是說，任何突變都可能讓病毒不再那麼致命。

當你將病毒空前未有的致病力，和只要存活下來的人都具有免疫力，這兩件事合併在一起看時，你會發現這隻病毒不是強迫自己突變，就是消失不見。所以對於1918流行性感冒病毒似乎已經從世界上消失不見，一點也不驚奇。

但還有另外一個他認為比較不可能，卻不能忽略的的假說。這個假說認為，生活在一九一八年的人們之前曾經接觸過不同品系的流行性感冒病毒，造成他們對1918流行性感冒有著特殊的免疫反應。這隻之前接觸過的病毒最有可能是一八九〇年的病毒，在一九一八年的前二十八年曾引發過一次大流行。

如果曾經接觸過一八九〇年流行性感冒的嬰兒和孩童，產生了大量的抗體來對付這隻病毒時，會發生什麼樣的反應？陶賓柏格問道。如果1918流行性感冒病毒也有類似的表面蛋白質，因而引發一八九〇年的病毒抗體劇烈地攻擊一九一八年的病毒，那麼就不是流行性感冒病毒，而是免疫系統本身導致感染的病人死亡。因為免疫系統對1918流行性感冒病毒產生了過度反應，導致白血球和大量體液湧入流行性感冒患者的肺部。原本比較健康的人會有比較好的免疫系統，免疫系統就更容易過度反應，導致病人死亡。

如果這種假說是正確的，陶賓柏格道，這表示１９１８流行性感冒病毒本身並不那麼致命，而是因為一九一八年的病毒出現在不正確的時間。不過，他補充道：「唯一可以檢證這種假說的方法，就是再一次地找到一八九〇年的流行性感冒病毒。」而他唯一的希望就是從陸軍的病理資料庫裡面找尋。

下一次的大流行？

在某種程度上來說，這真是極度的挫敗。科學家已經逮捕到這宗集體謀殺案的兇手——１９１８流行性感冒病毒。但是，他們仍然找不到病毒的致命武器。

「最後，我們確定找到了正確的嫌疑犯，但是我們不知道要怎麼將兇手定罪。」陶賓柏格道。

如果這個故事是一部懸疑小說，目前我們所有的證據就可以讓嫌犯招供，說出凶器藏在什麼地方。但這是科學，事情並不是永遠那麼簡單明瞭。在科學的領域裡，每一項新發現都開啟了一扇門，而每一扇門的背後又是一團新的問題。

另一方面，有沒有找到凶器似乎已經不那麼重要了。醫學的進步讓醫師有新的藥物可以對抗這隻致命殺手。現在我們有了抗生素，當流行性感冒患者因為過於虛弱，而無法抵抗大量趁盧進入肺部的細菌時，抗生素可以對抗這些造成肺炎的細菌。所以再也不會有一群一群的年輕人，因為流行性感冒併發的細菌感染而死亡。而且現在還有新的抗病毒藥物，可以減輕病毒的感染，讓病毒不再那麼有殺傷力。加上有了紅血球凝集素的基因序列，當病毒捲土重來的時候，生技公司甚至可以製造疫苗來幫助人體產生免疫力。

但是，這還不夠令人滿意。

有沒有可能出現一個新的殺手，就像１９１８流行性感冒病毒一樣恣意妄為？或者，這隻病毒的出現只是一個範例，只是讓我們知道如果蓄意製造出一隻致命的病毒的話，會發生什麼可怕的災禍？有沒有可能下一隻恐怖的流行性感冒病毒，就是被存心製造出來做為殺人工具？

陶賓柏格認為，我們根本沒有辦法預測下一次出現的致命病毒會是什麼樣子。我們唯一的希望，就是透過嚴格的監測系統，緊密地監控可能會出現的兇猛野獸。

也許，在中國某個孩子和家禽天真無邪的相遇裡，一隻新的殺手流行性感冒病毒就要出現。也許，在某個年輕男子或某個年輕女子的體內，正感染著兩種不同品系的流行性感冒病毒，而這兩隻病毒在肺部裡相遇，重新組合基因。於是一種新型的病毒彷彿從巫婆的燉鍋裡出現，就像１９１８流行性感冒病毒一樣，帶來完美的毀滅。

也許當我們自以為已經能掌握司空見慣的流行型感冒時，一種新的瘟疫正在集結致命的邪惡力量。不過，因著對過去的大流行有更多的認識，我們更能裝備自己來度過下一次的大流行。

誌謝

在揭露1918流行性感冒的故事以及探索這隻殺手病毒的過程中，我特別要感謝陶賓柏格和哈爾汀的協助，他們花了許多時間和我討論他們的故事，對於我的請求和後續追蹤問題也大力幫忙，還慷慨地提供了無價的文件資料，讓我能順利完成這本書。

我也要感謝基爾本、奧斯佛，以及羅伯・恰諾克（Robert Channock）提供我文章和信件，讓我可以訴說這個也許不是那麼精確，卻十分真實的故事。此外，還有多位研究人員，他們大方地接受我反覆的訪談，並提供我論文及其他寫作材料，增添了這個故事的色彩、深度和真實性。

我也要感謝我的先生，比爾・克拉塔，他十分有耐心地閱讀我的手稿、修正稿，並且幫我收集文件資料，讓這個關於1918流行性感冒的故事完整地呈現。

國家圖書館出版品預行編目資料

流行性感冒：1918流感全球大流行及致命病毒之發現 / 吉娜．科拉塔（Gina Kolata）著；黃約翰 譯. -- 二版. -- 臺北市：商周出版：城邦文化發行, 2020.05
面； 公分. --
譯自：Flu : the story of the great influenza pandemic of 1918 and the search for the virus that caused it
ISBN 978-986-477-833-1（平裝）
1. 流行性感冒
415.249　　109005502

流行性感冒：
1918流感全球大流行及致命病毒之發現

原著書名 / FLU: The Story of the Great Influenza Pandemic of 1918 and the Search for the Virus that Caused it
作者 / 吉娜．科拉塔（Gina Kolata）
譯者 / 黃約翰
責任編輯 / 蘇奕君、張詠翔

版權 / 黃淑敏、林心紅
行銷業務 / 莊英傑、周丹蘋、黃崇華、周佑潔
總編輯 / 楊如玉
總經理 / 彭之琬
事業群總經理 / 黃淑貞
發行人 / 何飛鵬
法律顧問 / 元禾法律事務所　王子文律師
出版 / 商周出版
城邦文化事業股份有限公司
臺北市中山區民生東路二段141號9樓
電話：(02) 2500-7008 傳眞：(02) 2500-7759
E-mail：bwp.service@cite.com.tw
Blog：http://bwp25007008.pixnet.net/blog
發行 / 英屬蓋曼群島商家庭傳媒股份有限公司城邦分公司
臺北市中山區民生東路二段141號2樓
書虫客服服務專線：(02) 2500-7718．(02) 2500-7719
24小時傳眞服務：(02) 2500-1990．(02) 2500-1991
服務時間：週一至週五09:30-12:00．13:30-17:00
郵撥帳號：19863813　戶名：書虫股份有限公司
讀者服務信箱E-mail：service@readingclub.com.tw
歡迎光臨城邦讀書花園 網址：www.cite.com.tw
香港發行所 / 城邦（香港）出版集團有限公司
香港灣仔駱克道193號東超商業中心1樓
電話：(852) 2508-6231　傳眞：(852) 2578-9337
E-mail：hkcite@biznetvigator.com
馬新發行所 / 城邦(馬新)出版集團 Cité (M) Sdn. Bhd.
41, Jalan Radin Anum, Bandar Baru Sri Petaling,
57000 Kuala Lumpur, Malaysia
電話：(603) 9057-8822　傳眞：(603) 9057-6622
Email：cite@cite.com.my

封面設計 / 兒日設計
排版 / 新鑫電腦排版工作室
印刷 / 韋懋印刷有限公司
經銷商 / 聯合發行股份有限公司
電話：(02) 2917-8022　傳眞：(02) 2911-0053
地址：新北市231新店區寶橋路235巷6弄6號2樓

■2002年05月初版
■2020年05月二版
定價 450 元

Printed in Taiwan
城邦讀書花園
www.cite.com.tw

ISBN 978-986-477-833-1

商周出版

廣　告　回
北區郵政管理登記
台北廣字第00079
郵資已付，免貼郵

104台北市民生東路二段141號2樓

英屬蓋曼群島商家庭傳媒股份有限公司　城邦分公

請沿虛線對摺，謝謝！

商周出版

書號：BU0028X	**書名：**流行性感冒	**編碼：**

請於此處用膠水黏貼

商周出版

讀者回函卡

感謝您購買我們出版的書籍！請費心填寫此回函卡，我們將不定期寄上城邦集團最新的出版訊息。

不定期好禮相贈！
立即加入：商周出版
Facebook 粉絲團

姓名：________________ 性別：□男 □女

生日：西元________年________月________日

地址：________________

聯絡電話：________________ 傳真：________________

E-mail ：

學歷：□ 1. 小學 □ 2. 國中 □ 3. 高中 □ 4. 大學 □ 5. 研究所以上

職業：□ 1. 學生 □ 2. 軍公教 □ 3. 服務 □ 4. 金融 □ 5. 製造 □ 6. 資訊
□ 7. 傳播 □ 8. 自由業 □ 9. 農漁牧 □ 10. 家管 □ 11. 退休
□ 12. 其他________________

您從何種方式得知本書消息？

□ 1. 書店 □ 2. 網路 □ 3. 報紙 □ 4. 雜誌 □ 5. 廣播 □ 6. 電視
□ 7. 親友推薦 □ 8. 其他________________

您通常以何種方式購書？

□ 1. 書店 □ 2. 網路 □ 3. 傳真訂購 □ 4. 郵局劃撥 □ 5. 其他________

您喜歡閱讀那些類別的書籍？

□ 1. 財經商業 □ 2. 自然科學 □ 3. 歷史 □ 4. 法律 □ 5. 文學
□ 6. 休閒旅遊 □ 7. 小說 □ 8. 人物傳記 □ 9. 生活、勵志 □ 10. 其他

對我們的建議：________________

請於此處用膠水黏貼